B. Bandelow ▪ O. Gruber ▪ P. Falkai

Kurzlehrbuch Psychiatrie

B. Bandelow   O. Gruber   P. Falkai

Kurzlehrbuch
Psychiatrie

Unter Mitarbeit von:

U. Havemann-Reinecke, J. Müller, V. Roessner,
A. Rothenberger, H. Scherk, J. B. Schulz,
D. Wedekind, T. Wobrock

STEINKOPFF
VERLAG

Prof. Dr. BORWIN BANDELOW
Prof. Dr. OLIVER GRUBER
Prof. Dr. PETER FALKAI
Klinik für Psychiatrie und Psychotherapie
Universität Göttingen
Von-Siebold-Straße 5
37075 Göttingen

ISBN 978-3-7985-1835-3 Steinkopff Verlag

Bibliografische Information Der Deutschen Nationalbibliothek
Die Deutsche Nationalbibliothek verzeichnet diese Publikation in der Deutschen Nationalbibliografie; detaillierte bibliografische Daten sind im Internet über http://dnb.d-nb.de abrufbar.

Dieses Werk ist urheberrechtlich geschützt. Die dadurch begründeten Rechte, insbesondere die der Übersetzung, des Nachdrucks, des Vortrags, der Entnahme von Abbildungen und Tabellen, der Funksendung, der Mikroverfilmung oder der Vervielfältigung auf anderen Wegen und der Speicherung in Datenverarbeitungsanlagen, bleiben, auch bei nur auszugsweiser Verwertung, vorbehalten. Eine Vervielfältigung dieses Werkes oder von Teilen dieses Werkes ist auch im Einzelfall nur in den Grenzen der gesetzlichen Bestimmungen des Urheberrechtsgesetzes der Bundesrepublik Deutschland vom 9. September 1965 in der jeweils geltenden Fassung zulässig. Sie ist grundsätzlich vergütungspflichtig. Zuwiderhandlungen unterliegen den Strafbestimmungen des Urheberrechtsgesetzes.

Steinkopff Verlag
ein Unternehmen von Springer Science+Business Media

www.steinkopff.com

© Steinkopff Verlag 2008
   Printed in Germany

Die Wiedergabe von Gebrauchsnamen, Handelsnamen, Warenbezeichnungen usw. in diesem Werk berechtigt auch ohne besondere Kennzeichnung nicht zu der Annahme, dass solche Namen im Sinne der Warenzeichen- und Markenschutz-Gesetzgebung als frei zu betrachten wären und daher von jedermann benutzt werden dürften.

Produkthaftung: Für Angaben über Dosierungsanweisungen und Applikationsformen kann vom Verlag keine Gewähr übernommen werden. Derartige Angaben müssen vom jeweiligen Anwender im Einzelfall anhand anderer Literaturstellen auf ihre Richtigkeit überprüft werden.

Redaktion: Dr. Annette Gasser   Herstellung: Klemens Schwind
Umschlaggestaltung: WMXDesign GmbH, Heidelberg
Umschlagfoto: www.masterfile.com
Satz: K + V Fotosatz GmbH, Beerfelden

SPIN 12259151   85/7231-5 4 3 2 1 0 – Gedruckt auf säurefreiem Papier

Vorwort

Dieses Buch ist für Studenten der Medizin ebenso gedacht wie für Ärzte bei der Vorbereitung auf die Facharztprüfung, wobei auch die in der Psychiatrie tätigen Ärzte und Psychologen sowie Menschen in Pflegeberufen das Buch mit Gewinn lesen werden. Die Idee dabei war es, das notwendige Wissen in möglichst kompakter Form und in knapper Sprache darzustellen mit dem Ziel, das systematische Lernen des Stoffes maximal zu erleichtern. Dabei wurde dennoch darauf Wert gelegt, das notwendige Wissen vollständig und detailgenau abzubilden. Das Buch soll einerseits die im klinischen Alltag notwendigen praktischen Kenntnisse vermitteln, die in mündlichen Prüfungen im Vordergrund stehen. Andererseits wurde auch der Wissensstoff berücksichtigt, der für die Beantwortung der Multiple-Choice-Fragen in den ärztlichen Prüfungen notwendig ist.

Die neuesten Erkenntnisse aus der psychiatrischen Forschung, einschließlich neurobiologischer Hintergründe psychiatrischer Erkrankungen, wurden bei der Erstellung des Lehrbuches berücksichtigt. Anerkannte Leitlinien zur Behandlung psychiatrischer Erkrankungen wurden als Grundlage für Therapieempfehlungen verwendet.

Realitätsnahe Fallberichte sollen das Stoffgebiet lebendig illustrieren. Kinder- und jugendpsychiatrische Krankheitsbilder sind enthalten, ebenso wie ein kurzer Überblick über psychotherapeutische Verfahren.

Dabei wurde darauf Wert gelegt, dass nur aktiv Lehrende der Klinik für Psychiatrie und Psychotherapie der Universitätsmedizin Göttingen und ihrer lokalen Kooperationspartner als Autoren aufgenommen wurden. Die Autoren haben es sich zum Ziel gesetzt, diesem Kompaktlehrbuch zweijährlich revidierte Fassungen folgen zu lassen, um stets das aktuelle Wissen unseres Faches abzubilden.

Cora Weiß sei für die kritische Durchsicht des Manuskripts aus der Sicht einer Medizinstudentin gedankt.

Göttingen, im Sommer 2008　　　　　　　　BORWIN BANDELOW,
　　　　　　　　　　　　　　　　　　　　OLIVER GRUBER und
　　　　　　　　　　　　　　　　　　　　PETER FALKAI

Inhaltsverzeichnis

▎Psychiatrische Syndrome und Krankheiten

1	**Einführung**	2
1.1	Psychiatrische Klassifikation	2
1.2	Häufigkeit	4
1.3	Ätiologie	5
2	**Organische einschließlich symptomatischer psychischer Störungen (F0)**	7
2.1	Hirnorganisches Psychosyndrom (HOPS)	7
2.2	Demenzen	12
2.3	Delirante Syndrome	26
2.4	Organische Persönlichkeitsstörungen	28
3	**Psychische und Verhaltensstörungen durch psychotrope Substanzen (F1)**	29
3.1	Alkoholabhängigkeit (F10)	31
3.2	Alkohol-Folgekrankheiten	36
3.3	Drogenabhängigkeit	45
4	**Schizophrenie, schizotype und wahnhafte Störungen (F2)**	62
4.1	Schizophrenie (F20)	62
4.2	Schizotype Störung (F21)	84
4.3	Wahnhafte Störung (F22.0)	85
4.4	Vorübergehende akute psychotische Störungen (F23)	86
4.5	Induzierte wahnhafte Störung (F24)	86
4.6	Schizoaffektive Störungen (F25)	87
4.7	Wochenbettpsychose/Wochenbettdepression	90

5 Affektive Störungen (F3) ... 91

- 5.1 Depression (F32) ... 91
- 5.2 Manie (F30) ... 101
- 5.3 Bipolare affektive Störungen (F31) ... 105
- 5.4 Anhaltende affektive Störungen (F34) ... 108

6 Neurotische, Belastungs- und somatoforme Störungen (F4) ... 109

- 6.1 Angststörungen (F40/F41) ... 109
- 6.2 Zwangsstörung (F42) ... 122
- 6.3 Reaktionen auf schwere Belastungen und Anpassungsstörungen (F43) ... 127
- 6.4 Somatoforme Störungen (F45) ... 129
- 6.5 Dissoziative Störungen (Konversionsstörungen) (F44) ... 135
- 6.6 Neurasthenie (F48) ... 137

7 Verhaltensauffälligkeiten in Verbindung mit körperlichen Störungen und Faktoren (F5) ... 138

- 7.1 Essstörungen (F50) ... 138
- 7.2 Schlafstörungen (F51) ... 144
- 7.3 Sexuelle Störungen ... 148

8 Persönlichkeits- und Verhaltensstörungen (F6) ... 152

- 8.1 Paranoide Persönlichkeitsstörung (F60.0) ... 154
- 8.2 Schizoide Persönlichkeitsstörung (F60.1) ... 154
- 8.3 Narzisstische Persönlichkeitsstörung ... 155
- 8.4 Histrionische Persönlichkeitsstörung (F60.4) ... 156
- 8.5 Dissoziale (antisoziale) Persönlichkeitsstörung (F60.2) ... 156
- 8.6 Emotional instabile Persönlichkeit, Borderline-Typus (F60.31) ... 157
- 8.7 Emotional instabile Persönlichkeitsstörung, impulsiver Typus (F60.30) ... 161
- 8.8 Artifizielle Störung (Münchhausen-Syndrom) ... 161
- 8.9 Anankastische (zwanghafte) Persönlichkeitsstörung (F60.5) ... 162

8.10	Ängstlich-vermeidende Persönlichkeitsstörung (F60.6)	162
8.11	Abhängige (asthenische) Persönlichkeitsstörung (F60.7)	162
8.12	Abnorme Gewohnheit und Störungen der Impulskontrolle (F63)	163

9 Intelligenzminderung (F7) ... 164

10 Entwicklungsstörungen (F8) ... 167

10.1	Umschriebene Entwicklungsstörungen des Sprechens und der Sprache (F80)	167
10.2	Umschriebene Entwicklungsstörungen schulischer Fertigkeiten (F81)	168
10.3	Tiefgreifende Entwicklungsstörungen (F84)	169

11 Verhaltens- und emotionale Störungen mit Beginn in der Kindheit und Jugend (F9) ... 175

11.1	Hyperkinetische Störungen (F90)	175
11.2	Störungen des Sozialverhaltens (F91)	179
11.3	Emotionale Störungen des Kindesalters (F93)	179
11.4	Störungen sozialer Funktionen mit Beginn in der Kindheit und Jugend (F94)	181
11.5	Ticstörungen (F95)	182
11.6	Andere Verhaltensstörungen mit Beginn in der Kindheit und Jugend (F98)	184
11.7	Störungen bei Kindern und Jugendlichen, die auch im Erwachsenenalter auftreten	186

▌ Psychiatrische Notfälle

12 Erregungszustände ... 196

13 Das suizidale Syndrom ... 200

14 Intoxikationen in suizidaler Absicht ... 203

15 Selbstverletzungen ... 205

Behandlung psychischer Störungen

16	**Klinische Forschung in der Psychiatrie und Psychotherapie**	208
17	**Überblick über die Behandlung häufiger psychiatrischer Störungsbilder**	211
18	**Psychotherapie**	214
18.1	Verhaltenstherapie	216
18.2	Psychoanalytische (psychodynamische) Therapie .	220
18.3	Tiefenpsychologisch orientierte Therapie	226
18.4	Andere Therapierichtungen	227
19	**Psychopharmaka**	230
19.1	Übersicht	230
19.2	Antipsychotika (Neuroleptika)	232
19.3	Antidepressiva	244
19.4	Phasenprophylaktika	252
19.5	Sedativa/Hypnotika (Anxiolytika, Tranquilizer) ...	258
19.6	Psychostimulanzien und andere Mittel zur Behandlung der ADHS	263
19.7	Arzneimittel zur Behandlung des Alkoholentzugssyndroms	265
19.8	Arzneimittel zur Rückfallprophylaxe von Suchtkrankheiten	267
19.9	Substitutionsbehandlung	270
19.10	Antidementiva	271
19.11	Arzneimittel zur Behandlung von Sexualstörungen	274
20	**Sonstige somatische Therapien**	276
20.1	Elektrokonvulsionstherapie (EKT)	276
20.2	Schlafentzug (Wachtherapie)	280
20.3	Lichttherapie	281
20.4	Repetitive transkranielle Magnetstimulation (rTMS)	281
20.5	Sport- und Bewegungstherapie	281
20.6	Sozialpsychiatrische Maßnahmen	281

Rechtliche Fragen und Forensik

21	Freiheitsbeschränkende Maßnahmen	284
21.1	Unterbringung nach dem PsychKG	284
21.2	Fixierung	286
22	Betreuung Volljähriger nach dem Betreuungsgesetz (BtG)	287
23	Geschäftsfähigkeit	289
24	Einwilligung in medizinische Maßnahmen	290
25	Fahrtüchtigkeit	291
26	Schuldfähigkeit	292
27	Maßregelvollzug	295

Anhang

Die psychiatrische Krankengeschichte 300

Sachverzeichnis 305

Vorbemerkungen

Wichtige Symptom-Checklisten u.a. Aufzählungen, die oft examensrelevant sind, sind besonders hervorgehoben

Fallbeispiele
sind so dargestellt

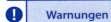 **Warnungen**

 Merksätze

Quick-Start
In diesen Kästen befindet sich eine sehr kurze Zusammenfassung

»Vokabeln«, also Fachwörter, die der Prüfer gerne im Examen hört, sind durch **blauen Fettdruck** gekennzeichnet. Oft sind diese Begriffe »pathognomonisch«, d.h. dieses Merkmal tritt fast ausschließlich bei dieser Erkrankung und bei keiner anderen auf, wie z.B. **Kaufrausch** bei einer Manie.

 Das Lehrbuch ist an die Originalfragen für den 2. Abschnitt der Ärztlichen Prüfung (»Hammerexamen«) angeglichen.

Abkürzungsverzeichnis

ADH	Alkoholdehydrogenase
ADHD	»attention deficit-hyperactivity disorder«
ADHS	Aufmerksamkeitsdefizit- und Hyperaktivitätsstörung
ApoE	Apolipoprotein E4
BTMG	Betäubungsmittelgesetz
CCT	kraniale Computertomographie
CDT	»carbohydrate-deficient transferrin«
CGI	Clinical Global Impression Scale
DAT-Scan	Dopamin-Transporter-SPECT
EEG	Elektroenzephalographie
EKT	Elektrokonvulsionstherapie
EMDR	Eye Movement Desensitization and Reprocessing
EPS	extrapyramidalmotorische Störungen
FDG-PET	Fluorodeoxyglukose-PET
fMRT	Magnetresonanztomographie, funktionelle
GABA	Gamma-Aminobuttersäure
HAMA	Hamilton Anxiety Scale
HAMD	Hamilton Depression Scale
HAWIE	Hamburg-Wechsler-Intelligenztest für Erwachsene
HAWIK	Hamburg-Wechsler-Intelligenztest für Kinder
HIV	humanes Immundefizienzvirus
HKS	hyperkinetisches Syndrom
HOPS	hirnorganisches Psychosyndrom
5-HT	5-Hydroxytryptamin (Serotonin)
KVT	kognitive Verhaltenstherapie
LHRH	»luteinizing hormone-releasing hormone«
LSAS	Liebowitz Social Anxiety Scale
MADRS	Montgomery-Åsberg Depression Rating Scale
MAO	Monoaminoxidase
MDA	3,4-Methylendioxyamphetamin

MDEA	3,4-Methylendioxy-N-ethylamphetamin
MDMA	3,4-Methylendioxy-N-methylamphetamin
MRT	Magnetresonanztomographie
NARI	Noradrenalin-Wiederaufnahmehemmer
NDRI	Noradrenalin-Dopamin-Wiederaufnahmehemmer
nVCJD	Creutzfeldt-Jakob-Krankheit, neue Variante
PANSS	Positive and Negative Symptoms Scale
P&A	Panik- und Agoraphobia-Skala
PCP	Phenzyklidin
PET	Positronen-Emissionstomographie
PsychKG	Gesetz über Hilfen und Schutzmaßnahmen bei psychischen Krankheiten
PTBS	Posttraumatische Belastungsstörung
rTMS	repetitive transkranielle Magnetstimulation
SNRI	Serotonin-Noradrenalin-Wiederaufnahmehemmer
SORK	Stimulus – Organismus – Reaktion – Konsequenz
SPECT	Single Photon Emission Computed Tomography
SSRI	Selektive Serotonin-Wiederaufnahmehemmer
TEA	transiente globale Amnesie
Y-BOCS	Yale-Brown Obsessive-Compulsive Scale
YMRS	Young Mania Rating Scale

Mitarbeiterverzeichnis

Prof. Dr. BORWIN BANDELOW
Klinik für Psychiatrie
und Psychotherapie
Georg-August-Universität
Göttingen

Prof. Dr. OLIVER GRUBER
Klinik für Psychiatrie
und Psychotherapie
Georg-August-Universität
Göttingen

Prof. Dr. PETER FALKAI
Klinik für Psychiatrie
und Psychotherapie
Georg-August-Universität
Göttingen

Prof. Dr. URSULA HAVEMANN-REINECKE
Klinik für Psychiatrie
und Psychotherapie
Georg-August-Universität
Göttingen

Prof. Dr. JÜRGEN MÜLLER
Abt. Forensische Psychiatrie
Georg-August-Universität
Göttingen

Dr. VEIT ROESSNER
Abt. Kinder- und Jugendpsychiatrie
und -psychotherapie
Georg-August-Universität
Göttingen

Dr. ARIBERT ROTHENBERGER
Abt. Kinder- und Jugendpsychiatrie
und -psychotherapie
Georg-August-Universität
Göttingen

Dr. HARALD SCHERK
Klinik für Psychiatrie
und Psychotherapie
Georg-August-Universität
Göttingen

Dr. JÖRG B. SCHULZ
Direktor der Abteilung
Neurodegeneration und
Neurorestaurationsforschung
DFG Research Center Molecular
Physiology of the Brain (CMPB)

Dr. Dr. D. WEDEKIND
Psychiatrische Poliklinik
der Georg-August-Universität
Göttingen

Dr. THOMAS WOBROCK
Klinik für Psychiatrie
und Psychotherapie
Georg-August-Universität
Göttingen

Psychiatrische Syndrome und Krankheiten

1   Einführung – 2

2   Organische einschließlich symptomatischer psychischer Störungen (F0) – 7

3   Psychische und Verhaltensstörungen durch psychotrope Substanzen (F1) – 29

4   Schizophrenie, schizotype und wahnhafte Störungen (F2) – 62

5   Affektive Störungen (F3) – 91

6   Neurotische, Belastungs- und somatoforme Störungen (F4) – 109

7   Verhaltensauffälligkeiten in Verbindung mit körperlichen Störungen und Faktoren (F5) – 138

8   Persönlichkeits- und Verhaltensstörungen (F6) – 152

9   Intelligenzminderung (F7) – 164

10   Entwicklungsstörungen (F8) – 167

11   Verhaltens- und emotionale Störungen mit Beginn in der Kindheit und Jugend (F9) – 175

1 Einführung

Die Therapie psychiatrischer Störungen richtet sich eher nach den Syndromen als nach den Krankheiten. So werden eine paranoide Schizophrenie und ein paranoides Syndrom bei einer hirnorganischen Krankheit (z. B. einer Alzheimer-Demenz) mit ähnlichen Medikamenten behandelt, wenn auch in unterschiedlichen Dosen.

Überblick: Psychiatrische Syndrome
- Depressive Syndrome
- Suizidale Syndrome
- Maniforme Syndrome
- Paranoide Syndrome
- Schizophrene Syndrome
- Erregungszustände
- Delirante Syndrome
- Demenzielle Syndrome (Demenzen)
- Sucht und Abhängigkeit
- Angstsyndrome
- Zwangssyndrome
- Essstörungen
- Sexuelle Störungen

1.1 Psychiatrische Klassifikation

Psychische Erkrankungen werden nach dem offiziellen WHO-Diagnosesystem ICD-10 (International Classification of Diseases, 10. Version) eingeteilt. Im Bereich der Forschung ist außerdem das sehr ähnliche amerikanische DSM-IV-R (Diagnostic and Statistical Manual of Mental Disorders) von Bedeutung, da es in Publikationen vorrangig verwendet wird. Diese Systeme enthalten klare Definitionen für die Diagnose und Checklisten für eine Mindestzahl von erforderlichen Symptomen. Vor der Einführung dieser Klassifikationssysteme waren die Diagnosen in der Psychiatrie sehr vage und international nicht vergleichbar.

Das DSM-IV ermöglicht eine »multiaxiale Diagnostik«, bei der mehrere Achsen beurteilt werden. Diese Achsen betreffen die Krankheiten an sich, die Persönlichkeit, zusätzliche körperliche Erkrankungen, soziale Faktoren sowie die allgemeine Gesundheit und Leistungsfähigkeit.

In der Psychiatrie wird teils nach den Ursachen, teils nach den Syndromen gegliedert. Daher können zum Beispiel paranoide Syndrome bei den hirnorganischen Krankheiten, bei den Suchtkrankheiten, bei den Schizophrenien und bei den Persönlichkeitsstörungen auftauchen.

Übersicht über die psychischen Störungen nach ICD-10

In diesem Buch sind die ICD-10-Kodierungen hinter den Hauptdiagnosen angegeben.

Psychiatrische Erkrankungen werden heute häufig als »Störungen« bezeichnet. Dies entstand durch die deutsche Übersetzung des englischen Begriffes »disorder«. Er ist etwas unglücklich, da ein Begriff wie »gestört« im Gegensatz zu »disorder« abwertend klingt.

Übersicht: Diagnosegruppen nach ICD-10

- Organische einschließlich symptomatischer psychischer Störungen (z. B. Alzheimer-Demenz, vaskuläre Demenz, organische Halluzinose) — F0
- Psychische und Verhaltensstörungen durch psychotrope Substanzen (z. B. Alkoholabhängigkeit) — F1
- Schizophrenie, schizotype und wahnhafte Störungen (z. B. paranoide Schizophrenie) — F2
- Affektive Störungen (z. B. manische Episode, schwere depressive Episode mit psychotischen Symptomen) — F3
- Neurotische, Belastungs- und somatoforme Störungen (z. B. Panikstörung, posttraumatische Belastungsstörung) — F4
- Verhaltensauffälligkeiten in Verbindung mit körperlichen Störungen und Faktoren (z. B. Anorexia nervosa, Ejaculatio praecox) — F5
- Persönlichkeits- und Verhaltensstörungen (z. B. dissoziale Persönlichkeitsstörung, Pädophilie) — F6
- Intelligenzminderung — F7
- Entwicklungsstörungen (z. B. frühkindlicher Autismus) — F8
- Verhaltens- und emotionale Störungen mit Beginn in der Kindheit und Jugend (z. B. ADHS, nichtorganische Enuresis) — F9

1.2 Häufigkeit

Psychische Krankheiten sind häufig. In repräsentativen Erhebungen wurden folgende Häufigkeiten in der Allgemeinbevölkerung gefunden:

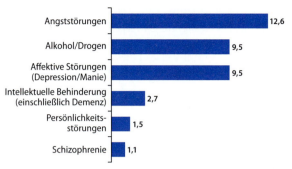

◘ Ein-Jahres-Prävalenz psychischer Störungen (DSM-III-R) in % (ECA-Studie, 20291 Personen befragt). (Nach: Regier DA, Narrow WE, Rae DS, Manderscheid RW, Locke BZ, Goodwin FK (1993) The de facto US mental and addictive disorders service system. Epidemiologic catchment area prospective 1-year prevalence rates of disorders and services. Arch Gen Psychiatry 50:85–94)

In einer psychiatrischen Klinik findet man meist eine andere Verteilung: Die Angsterkrankungen sind z. B. eher selten in stationärer Behandlung, da sie meist ambulant behandelt werden. In folgender absteigender Häufigkeit werden zum Beispiel in der Universitätsklinik für Psychiatrie und Psychotherapie in Göttingen Patienten behandelt:
- Depressionen/Manien/bipolare Störungen
- Alkohol- und andere Suchterkrankungen
- Schizophrenie
- Anpassungsstörungen (Reaktionen auf schwere Belastung)
- Demenzen und andere hirnorganische Psychosyndrome
- Schlafstörungen
- Persönlichkeitsstörungen
- Angst- und Zwangsstörungen.

In der Allgemeinarztpraxis sind psychische Krankheiten nach internistischen Erkrankungen wahrscheinlich die zweithäufigste Krankheitsgruppe. Man schätzt, dass jeder 4. Patient, der zu einem Allgemeinarzt geht, an einer behandlungsbedürftigen psychiatrischen Erkrankung leidet. Dabei handelt es sich meist um:
- Alkoholkrankheiten
- Depressionen
- Angststörungen.

1.3 Ätiologie

> Fast alle psychischen Erkrankungen entstehen nicht durch eine einzige Ursache; meist sind organische *und* psychosoziale Ursachen beteiligt.

Umfragen in der Bevölkerung ergaben, dass die meisten Menschen eher umweltbedingte Ursachen (falsche Erziehung, unfreundliche Umgebung) psychischer Krankheiten annehmen als genetische oder organische Gründe.

Organische Gründe psychischer Störungen
- Genetisch
- Fetal
- Perinatal
- Infektion mit ZNS-Beteiligung
- Hohes Fieber
- Raumforderungen (z. B. Hirntumor, Hirnmetastasen, paraneoplastisch)
- Hirntrauma
- Intoxikation
- Degenerativ
- Mangelernährung (Vitaminmangel)
- Vaskuläre Erkrankungen (z. B. zerebrale Makro- und Mikroangiopathie)
- Metabolische Erkrankungen (z. B. Hypothyreose und andere endokrine Störungen)
- Immunologische Erkrankungen (z. B. Lupus erythematodes)

Viele psychische Erkrankungen werden mit Störungen von Neurotransmittersystemen in Verbindung gebracht:

- Schizophrenien → Dopamin und Glutamat
- Depressionen → Serotonin, Noradrenalin
- Angststörungen → Serotonin
- Zwangsstörungen → Serotonin, Dopamin
- Demenzen → Acetylcholin
- Suchterkrankungen → Dopamin, Endorphine.

Neurotransmitter sind »Botenstoffe«, die für die Übertragung der elektrischen Erregung von einer Zelle auf eine andere zuständig sind. Sie haben vielfältige Funktionen. Die einzelnen Neurotransmittersysteme weisen bei verschiedenen Erkrankungen Störungen auf: So wird z. B. Dopamin mit Schizophrenie, Zwangsstörungen, M. Parkinson, dem hyperkinetischen Syndrom bei Kindern sowie Suchterkrankungen in Verbindung gebracht. Das legt nahe, dass bei diesen Krankheiten nicht alle Dopaminsysteme, sondern jeweils unterschiedliche, abgegrenzte Systeme betroffen sind.

Die Neurotransmittersysteme sind nicht unabhängig voneinander; z. B. kann Noradrenalin in Dopamin umgewandelt werden und umgekehrt. So kann die Störung eines Systems die Störung eines anderen nach sich ziehen.

> **Psychogene und psychosoziale Ursachen psychischer Störungen**
> — Kindheitstrauma (z. B. Tod der Mutter, sexueller Missbrauch)
> — Erziehungsstile (z. B. distanziert, überfürsorglich)
> — Milieu (z. B. niedrige soziale Schicht)
> — Aktuelle traumatische und traumatisierende Lebensereignisse (z. B. Tod eines Kindes oder des Ehepartners, Opfer eines Gewaltverbrechens, Opfer einer Geiselnahme, Verwicklung in einen Massenunfall oder eine Naturkatastrophe, Kriegsteilnahme, KZ-Haft, etc.)
> — Soziales Umfeld (z. B. chronischer Partnerkonflikt, »Mobbing«)
> — Psychoanalytisch: fehlgeleitete Abwehrmechanismen
> — Lerntheoretisch: Fehlkonditionierungen

Einflussreiche Psychiater wie Kraepelin, Kretschmer oder Jaspers benutzten eine Einteilung der psychiatrischen Erkrankungen nach dem »triadischen System«:
1. organische, durch eindeutige körperliche Veränderungen (z. B. eine Meningitis) ausgelöste psychische Erkrankungen (z. B. hirnorganische Psychosyndrome, wie Demenz oder Delir)
2. »endogene« psychische Erkrankungen, die vermutlich durch körperliche Veränderungen begründet sind, welche aber bisher noch nicht ausreichend aufgeklärt wurden (z. B. Schizophrenie oder manisch-depressive Erkrankungen)
3. Neurosen, Persönlichkeitsstörungen sowie Belastungsreaktionen und Anpassungsstörungen als Krankheiten, die nicht organisch, sondern psychisch bedingt sind – also zum Beispiel durch frühkindliche Konflikte oder emotionale Belastungen.

Diese Einteilung wird zunehmend verlassen, da diese Ursachenzuordnungen mit zunehmendem Wissen als nicht mehr valide erscheinen. Begriffe wie »neurotisch« und »endogen« werden kaum noch verwendet.

2 Organische einschließlich symptomatischer psychischer Störungen (F0)

2.1 Hirnorganisches Psychosyndrom (HOPS)

> **Quick Start**
>
> **Hirnorganisches Psychosyndrom:** Syndrom, das durch verschiedene organische Ursachen entsteht und eine unspezifische Symptomatik zeigt. Im Vordergrund Orientierungs- und Gedächtnisstörungen

Hirnorganisches Psychosyndrom ist ein Oberbegriff für ein Syndrom, das durch verschiedenste organische Hirnschädigungen wie Tumoren, degenerative Prozesse, Intoxikationen usw. entsteht (▶ Kap. 1.3 Organische Ursachen für psychische Störungen). Man unterscheidet deskriptiv primäre und sekundäre organische psychische Störungen. Primäre Störungen haben ihre Ursache direkt im Gehirn (z. B. ein Gehirntumor), während sekundäre ihre Ursache außerhalb des Gehirns haben (z. B. eine Schilddrüsenunterfunktion) und die Gehirnfunktion nur indirekt krankhaft beeinflussen.

> Die Symptomatik ist unspezifisch – also bei allen möglichen Schädigungen sehr ähnlich –, so dass aus den klinischen Symptomen meist nicht direkt auf die Ursache geschlossen werden kann.

Manche – eher seltenen – organischen psychischen Störungen können perfekt das Bild einer »nichtorganischen« Störung imitieren:
- Die organische Halluzinose, die organische katatone Störung oder die organische wahnhafte Störung imitieren schizophrene Psychosen.
- Die organische affektive Störung ähnelt einer Depression bzw. Manie.
- Ebenso können die organische Angststörung oder die organische dissoziative Störung ihr »nichtorganisches« Pendant nachahmen.

Die Symptomatik wird auch dadurch bestimmt, ob die Schädigung diffus (z. B. Meningitis) und lokal (Tumor) ist. Früher wurden außerdem unterschieden:

- Akute organische Psychosyndrome:
    - die Störung tritt innerhalb von Stunden bis Wochen ein
    - meist reversibel, wenn die Grunderkrankung behandelt werden kann
    - hierzu gehören die verschiedenen Formen von Delirien sowie das Durchgangssyndrom (▶ Kap. 2.4)

- charakteristisch ist eine Bewusstseinsstörung (außer beim Durchgangssyndrom)
- Chronische organische Psychosyndrome:
  - die Störung tritt innerhalb von Monaten bis Jahren schleichend auf
  - meist irreversibel
  - hierzu gehören die verschiedenen Formen von Demenzen
  - keine Bewusstseinsstörung.

Symptome

- Bewusstseinsstörungen
- Orientierungsstörungen
- Gedächtnisstörungen
- Antriebsstörungen
- Wortfindungsstörungen
- Schlafstörungen
- Affektlabilität
- Paranoide Ideen
- Optische Halluzinationen

Bewusstseinsstörungen
Der Schweregrad einer Bewusstseinsstörung wird wie folgt eingeteilt:
- **Benommenheit:** verlangsamt, schwerbesinnlich
- **Somnolenz:** starke Schläfrigkeit, aber leicht erweckbar (z. B. durch Rufen des Namens)
- **Sopor:** nur durch starke Reize erweckbar (z. B. durch Kneifen)
- **Koma:** bewusstlos, nicht erweckbar. Pupillenreaktion, Korneal- und Muskeleigenreflexe fehlen im tiefen Koma.

 Bewusstseinsstörungen sind typisch für akute, nicht aber für chronische organische Psychosyndrome

Orientierungsstörungen
Eine Orientierungsstörung ist ein sehr leicht überprüfbares Symptom eines HOPS, mit dem sich der Psychiater rasch ein Bild über das Ausmaß einer Störung verschaffen kann.

 Orientierungsstörungen: zeitlich, örtlich, zur Person, situativ – »ZOPS«.

- zeitlich: »Welches Datum haben wir heute?« Wenn das Datum auf 1–2 Tage nicht genau benannt werden kann, ist dies noch nicht pathologisch. Ist der Patient nicht in der Lage, das Datum zu nennen, kann die Frage weiter gefasst werden (»Haben wir eher Anfang oder Ende April?« »Welche Jahreszeit haben wir?«)
- örtlich: »Wo befinden wir uns hier?«
- situativ: »Wissen Sie, warum Sie jetzt im Krankenhaus sind?«
- zur Person: »Wie heißen Sie?« Fehlen der Orientiertheit zur Person lässt auf eine besonders schwere Schädigung schließen.

Gedächtnisstörungen
Oft werden Immediatgedächtnis, Kurzzeitgedächtnis und Langzeitgedächtnis (Altgedächtnis) unterschieden. Immediatgedächtnis und Kurzzeitgedächtnis können gut durch neuropsychologische Tests erfasst und objektiviert werden. Das Langzeitgedächtnis ist oft besser erhalten als das Kurzzeitgedächtnis.

Amnesie: völliger Gedächtnisverlust für eine gewisse Zeit, Erinnerungslücke.

Formen:

- neurologisch: »amnestische Episode« mit einer Dauer von Stunden bis maximal Tagen. Nach Schädelhirntrauma, bei einer transitorischen ischämischen Attacke (TIA) und Schlaganfällen oder anderen Schädigungen in bestimmten Hirnlokalisationen (basaler Temporallappen, Basilaris-Stromgebiet), bei transienter globaler Amnesie (TGA)
- bei Epilepsie: nach einem postparoxysmalen Dämmerzustand oder bei transienter epileptischer Amnesie (TEA, Sonderform der Temporallappenepilepsie)
- medikamentös (Benzodiazepine, Narkose)
- toxisch: Die Amnesie unter Alkohol heißt im Volksmund »Blackout«, »Filmriss«, »Fadenriss«; im Psychiatriejargon Palimpsest. Der Palimpsest nach pathologischem Rausch ist für die forensische Beurteilung wichtig
- psychogen: z. B. im Rahmen einer dissoziativen Amnesie. Ein Patient gibt an, sich nicht erinnern zu können, obwohl das Gedächtnis nicht gestört ist. Manchmal ist eine unbewusste oder bewusste Absicht eruierbar (Täter kann sich nach Straftat an nichts erinnern).

 Anterograde Amnesie: betrifft Geschehnisse nach dem Ereignis, z. B. nach einem Schädel-Hirntrauma
Retrograde Amnesie: betrifft Geschehnisse vor dem Ereignis

Konfabulation: Erinnerungslücken werden durch Ad-hoc-Einfälle ausgefüllt, wobei der Patient von der Richtigkeit überzeugt ist. Vorkommen beim Korsakow-Syndrom und anderen amnestischen Syndromen.

Ratlosigkeit: Der Patient versteht nicht mehr, was mit ihm geschieht und wirkt auf den Beurteiler »staunig« (verwundert, hilflos). Vorkommen: bei Demenzen, starken emotionalen Erschütterungen oder einer amnestischen Episode.

Paramnesie: Erinnerungstäuschungen mit vermeintlicher Vertrautheit oder Fremdheit: Déjà-vu, Déjà-vécu, Jamais-vu, Jamais-vécu. Dabei besteht das Gefühl, etwas schon einmal gesehen, gehört, erlebt zu haben (oder das Gegenteil). Vorkommen: Epilepsie (Aura, temporale Anfälle), Psychosen, induzierte falsche Erinnerungen durch intensive Suggestion bei unsachgemäßer Psychotherapie oder als normalpsychologisches Phänomen.

Dysmnesie: Durch Anästhetika ausgelöste falsche Erinnerung, während der Narkose missbraucht worden zu sein.

Hypermnesie: Steigerung der Erinnerungsfähigkeit. Vorkommen: Extremsituationen (z. B. Nahtodeserlebnis), Aura bei Epilepsie, schwere Angstattacken.

Einfache Prüfung des Gedächtnisses und der Konzentration
- Prüfung des Immediatgedächtnisses: Der Untersucher sagt z. B.: »7453«, und der Patient muss diese Zahlenreihe sofort wiederholen. Dann wird die Zahlenreihe verlängert. Gesunde Menschen können 6–7 Zahlen nachsprechen; schafft der Patient nur 5 oder weniger, spricht dies für eine Gedächtnisstörung.
- Prüfung des Kurzzeitgedächtnisses: Der Untersucher nennt 3 Begriffe (»Blume, Tisch, Kuli«), die der Patient nach ca. 10 Minuten wiederholen muss.
- Prüfung des Langzeitgedächtnisses: Der Patient muss den Namen seines ersten Lehrers nennen.
- Prüfung der Konzentration: Der Patient muss von 100 fortlaufend 7 abziehen (93, 86…).

Antriebsstörungen
- Psychomotorische Unruhe
- Apathie.

Neurologische Symptome
- Apraxie (Einschränkung praktischer Fertigkeiten; kann Knöpfe nicht aufmachen)
- Alexie (Unfähigkeit, Geschriebenes zu erfassen)
- Agnosie (kann Gegenstände nicht erkennen)
- Akalkulie (Rechnen gestört)
- Aphasie (Sprachstörung)
- Pathologische Reflexe (u. a. Palmomentalreflex)
- Schlafstörungen, z. B. Umkehr des Schlaf-Wach-Rhythmus, nächtliche Unruhe, dafür tagsüber schlafen.

Affektlabilität
- Kann rasch in Tränen ausbrechen, ist aber auch wieder rasch positiv gestimmt.

Paranoide Ideen
- Oft Vorstellungen, beobachtet oder bestohlen zu werden.

Halluzinationen
- **Optische Halluzinationen:** Wahrnehmen von Lichtblitzen, Mustern, Gegenständen, Personen oder ganzen Szenen.

> Optische Halluzinationen sind fast immer organisch bedingt.

- **Szenische Halluzinationen** sind schnell wechselnde szenenhafte Abläufe, oft wie im Kino oder Theater, oder kleine bewegliche Objekte wie Insekten oder Mäuse.
- **Visionen** sind szenische Halluzinationen mit oft religiösem Charakter. Können auch bei religiöser Ekstase auftreten (kein psychopathologisches Phänomen).
- **Taktile (haptische) Halluzinationen.** Berührungswahrnehmung von nicht vorhandenen Objekten. Die taktilen, haptischen, Tast- oder Berührungshalluzinationen beziehen sich auf Hautempfindungen.
- **Dermatozoenwahn** (chronische taktile Halluzinose) ist die wahnhafte Überzeugung, dass kleine Tierchen auf der Haut krabbeln oder die Haut unterminieren. Die Betroffenen suchen häufig Hautärzte auf. Sie bringen oft Behälter mit den »Tierchen« mit (bei denen es sich dann um Hautabschürfungen handelt). Manchmal denken die Patienten, dass auch ihre Angehörigen mitbetroffen sind. Kann isoliert bei älteren Patienten ohne sonstige deutliche Zeichen einer Demenz vorkommen, gelegentlich auch bei Schizophrenien. Halluzinationen kleinerer bewegter Gegenstände oder Tiere treten beim Alkoholentzugsdelir auf, bisweilen auch beim Kokaindelirium (»Kokaintierchen« unter der Haut).

> Beim Vorliegen eines hirnorganischen Psychosyndroms muss eine rasche organische Diagnostik erfolgen, um zugrunde liegende Erkrankungen zu erkennen, die einer raschen Behandlung bedürfen.

> Der Begriff »organisch« bedeutet nicht, dass Krankheiten, die als »psychogen« bezeichnet werden, nicht auch – zumindest teilweise – durch zerebrale Veränderungen mitbedingt sind.

Untersuchungen bei Verdacht auf organische Ursachen einer psychischen Störung

- Exploration, Fremdanamnese
- Körperliche und neurologische Untersuchung
- Bildgebung:
  - Magnetresonanztomographie (MRT)
  - Kraniale Computertomographie (CCT)
  - Positronen-Emissions-Tomographie (PET) (optional)
  - Single Photon Emission Computed Tomography (SPECT) (optional)
  - funktionelle Magnetresonanztomographie (f-MRT) (optional)
- Labor, einschließlich HIV-Test, Lues-Serologie, toxikologischer Analytik sowie Vitamin B_{12}- und TSH-Spiegel
- Drogen-Screening
- Liquorpunktion mit Protein- und Peptiduntersuchung
- EEG
- Testpsychologische Untersuchung

2.2 Demenzen

> **Quick Start**
>
> **Demenz:** Abbau der intellektuellen Leistungsfähigkeit. Häufigste: M. Alzheimer. Im Vordergrund Gedächtnis- und Orientierungsstörungen. Behandlung: Antidementiva; bei akuter Verwirrtheit symptomatisch Neuroleptika

Definition

Demenz ist ein Syndrom als Folge einer meist chronischen oder fortschreitenden Erkrankung des Gehirns mit Beeinträchtigung höherer kortikaler Funktionen, was wiederum eine Beeinträchtigung der Alltagsaktivitäten nach sich zieht. Das Bewusstsein ist nicht getrübt (im Gegensatz zu den meisten akut einsetzenden organischen psychischen Störungen).

Demenzen liegt stets eine organische Erkrankung zugrunde, die aber zuweilen schwer zu diagnostizieren ist (manchmal erst postmortal). Etwa 60–80% aller Demenzen gehen in Deutschland auf eine Alzheimer-Erkrankung oder eine kombinierte Erkrankung mit Beteiligung einer Alzheimer-Erkrankung zurück. Für die Diagnose einer Demenz müssen die organischen Symptome mindestens 6 Monate bestehen.

> Demenz ist der Verlust einer früher vorhandenen geistigen Leistungsfähigkeit – also z.B. im Gegensatz zu einer angeborenen intellektuellen Leistungsminderung.

Allgemeine Kriterien für eine Demenz (nach ICD-10)

- Abnahme des Gedächtnisses
- Abnahme anderer kognitiver Fähigkeiten (Urteilsvermögen, Denkvermögen, Fähigkeit zu planen und zu organisieren, Informationsverarbeitung). Nachweis möglichst durch Fremdanamnese, neuropsychologische Untersuchung oder quantifizierte objektive Verfahren
- Apathie
- Emotionale Labilität, Reizbarkeit
- Vergröberung des Sozialverhaltens
- Dauer mindestens 6 Monate; sonst nur vorläufige Diagnose.

Unterscheidung in kortikale und subkortikale Demenz

Es werden nach den betroffenen Hirnregionen kortikale und subkortikale Demenzformen unterschieden (obwohl diese Unterscheidung gerade in späteren Stadien nicht immer eindeutig ist).
- Kortikal: M. Alzheimer, frontotemporale Demenzen. Betroffen: Neokortex, Paläokortex. Assoziationsgebiete. Symptome: Amnesie, Aphasie, Apraxie u.a., aber selten Parkinson-Symptome
- Subkortikal: vaskuläre Demenz, Demenz bei M. Parkinson. Betroffen: Hirnstamm, Thalamus, Stammganglien, weiße Substanz. Symptome: psychomotorische Verlangsamung, Antriebsstörungen, Affektlabilität, depressive Verstimmungen und Parkinson-Symptome.

2.2.1 Alzheimer-Demenz (F00)

Quick Start

Alzheimer-Demenz: Häufigste Demenzform; im Vordergrund stehen Gedächtnisverluste und Orientierungsstörungen. Bestimmte neuropathologische Veränderungen sind typisch

Definition

Degenerative Erkrankung bisher unbekannter Ätiologie mit schleichendem Beginn. Es finden sich charakteristische neuropathologische Veränderungen.
- Früher Beginn (präsenile Demenz): vor dem 65. Lebensjahr (häufig rasche Verschlechterung)
- Später Beginn (senile Demenz): nach dem 65. Lebensjahr (häufig langsamere Verschlechterung).

Symptome

Kognitive Störungen
- Gedächtnisstörungen (zu Beginn nur Aufnahme neuer Informationen gestört, später auch Verlust früher erlernter Inhalte)
- Störungen des Denkvermögens (Urteilsfähigkeit, Ideenfluss)
- Durch kognitive Störungen kommt es zu Gefahren (Herd anlassen, Medikamente weglassen oder doppelt einnehmen)
- Wortfindungsstörungen
- Orientierungsstörungen (Patient findet das eigene Zimmer im Altersheim nicht)
- Antriebsstörungen
- Perseveration (ständige Wiederholungen von Wörtern oder Sätzen), Echolalie (Wiederholung der Frage des Untersuchers), Neologismen (unverständliche Wortneubildungen), Logoklonie (Verbindung von Wortteilen, die nicht zusammengehören)
- Im fortgeschrittenen Stadium Stupor, Mutismus (keine Reaktion auf Ansprache)

Nichtkognitive Störungen
- Depression (häufiger ist aber eine neutrale oder gar »sonnige« Stimmung)
- Apathie
- Erregung, Aggressivität
- Ängstlichkeit
- Schlafstörungen (z.B. Umkehr des Schlaf-Wach-Rhythmus; Patient will mitten in der Nacht aufstehen)
- Paranoide Ideen, wahnhafte Personenverkennungen
- Dermatozoenwahn
- Seniler Eifersuchtswahn
- Halluzinationen

Neurologische Symptome
- Apraxie, Alexie, Agnosie, Akalkulie, Aphasie
- Pathologische Reflexe (u.a. Palmomentalreflex: Bestreichen des Daumenballens mit dem Ende des Reflexhammers löst Kontraktion am Kinn aus. Unspezifischer Hinweis für atrophische Hirnprozesse; schon in frühen Stadien auslösbar)

- Persönlichkeit und soziales Verhalten sind im Anfangsstadium der Erkrankung meist unbeeinträchtigt; es wird eine »Fassade« aufrechterhalten. Die Patienten selbst sind sich oft ihrer Defizite nicht bewusst. Bei Nachfragen über Gedächtnisstörungen weichen sie aus. Manche überschätzen ihre Fähigkeiten, Alltagsprobleme zu lösen. Sie suchen selten aus eigenem Antrieb einen Arzt wegen dieser Probleme auf.

- Häufig ist zu Beginn das Langzeitgedächtnis noch intakt; die Patienten können zum Beispiel noch sagen, wie ihre erste Lehrerin hieß. Das Kurzzeitgedächtnis bzw. das Immediatgedächtnis sind dagegen schon früh gestört.
- Extrapyramidale Symptome sind eher typisch für andere Demenzformen, können aber in diskreter Form auch bei M. Alzheimer vorhanden sein.

Diagnostik

Die Diagnose beruht auf der Zusammenschau der Befunde aus den folgenden Untersuchungen; sie kann aber mit letzter Sicherheit derzeit nur autoptisch (oder bioptisch) gestellt werden.

Neuropsychologie
- Mini-Mental-Status-Test (MMST) nach Folstein – der am weitesten verbreitete Test (Punkte: 0–11 = schwere, 12–19 mittlere, 20–25 leichte Demenz; >25 leichte kognitive Störung bzw. Normbereich)
- Uhr-Zeichentest (Patient muss Uhrzeit in einen Kreis zeichnen)
- Demenz-Detektionstest (DemTect) – 5 Aufgaben: verbales Gedächtnis, Wortflüssigkeit, intellektuelle Flexibilität und Aufmerksamkeit (8–10 Minuten)
- Alzheimer's Disease Assessment Scale, cognitive subscale (ADAS-cog) – in klinischen Studien verwendet, aber nicht für Routine geeignet.

Labor
Die Liquoruntersuchung entwickelt sich zunehmend zu einem nützlichen Hilfsmittel in der Diagnose der Alzheimer-Demenz. Folgende Befunde sind typisch:
- A-Beta-Protein 1–42 im Liquor erniedrigt
- Tau-Protein im Liquor erhöht
- phospho-Tau-Werte im Liquor erhöht.

EEG
- Allgemeinveränderungen.

Bildgebung
- CCT und MRT: globale Hirnatrophie, Betonung der Atrophie im Bereich des mesialen Temporallappens (Hippocampus). Allerdings kein eindeutiger Zusammenhang zwischen Atrophie und klinischen Leistungseinschränkungen
- Perfusions-SPECT: typische parietotemporale Hypoperfusion, z. T. asymmetrisch
- FDG-PET ([18]Fluorodeoxyglukose-PET, Methode zur Quantifizierung des Energiestoffwechsels): fokal betonter Hypometabolismus im Assoziationskortex.

Differenzialdiagnose

Wichtige Differenzialdiagnosen sind:
- vaskuläre Demenz (neurologische Herdsymptome, vaskuläre Risikofaktoren, stufenförmige Progredienz)
- frontotemporale Demenzen (Beginn oft mit Wesens- und Antriebsveränderungen)
- Alkoholdemenz, Korsakow-Syndrom (Konfabulationen)
- Demenz bei idiopathischem M. Parkinson (Rigor, Tremor, Akinese, L-Dopa-Test. Beginn der Demenz manchmal erst nach einigen Jahren neurologischer Symptomatik)
- Lewy-Körper-Demenz (Parkinson-Syndrom, fluktuierende Symptomatik und optische Halluzinationen)
- Pseudodemenz bei Depression.

> Bei älteren Patienten ist manchmal die Differenzialdiagnose zu »Pseudodemenz« im Rahmen einer Depression schwierig: Die Patienten glauben, sich nichts merken zu können. Durch die starke Konzentrations- und Aufmerksamkeitseinschränkung im Rahmen einer Depression fallen allerdings auch objektive Tests wie MMST oft schlecht aus; sie sind daher nicht zu verwerten. Nach Besserung der Depression bessern sich diese kognitiven Störungen wieder.

Seltene Demenzerkrankungen
- **Degenerativ**
  - Progressive supranukleäre Blickparese (auch: Steele-Richardson-Olszewski-Syndrom): subkortikale Demenz, vertikale Blickparese, Dysarthrie, Dysphagie, häufige Stürze
- **Traumatisch**
  - Posttraumatische Demenz (Vorgeschichte eines Schädel-Hirn-Traumas, stabiles kognitives Defizit)
  - Demenz bei Encephalopathia pugilistica (Vorgeschichte: häufige KOs beim Boxen)
- **Vererbt**
  - Demenz bei Chorea Huntington (choreatiforme Bewegungsstörungen, Familienanamnese, genetische Untersuchung)
- **Entzündlich**
  - Demenz bei Creutzfeldt-Jakob-Krankheit (rasche Progredienz, EEG-Veränderungen)
  - Postenzephalitische Demenz (Enzephalitis in der Vorgeschichte, stabiles kognitives Defizit)
  - Demenz bei multipler Sklerose (MS-typische neurologische Symptome, Demyelinisierungsherde im MRT, Liquorveränderungen)
  - Demenz bei Neurosyphilis/progressiver Paralyse: Megalomanie. Diagnose: Treponema-Pallidum-Hämagglutinations-Assay (TPHA); FTA-Abs-Test)
  - HIV-Enzephalopathie (HIV-Test)

- **Stoffwechselstörungen**
    - Demenz bei Morbus Wilson (verminderte Kupferausscheidung mit paranoid-halluzinatorischen Symptomen, Bewegungsstörungen, Händetremor, Kayser-Fleischer-Kornealring, Leberschaden; Dysarthrie)
    - Demenz bei Hashimoto-Enzephalopathie (thyreoidale Peroxidase- und/oder Thyreoglobin-Antikörper, Liquordiagnostik)
- **Andere**
    - Normaldruckhydrozephalus (Gangstörung, Inkontinenz; Diagnose durch Liquorentlastungspunktion).

Ausschluss potenziell reversibler Ursachen von kognitiven Störungen
- Exsikkose (zu geringe Trinkmenge)
- Hypovitaminosen (z. B. B_1, B_6, B_{12})
- Stoffwechselstörungen (z. B. Hypothyreose, Kupferspeicherkrankheiten)
- Infektionen (z. B. Lues)
- Elektrolytentgleisungen, insbesondere Hyponatriämie oder Hyperkalziämie.

Verlauf

- Vom Zeitpunkt der Diagnose bis zum Tode (meist durch medizinische Komplikationen wie Pneumonien) vergehen 2–12 Jahre.

Häufigkeit

- Prävalenz: 1,2%.

Ursachen

Als Ursache werden neurodegenerative Prozesse angenommen. Folgende pathologischen Veränderungen werden mit der Alzheimer-Demenz in Verbindung gebracht:
- Extrazellulär senile Plaques mit aggregierten β-Amyloidpeptiden (kurz: Aβ), vor allem $Aβ_{1-42}$. Im Liquor von Alzheimer-Patienten findet man erniedrigte Werte des $Aβ_{1-42}$-Peptids.
- Intrazellulär aggregierte Tau-Fibrillenbündel: Die pathologisch-anatomische Verteilung der intrazellulären Fibrillenbündel im Gehirn von Alzheimer-Patienten korreliert besser mit den klinischen Symptomen als die Verteilung der extrazellulären Amyloidplaques.
- Erhöhung des gesamten Tau-Proteins (verstärkter Untergang von Neuronen; nicht spezifisch für M. Alzheimer, tritt auch bei Neuronenschädigungen unterschiedlicher Ursache auf) und des phosphorylierten Tau-Proteins (Phospho-Tau) im Liquor (spezifisch für M. Alzheimer, seltener bei anderen Demenzen).

- Weniger als 5% aller Alzheimer-Demenzen werden monogen vererbt (Mutationen im Amyloid-, im Präsenilin-1- oder -2-Gen). Menschen mit einer genetischen Disposition für Morbus Alzheimer erkranken in der Regel in einem jüngeren Alter als Personen ohne genetische Disposition.
- Auf verschiedenen Genorten wurden Veränderungen gefunden, u. a. auf dem Chromosom 21 (»amyloid precursor protein«, APP). Menschen mit einem Down-Syndrom (Trisomie 21) entwickeln sehr früh eine Alzheimer-Demenz.
- Das **Apolipoprotein-E-4-Gen** (ApoE-Isoform ε4) ist ein Risikofaktor für die Alzheimer-Demenz. Patienten mit einem ApoE-ε4-Allel erkranken im Durchschnitt 5 Jahre, Patienten mit zwei ApoE-ε4-Allelen bis zu 10 Jahre früher als Patienten ohne ApoE-ε4-Allel.
- Verlust von Synapsen und Nervenzellen (Degeneration) in Hippocampus, Großhirnrinde und Nucleus basalis Meynert. Dieser Kern ist der Ausgangspunkt von 90% der cholinergen Projektionen zum Hippocampus und der Großhirnrinde.

> **Fallbeispiel: Alzheimer-Demenz**
>
> Frau Elfriede D., 74 Jahre, wirkt äußerlich sehr gepflegt und lächelt freundlich. Sie kann das Datum noch nicht einmal ungefähr benennen und weiß nicht, wo sie sich befindet. Auf dem Nachhauseweg hat sie sich schon mehrfach verirrt. Bis vor kurzem konnte sie noch einkaufen und sich selbst Essen kochen; da aber öfters gefährliche Dinge passiert waren (Herzmedikamente mehrfach kurz hintereinander eingenommen, Herd angelassen), musste sie in die Klinik gebracht werden. Sie kann sich nicht erinnern, dass sie am gleichen Tag schon einmal mit dem Arzt gesprochen hat. Vor allem nachts kommt es zu Unruhezuständen, bei denen Frau D. die Klinik verlassen will und das Pflegepersonal bezichtigt, sie bestohlen zu haben.

2.2.2 Vaskuläre Demenz (F01)

Definition

Oberbegriff für durch zerebrovaskuläre Hirnschädigungen bedingte Demenzen. Die gemeinsame Ätiologie der verschiedenen Formen beruht im Wesentlichen auf unterschiedlich lokalisierten ischämischen Ereignissen, die zu einem Untergang von Hirngewebe führen. Je nach Ort und Ausprägung der Läsionen können die Symptome sehr unterschiedlich sein.

Symptome

- Häufig mit stufenweiser oder **fluktuierender** Verschlechterung der kognitiven Funktionen
- **Subkortikale** Symptomatik: psychomotorische Verlangsamung, Antriebsstörungen, Affektlabilität, depressive Verstimmungen
- Fokal-neurologische Symptome
- Gang- und Standunsicherheit mit häufigen Stürzen
- Pseudobulbärparalyse
- Urininkontinenz ohne urologische Ursache
- In der Vorgeschichte oft vaskuläres Risikoprofil, vor allem **Hypertonie**

Formen

- Multiple kortikale Infarkte (Multiinfarktdemenz)
- Strategische Infarkte (bilaterale Verschlüsse kleiner Arterien im Gyrus angularis, im basalen Vorderhirn, im Hippocampus und im Thalamus)
- Multiple **lakunäre Infarkte** (Status lacunaris)
- Binswangers subkortikale arteriosklerotische Leukenzephalopathie
- Seltene Formen (z. B. CADASIL – zerebrale autosomal-dominant vererbte Amyloid-Angiopathie).

Diagnose

- Klinisch: Nachweis fokal-neurologischer Defizite
- Neuropsychologisch: fokale Defizite, Verlangsamung
- CCT/MRT: territoriale oder lakunäre Infarkte, strategische Infarkte, diffuse Marklagerschädigung.

2.2.3 Frontotemporale Demenz (F02.0)

Definition

Gruppe von Demenzen unterschiedlicher Ätiologie und verschiedenen Phänotyps, bei denen Frontal- und Temporallappen betroffen sind.

Symptome

- Präsenile Demenz, Beginn typischerweise im 40.–60. Lebensjahr
- Persönlichkeitsveränderungen, Störungen des Sozialverhaltens und der Sprachproduktion als Frühsymptom
- Distanzlosigkeit (erzählt geschmacklose Witze)
- Vernachlässigung der Körperpflege
- Esslust
- Gedächtnis anfangs erhalten
- Aspontaneität, Inflexibilität
- Perseveration, sprachliche Stereotypien, Echolalie
- Anamnestische Aphasie, selten Apraxie!
- Primitivreflexe
- Inkontinenz
- Eventuell akinetisches Parkinson-Syndrom mit Amimie, Rigor, Tremor
- Labiler Blutdruck
- Selten Atrophie der kleinen Handmuskeln

> Krankheitsbeginn meist vor dem 65., selten nach dem 75. Lebensjahr.

Andere Formen (sog. Prägnanztypen)

- Primär progressive Aphasie (nichtflüssige Aphasie mit Agrammatismus, Paraphasien, Benennstörungen, Stottern, später Mutismus)
- Semantische Demenz (inhaltsarme flüssige Spontansprache; visuelle Agnosie)
- Überschneidung mit kortikobasaler Degeneration möglich
- Frontotemporale Demenz mit Motoneuronerkrankung
- Frontotemporale Demenz mit Parkinson-Symptomen

> Unterschied zwischen Alzheimer und frontotemporalen Demenzen: bei Alzheimer zuerst Gedächtnisstörungen, bei frontotemporalen Demenzen zuerst Störungen im Sozialverhalten bzw. Distanzlosigkeit.

Diagnostik

- Liquor: Tau-Protein normal oder leicht erhöht, $A\beta_{1-42}$ normal, Phospho-Tau-Protein meist normal
- CCT, MRT: symmetrische frontotemporale Atrophie, oft mit Marklageratrophie; Vorderhörner erweitert
- SPECT/PET: Perfusions- und Stoffwechselstörungen frontotemporal
- Neuropsychologisch: Sprachstörungen und Störungen der Exekutiv- und Aufmerksamkeitsfunktionen (z. B. Verlangsamung).

Ursachen

- Frontale und gelegentlich temporale kortikale Hirnatrophie bisher ungeklärter Genese
- Im Gegensatz zur Alzheimer-Demenz kaum senile Plaques oder Neurofibrillenveränderungen
- Deutlich häufiger als die Alzheimer-Demenz monogen vererbt: Mutationen im Tau-Gen (besonders bei Patienten mit zusätzlichen Parkinson-Symptomen) und im Progranulin-Gen (bei Patienten mit frontotemporaler Demenz und primärer progressiver Aphasie). Beide Gene liegen auf Chromosom 17.
- Histopathologisch werden verschiedene Formen unterschieden:
  1) Frontotemporale Lobärdegenerationen mit Ubiquitin-positiven und Tau-negativen intrazellulären Inklusionen. Hier finden sich intrazelluläre Ablagerungen des Proteins TDP43. Klinisch gehören hierzu die Formen mit frontotemporaler Demenz mit oder ohne Motoneuronerkrankung, der M. Pick und die genetischen Formen mit Mutationen im Progranulin-Gen.
  2) Formen mit Tau-Fibrillen. Dazu zählen die Formen mit Parkinson-Erkrankung, die kortikobasalen Degenerationen, die progressive supranukleäre Paralyse und die genetischen Formen mit Mutationen im Tau-Gen.

> **Fallbeispiel: Frontotemporale Demenz**
>
> Ein Sohn berichtet im Erstkontakt über seine Mutter (59 Jahre): »Meine Mutter hat sich in den letzten 12 Monaten völlig im Wesen verändert. Sie sitzt den ganzen Tag auf dem Sofa, sorgt sich nicht mehr um den Haushalt. Wir müssen sie aktivieren; von selbst macht sie fast nichts mehr. In den letzten Monaten ist ihre Sprache undeutlicher geworden. Wenn sie schnell spricht, kann man sie häufig nicht verstehen. Für meinen Vater ist das veränderte Essverhalten sehr belastend. Meine Mutter kann immerzu essen. In den letzten 3 Monaten hat sie 6 kg an Gewicht zugenommen. Am liebsten isst sie Süßigkeiten. Sie isst schnell und schmatzt. Das hätte sie früher niemals gemacht. Letzte Woche hatten wir Besuch, und da hat meine Mutter völlig unangemessen über die Kinder unserer Freunde gelästert. Das war uns allen sehr peinlich. Mein Großvater und eine Tante von mir haben an einem Morbus Pick gelitten. Meiner Mutter sind diese Veränderungen anscheinend überhaupt nicht bewusst. Sie lächelt viel und erscheint zumeist gut gelaunt.«
>
> Der Eindruck und die Exploration in der Sprechstunde decken sich mit den Angaben des Sohnes. Die Patientin erscheint zufrieden. Wesensveränderungen seien ihr selber nicht aufgefallen. Ergebnisse der in der Gedächtnissprechstunde durchgeführten Diagnostik: Es bestehen nur leichte kognitive Defizite. Im Liquor zeigt sich eine leichte Erhöhung des Tau-Proteins, im MRT zeigt sich eine frontotemporal betonte Atrophie. Im SPECT finden sich Aktivitätsminderbelegungen bifrontal und bitemporal.

2.2.4 Demenz bei Creutzfeldt-Jakob-Krankheit (CJD) (F02.1)

- Sehr selten (ca. 1:1 Million)
- Spongiforme Enzephalopathie
- Neue Variante der CJD (nVCJD): Es wird diskutiert, ob es eine neue Variante der CJD gibt, die durch Verzehr des Fleisches von an boviner spongiformer Enzephalopathie (BSE) erkrankten Tieren über die Speziesbarriere hinweg durch Prionen übertragen wird
- Demenz, Sprachverarmung, Apathie
- Neurologische Symptome wie Myoklonien, extrapyramidalmotorische Symptome (EPS), Ataxie, Spastik, Visusverlust
- EEG: triphasische Wellen, Polyspike-wave-Komplexe
- Rasche Progredienz; Tod innerhalb von ca. 6 Monaten; keine Therapie bekannt
- Liquor: Erhöhung des Proteins 14-3-3.

2.2.5 Demenz bei Chorea Huntington (F02.2)

- Selten
- Autosomal-dominant vererbt durch verlängerte CAG-Trinukleotid-Wiederholungen
- Beginn 30.–40. Lj.
- Beginn meist mit choreatiformen Bewegungsstörungen; seltener ist die Demenz bereits bei Erkrankungsbeginn führend
- Später: Depression, Angst, paranoide Syndrome, Persönlichkeitsveränderungen, ev. Aggressivität, Demenz
- Langsame Progredienz; Tod nach 10–15 Jahren; keine Therapie bekannt
- Diagnostik: Familienanamnese; humangenetische Untersuchung.

2.2.6 Demenz bei M. Parkinson (F02.3)

Bei 15–30% der Patienten mit M. Parkinson kann sich eine Demenz entwickeln. Es ist unklar, ob es sich bei den Fällen des gleichzeitigen Auftretens von M. Parkinson und Demenz um eine eigenständige Demenzform oder um ein Kontinuum zur Lewy-Körper-Demenz handelt. Zusätzlich können auch Komorbiditäten mit anderen Demenzen, z. B. Alzheimer-Demenz oder vaskulärer Demenz, auftreten.

Symptome

- Aufmerksamkeitsstörungen
- Störung der Aufgabenplanung und Problemlösung
- Störung des räumlichen Sehens
- Verhaltensstörungen
- Szenische Halluzinationen
- Depressionen
- Zu Beginn keine ausgeprägten Gedächtnisstörungen.

> Bei manchen kognitiv nicht eingeschränkten Parkinson-Patienten wird aufgrund der neurologischen Symptome und der starren Mimik fälschlicherweise eine Demenz angenommen

2.2.7 Lewy-Körper-Demenz (F02.8)

▌ Definition

— Demenzerkrankung mit Lewy-Körpern (Lewy Bodies) in Neuronen des Neokortex, des limbischen Kortex, des Hirnstamms und des Nucleus basalis Meynert
— Gemischt kortikales/subkortikales Demenzsyndrom.

▌ Symptome

Hinsichtlich der Sicherheit der Diagnose werden Symptome 1. und 2. Ranges unterschieden:

Symptome 1. Ranges
- **Fluktuation** der Vigilanz und der kognitiven Funktionen
- **Parkinson-Symptome**
- **Optische Halluzinationen**, oft szenisch und detailreich (Figuren an den Wänden)
- Keine vaskulären Symptome und Läsionen

Symptome 2. Ranges
- Extreme **Empfindlichkeit** gegenüber **Neuroleptika**; extrapyramidalmotorische Störungen (EPS) möglich
- Häufige Stürze
- Synkopen
- Wahn
- Nichtoptische Halluzinationen
- Schlafstörungen
- Depression

Diagnostik

- Liquoranalytik: $A\beta_{1-42}$-Peptid erniedrigt, aber seltener Erhöhungen des Tau- oder des Phospho-tau-Proteins
- Bildgebung:
  - Dopamin-Transporter-SPECT (DAT-Scan): Abnahme der Dopamin-Transporter-Dichte im Striatum als Hinweis für eine Degeneration des nigrostriatalen Systems
  - CCT/MRT: relativ geringe Atrophie.

> Die nosologische Trennung zwischen Lewy-Körper-Demenz und Demenz bei M. Parkinson wird zunehmend angezweifelt. Pragmatische Definition zur Abgrenzung gegenüber der Parkinson-Erkrankung mit Demenz: Die Demenz geht dem Auftreten der Parkinson-Symptome voraus oder stellt sich spätestens 1 Jahr nach dem ersten Auftreten der Parkinson-Symptome ein.

Fallbeispiel: Lewy-Körper-Demenz

Frau Luise H., 59 Jahre, wird wegen Verfolgungsideen und optischer Sinnestäuschungen (verstorbene Verwandte) durch den Ehemann in der Aufnahme vorgestellt. Der Ehemann berichtet über eine Wesensänderung mit sozialem Rückzug, Apathie und ängstlich-gespannter Stimmungslage. Die Patientin war wiederholt gestürzt. In der Anamnese wirkt sie misstrauisch, ansonsten affektiv verflacht. Der Gedankengang ist verlangsamt, die Sprachproduktion reduziert. Es zeigen sich deutliche Aufmerksamkeits- und Konzentrationsdefizite, leichte Gedächtnisdefizite und eine verminderte Auffassungsgabe. Die örtliche und zeitliche Orientierung ist eingeschränkt. In der körperlichen Untersuchung fallen ein gebundenes Gangbild mit Propulsionsneigung und hypomimischem Gesichtsausdruck sowie ein symmetrischer Rigor auf. Im stationären Verlauf fluktuiert die kognitive Symptomatik der Patientin deutlich, so dass Gedächtnistests (z. B. Mini-Mental-Status-Test – MMST) von Tag zu Tag sehr unterschiedlich ausfallen.

Die psychotische Symptomatik der Patientin lässt sich durch das atypische Neuroleptikum Quetiapin (Seroquel) 300 mg/Tag gut bessern. Unter typischen Neuroleptika (z. B. Haloperidol (Haldol) 2,5 mg/Tag) hatte die diskrete Parkinson-Symptomatik zuvor deutlich zugenommen; sie war schließlich mit L-Dopa (4×50 mg/Tag) rückläufig. Zur weiteren Unterstützung der kognitiven Fähigkeiten wird eine antidementive Therapie mit dem Acetylcholinesterase-Inhibitor Rivastigmin (Exelon) 2×6 mg/Tag begonnen.

2.2.8 Therapie demenzieller Syndrome

▶ Näheres zur Behandlung mit Antidementiva siehe Kap. 19.10, zur Behandlung mit Neuroleptika Kap. 19.2

- *Antidementiva:*
  - bei leichter und mittelschwerer Alzheimer-Demenz sowie Lewy-Körper- und Parkinson-Demenzen: Acetylcholinesterasehemmer (Donepezil, Rivastigmin, Galantamin)
  - bei mittelschwerer und schwerer Alzheimer-Demenz: Memantine
  - bei vaskulären Demenzen wurde in Studien wiederholt eine nur geringe Wirkung von Acetylcholinesterase-Inhibitoren und Memantine gesehen (bisher nicht für die Therapie der vaskulären Demenzen zugelassen).
- *Symptomatisch:* bei Unruhezuständen, Aggression, Wahn, Halluzinationen: z. B. hochpotente Neuroleptika wie Haloperidol. Bei starker Empfindlichkeit gegenüber EPS atypische Antipsychotika verwenden, die selten EPS verursachen, wie Quetiapin oder Clozapin.

> ❗ Bei Risperidon und Olanzapin, aber auch bei anderen Neuroleptika ist ein erhöhtes Schlaganfallrisiko bei Patienten mit Demenz berichtet worden.

- *Depressive Syndrome:* trizyklische Antidepressiva vermeiden, stattdessen Antidepressiva ohne ausgeprägte Wechselwirkungen mit anderen Medikamenten, z. B. SSRI wie Citalopram oder Sertralin
- *Bei Angst* begrenzt Benzodiazepine

> ❗ Gefahr bei Benzodiazepinbehandlung demenzieller Syndrome: Übersedierung, Stürze, paradoxe Unruhe.

- *Schlafstörungen:* sedierende Neuroleptika oder Antidepressiva; nur bei Therapieresistenz Benzodiazepin-ähnliche Substanzen (Zopiclon, Zolpidem)
- *Sozialpsychiatrische Maßnahmen* (ggf. Pflegestufe, Tagesbetreuung, gesetzliche Betreuung, Unterstützung der Pflegenden)
- *Sicherheitsmaßnahmen:* Sturzgefahren beseitigen (lose Teppiche, Schwellen), Hüftprotektoren als Schutz gegen den häufigen Oberschenkelhalsbruch, Matratzen vor das Bett legen, Klingel, Notruf, Ortungssysteme, Herd mit automatischer Abschaltung.

2.2.9 Depression bei organischer Grunderkrankung

Depressionen bei organischen Erkrankungen sind häufig. Sie werden allerdings oft nicht erkannt, weil die organische Erkrankung im Vordergrund steht oder mit Depressionen im Alter verwechselt wird. Sie bessern sich manchmal (aber nicht immer) mit der Besserung der Grunderkrankung (z. B. beim idiopathischen Parkinson-Syndrom). Organische Erkrankungen mit hoher Depressions-Komorbidität sind:
- Hirninfarkte
- Demenzen
- Multiple Sklerose und andere chronische Enzephalitiden
- Idiopathisches Parkinson-Syndrom (hier manchmal rascher Wechsel zu einer depressiven Stimmung oder umgekehrt)
- Hirntumoren
- Schädel-Hirn-Traumata (ev. mit jahrzehntelanger Latenz).

2.3 Delirante Syndrome

> **Quick Start**
>
> **Delir:** Entsteht z. B. durch Alkoholentzug. Unterscheidet sich von anderen hirnorganischen Psychosyndromen durch vegetative Symptomatik (z. B. Tachykardie, Hypertonie).

■ Ursachen von Delirien

Delirien sind meistens kurz dauernde Zustände. Nach aktueller Nomenklatur ist der Delirbegriff weit gefasst; früher war er weitgehend auf das Alkoholentzugsdelir beschränkt. Es gibt noch weitere Delirien (häufige fettgedruckt):
- **Alkoholentzugsdelir** (Delirium tremens, ▶ Kap. 3.2.3)
- **Medikamentenintoxikationsdelir** (z. B. durch Anticholinergika)
- Medikamentenentzugsdelir
- **Delir im Rahmen einer Exsikkose** (ältere Patienten, die zu wenig trinken)
- Drogendelir (»Drogenpsychose«)
- Toxisches Delir
- Fieberdelir
- Delir im Rahmen einer Enzephalitis
- Delir im Rahmen einer Demenz

> Bei einem Delir besteht immer eine organische Ursache, die aber nicht immer auf Anhieb festgestellt werden kann.

2.3 · Delirante Syndrome

■ Symptome

- Bewusstseinsstörung
- Aufmerksamkeitsstörung
- Beeinträchtigung des Immediatgedächtnisses und des Kurzzeitgedächtnisses bei (relativ) intaktem Langzeitgedächtnis
- Desorientiertheit
- Rascher Wechsel zwischen Hypo- und Hyperaktivität
- Verlängerte Reaktionszeit
- Vermehrter oder verminderter Redefluss
- Verstärkte Schreckreaktion
- **Nesteln, Ratlosigkeit**
- **Optische Halluzinationen** (z. B. in Form kleiner, lebhaft sich bewegender Gebilde wie Fäden oder Tierchen), auch Personen (»der ganze Kegelverein steht auf dem Balkon«)
- **Suggestibilität** (wird der Patient aufgefordert, von einem leeren Blatt abzulesen, konfabuliert er einen Text)
- Schlafstörungen, Angst
- Akustische oder haptische Halluzinationen oder Verkennungen möglich (Infusionsflasche als Schnapsflasche umgedeutet)
- **Tremor**
- **Vegetative Störungen** (gerötetes Gesicht, Tachykardie, Hypertonie, Schwitzen, Herzrasen, Diarrhoe u. a.) bei alkoholentzugs- oder medikamentös bedingten Delirien

Affektive Störungen wie Depression, Angst, Furcht, Reizbarkeit, Euphorie, Apathie oder staunende Ratlosigkeit, Wahrnehmungsstörungen (Illusionen oder optische Halluzinationen) und flüchtige Wahnideen sind häufig, aber für die Diagnose nicht spezifisch.

■ »Durchgangssyndrom«

Der Begriff »Durchgangssyndrom« wird im ICD-10-Katalog nicht aufgeführt.

 Es handelt sich um eine akute organische psychische Störung, die im Gegensatz zu den Delirien nicht mit einer Bewusstseinsstörung einhergeht. Ansonsten entspricht die Symptomatik einem Delir.

- Auftreten nach Operationen, besonders nach längeren und schweren Eingriffen (z. B. mit Beatmung)
- Häufiger bei älteren Patienten bzw. hirnorganischer Vorschädigung
- Eventuell verstärkt durch mangelnde Flüssigkeitszufuhr (Exsikkose)
- Reversibel; Rückbildung nach Stunden bis Wochen
- Behandlung: Haloperidol

2.4 Organische Persönlichkeitsstörung

■ **Definition**

Auffällige chronische Veränderung des Verhaltens nach einer Erkrankung, Schädigung oder Funktionsstörung des Gehirns (z. B. Unfall mit epiduralem Hämatom, Z. n. Tumorexstirpation). Häufig ist das Frontalhirnsyndrom, aber auch Schädigungen anderer umschriebener Hirnregionen können die Symptomatik verursachen.

■ **Symptome**

- Antriebsmangel; reduzierte Fähigkeit, zielgerichtete Aktivitäten durchzuhalten
- Unfähigkeit, Befriedigungen aufzuschieben
- Emotionale Labilität, Euphorie, Witzelsucht, Reizbarkeit, Wut oder Apathie
- Unsoziale Handlungen (Stehlen, unangemessene sexuelle Annäherungsversuche, Aggression, gieriges Essen, Vernachlässigung der Körperpflege), Kaufrausch
- Misstrauen, paranoides Denken, exzessive Beschäftigung mit einem einzigen Thema (z. B. Religion), Rechthaberei
- Verändertes Sexualverhalten (reduzierte Sexualität, Änderung der sexuellen Präferenz)
- Umständliche Sprache
- Haftendes Denken (enechetische Denkstörung): Unbeweglichkeit, Zähigkeit oder Rigidität des Denkens. Das Denken ist nur schwer auf andere Inhalte umzulenken und kehrt von sich aus rasch zum ursprünglichen Denkinhalt zurück. Weitschweifigkeit mit Unfähigkeit zur Unterscheidung von Wichtigem und Unbedeutendem

■ **Therapie**

- Die Behandlung ist oft schwierig; meist werden Neuroleptika eingesetzt.

3 Psychische und Verhaltensstörungen durch psychotrope Substanzen (F1)

ICD-10-Klassifikation der Suchterkrankungen

In jeder dieser ICD-10-Klassen gibt es formal folgende Krankheitsbilder, die durch Nachpunktstellen ausgedrückt werden:
- Akute Intoxikation (.0)
- Schädlicher Gebrauch (.1)
- Abhängigkeitssyndrom (s. u.) (.2)
- Entzugssyndrom (.3, .4)
- Psychotische Störung (.5)
- Amnestisches Syndrom (»Korsakow-Syndrom«) (.6)
- Restzustand und verzögert auftretende psychotische Störung (.7).

Also ist F10.2 eine Alkoholabhängigkeit, F10.0 eine Alkoholintoxikation, F10.3 ein Alkoholentzugssyndrom und F11.2 ein Opioid-Abhängigkeitssyndrom.

Definitionen

Je nach individueller Disposition kann sich bei einem Individuum durch Einnahme einer süchtig machenden Substanz ein Abhängigkeitssyndrom entwickeln. Diese Entwicklung verläuft in verschiedenen Stadien, die wie folgt definiert sind:

Missbrauch

- Vermehrter, von der Verordnung abweichender Konsum von z. B. Medikamenten.
- Hinsichtlich des Missbrauchs von Alkohol spricht man auch von riskantem Konsum. Als riskanter Konsum von Alkohol gelten 20 g/Tag für Frauen, 30 g/Tag für Männer (entspricht 0,4 Liter Bier mit 5% Alkohol).

Abusus (schädlicher Gebrauch)

- Konsumverhalten, das bereits zu einer Gesundheitsschädigung (körperlich oder psychisch) geführt hat.

▍ Abhängigkeitssyndrom: Definition nach ICD-10

Drei von 8 der folgenden Merkmale müssen gegeben sein:
1. Starker Wunsch bzw. Zwang, Substanzen oder Alkohol zu konsumieren
2. Verminderte Kontrollfähigkeit hinsichtlich des Konsums
3. Substanzgebrauch, um Entzugssymptome zu mildern
4. Körperliches Entzugssyndrom
5. Toleranz (ständige Dosissteigerung; Konsum von Mengen, die Gesunde schwer schädigen oder zum Tode führen könnten)
6. Regeln des gesellschaftlich üblichen Konsumverhaltens außer Acht gelassen (z. B. morgens trinken)
7. Einengen auf Substanz, Vernachlässigung anderer Vergnügen und Interessen
8. Anhaltender Substanzkonsum trotz eindeutiger schädlicher Folgen.

▍ Häufigkeit

Suchterkrankte in Deutschland in Millionen (DHS; Deutsche Hauptstelle gegen die Suchtgefahren, 2007)

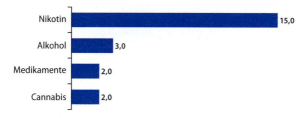

▍ Neurobiologie

Im Gehirn existiert ein Belohnungssystem (»reward system«; eine Bahn von der Area tegmentalis ventralis zum Nucleus accumbens), das immer dann aktiviert wird, wenn der Mensch einer Tätigkeit nachgeht, die direkt oder indirekt der Arterhaltung dient, also Nahrungsaufnahme oder Sexualverkehr (»Ernähren und Vermehren«). Dieses System wird durch Dopamin gesteuert. Diese drei weiteren dopaminerge Systeme des Gehirns sind maßgeblich an der Entwicklung von Abhängigkeit mitbeteiligt.

Alle süchtig machenden Substanzen stimulieren mit unterschiedlicher Intensität die Aktivität der dopaminergen Neurone, wenn auch über verschiedene pharmakologische Mechanismen. Die dopaminergen Neurone sind eng mit dem körpereigenen Opioidsystem verknüpft, das über Endorphine und Dynorphine gesteuert wird. Außerdem gibt es Verbindungen zu den GABA-, Serotonin- und Glutamat-Neurotransmittersystemen.

Die Endorphine docken an den Opioidrezeptoren (μ-Rezeptoren) an. Ihre natürliche Funktion besteht in einer Schmerzdämpfung und Euphorieauslösung – in einer Verteidigungssituation soll ein Tier trotz blutender Wunden weiterkämpfen können.

Menschen können eine Endorphinausschüttung bei vielen positiven Dingen haben – wie Essen, Sex, Liebe, Sport, Gewinn im Kartenspiel, Musikhören, Verstehen eines komplexen Zusammenhanges und vielen anderen Situationen. Eine besonders starke Ausschüttung erfolgt, wenn eine erwartete Belohnung einen gewissen Unsicherheitsfaktor aufweist, also nicht in jedem Fall eintritt.

Das Belohnungssystem steht in enger Wechselwirkung mit dem Angstsystem. Das Angstsystem soll das ungehinderte Ausleben von lustvollen Handlungen bremsen – und somit ein soziales Miteinander der Lebewesen ermöglichen.

Drogen stimulieren das Belohnungssystem und/oder dämpfen das Angstsystem nach akuter Einnahme:

- *Alkohol, Benzodiazepine, Barbiturate:* Stimulation von GABA-Rezeptoren nach akuter Gabe (nach chronischer Gabe Toleranz gegenüber der anxiolytischen Wirkung, vermehrte Ängste möglich)
- *Heroin, Morphin, Opium, synthetische Opiate:* Stimulation von µ-Opioid-Rezeptoren, die auf den GABAergen und dopaminergen Neuronen lokalisiert sind
- *Kokain, Amphetamine:* Stimulation des Dopamin-Belohnungssystems durch direkte Wirkung überwiegend auf die dopaminergen Neurone.

Drogen werden oft von Menschen genommen, die unter psychischen Erkrankungen leiden, welche wahrscheinlich mit einer Dysfunktion des Belohnungs- oder des Angstsystems einhergehen. So wurde bei Spielsüchtigen oder Alkoholabhängigen eine geringere Ansprechbarkeit des Belohnungssystems gezeigt. Auch bei Borderline-Persönlichkeitsstörungen scheint eine Dysfunktion des Belohnungssystems zu bestehen. Eine Sucht wird dadurch aufrecht erhalten, dass die Rezeptoren des Belohnungssystems durch das Überangebot von Agonisten abstumpfen oder bereits aufgrund anderer (z. B. genetischer) Ursachen weniger empfindlich sind.

Bei Angststörungen scheint dagegen eine Überempfindlichkeit des Angstsystems vorzuliegen; daher kommt es bei diesen Patienten nicht selten zu Benzodiazepinabusus oder -abhängigkeit.

3.1 Alkoholabhängigkeit (F10)

> **Quick Start**
>
> **Alkoholabhängigkeit:** Häufigste Sucht. Diagnose durch Klinik, Aspekt, Labor. Therapie: stationäre Aufnahme, Psychotherapie, Acamprosate, Naltrexon, Disulfiram. Häufiges Problem in der Klinik: Alkoholentzugsdelir; wichtigste Symptome: Tremor, Schwitzen, Tachykardie, Hypertonie. Behandlung: Clomethiazol (Distraneurin) u. a.

Alkoholabhängigkeit ist in Deutschland mit Abstand die häufigste Sucht. Ein großer Teil der in psychiatrischen Krankenhäusern behandelten Patienten leidet unter dieser Abhängigkeit; auch in anderen Fachrichtungen (Innere Medizin, HNO u. a.) werden viele Patienten wegen der Alkoholfolgekrankheiten behandelt. Die Behandlung ist von zahlreichen Rückfällen geprägt.

Symptome

Suchtverhalten
- Starkes Verlangen nach Alkohol, anhaltender Alkoholgebrauch trotz eindeutig schädlicher Folgen, Toleranzentwicklung, körperliches Entzugssyndrom bei Reduktion der Alkoholmenge
- Trinken bereits morgens, sonst Entzugserscheinungen
- Heimliches Trinken (Flachmann in der Schreibtischschublade), oder die Regeln gesellschaftlichen Trinkens werden außer Acht gelassen
- Viele Alkoholabhängige konsumieren zwischen 200 und 400 g Alkohol/Tag oder auch mehr
- Familiäre und berufliche Schwierigkeiten

> Frauen haben weniger Alkoholdehydrogenase (ADH) als Männer, daher treten bei gleichen Alkoholmengen früher Intoxikationserscheinungen und höhere Promillezahlen auf.

Alkohol wird wie folgt aus dem Körper eliminiert:
- unveränderte Ausscheidung über die Nieren
- Abbau zu Acetaldehyd durch das Enzym Alkoholdehydrogenase (ADH)
- über das mikrosomale ethanoloxidierende System
- über Bindung an Glucuronsäure.

Viele Ostasiaten und Indianer haben eine weniger effektive ADH-Version und sind daher empfindlicher für Alkoholwirkungen.

Psychische Symptome
- Depressive Grundstimmung, Angstsymptome (häufig: soziale Angst)
- Wechsel zwischen Unterwürfigkeit und Distanzlosigkeit, Reizbarkeit oder Aggressivität, abhängig vom Alkoholspiegel
- Vernachlässigung von Interessen
- Bagatellisierung des Problems (»Ich könnte jederzeit aufhören«)
- Depravation (Persönlichkeitsverfall, Kritiklosigkeit, sozialer Abstieg bis hin zu Kriminalität)

Aspekt
- Facies alcoholica: gerötet, aufgedunsen; Teleangiektasien
- Spider naevi (rote Flecken mit spinnenbeinenförmigen Ausläufern; meist am Oberkörper und im Gesicht)
- Palmarerythem
- Muskelatrophien der Waden
- Vernachlässigung der Körperhygiene

Neurologische Untersuchung
- Ataxie
- Polyneuropathie (Reflexausfälle)
- Nystagmus
- Myopathie

Zu den hier genannten Symptomen treten noch die Symptome der zahlreichen Alkoholfolgeerkrankungen hinzu (s. u.).

Formen

Einteilung hinsichtlich der Prognose (Kontrollverlust/Abstinenzfähigkeit) in 5 Subtypen nach Jellinek:

Vorstufen der Alkoholkrankheit
- Alpha (Konflikttrinker): trinkt zur Erleichterung bei Stress. Kein Kontrollverlust, Fähigkeit zur Abstinenz
- Beta (Gelegenheitstrinker): trinkt bei sozialen Anlässen große Mengen. Kein Kontrollverlust, Fähigkeit zur Abstinenz.

Alkoholkrankheit
- Gamma (Rauschtrinker): längere abstinente Phasen, die sich mit starken Trinkphasen abwechseln; Kontrollverlust
- Delta (Spiegeltrinker): versucht, über den ganzen Tag den Alkoholspiegel aufrechtzuerhalten, dabei vergleichbar geringe Alkoholkonzentration; oft lange sozial unauffällig; kein Kontrollverlust, aber nicht abstinenzfähig
- Epsilon (»Quartalssäufer«): starke Trinkphasen mit Kontrollverlust wechseln mit monatelangen Abstinenzphasen ab.

Die Jellinek-Einteilung wird heute in der klinischen Praxis nur noch selten angewendet, da sie im individuellen Fall oft nicht valide ist.

Diagnostik

Labor
- γ-GT erhöht: Parameter gut geeignet zur Überprüfung der Alkoholkarenz. Sensitivität: bei 50–90% der Alkoholiker erhöht. Spezifität gering, da auch bei anderen Erkrankungen bzw. Medikamenteneinnahme erhöht
- MCV (»mean corpuscular volume«): Sensitivität bei längerfristig erhöhtem Alkoholkonsum zu 70–90% erhöht. Wegen der langen Überlebenszeit der roten Blutkörperchen Rückbildung über Monate
- CDT (»carbohydrate-deficient transferrin«): Halbwertszeit 14–17 Tage. Spezifischer als γ-GT. Bei mehr als ca. 50–80 g Alkohol/Tag pathologisch. Falsch-positiv bei Schwangerschaft und Lebererkrankungen
- Ethylglukuronid: Nachweisbarkeitsdauer bis 24 Stunden (bei moderatem Konsum 12 Stunden)
- Alkohol (Serum, Ausatemluft oder Urin)
- außerdem: GOT, GPT, HDL-Cholesterin erhöht.

> Messungen von Alkohol oder Ethylglukuronid beweisen einen aktuellen Konsum von Alkohol.

> Erhöhungen von CDT sowie γ-GT und MCV können in der Zusammenschau als Hinweis für einen längeren und vermehrten Alkoholkonsum gewertet werden.

> Die Diagnose Abusus/Abhängigkeit kann nur unter Einbeziehung des gesamten klinischen Bildes gestellt werden.

Bildgebung
Im CCT/MRT globale und lokale kortikale und Kleinhirnatrophien.

Komorbidität

Suchtentwicklung bei Patienten mit anderen psychischen Erkrankungen:
- Persönlichkeitsstörungen (vor allem antisoziale P. oder Borderline-P.)
- Angsterkrankungen wie soziale Phobie oder Panikstörung
- Depressionen (vor allem unipolare)
- Untauglicher Selbsttherapieversuch bei schizophrenen Psychosen
- Anpassungsstörungen
- Zwangsstörungen.

3.1 · Alkoholabhängigkeit (F10)

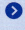 »Das Über-Ich ist in Alkohol löslich« – Alkohol hat starke angstlösende Eigenschaften und wird daher zur »Symptombekämpfung« bei verschiedenen psychischen Erkrankungen eingesetzt.

Ursachen

 »Genes load the gun, lifestyle pulls the trigger« (Elliott Joslin).

Neurobiologische Faktoren
- Genetische Vulnerabilität (Risiko bei Verwandten 1. Grades 4-fach erhöht)
- Neurobiologische Faktoren (gesteigerte Dopamin- und Endorphinfreisetzung im mesolimbischen System; Angstlösung über Beeinflussung des GABA-Systems durch Ethanol; depressiogene Wirkung über Minderung der serotonergen Aktivität).

Psychosoziale Faktoren
- Anpassung an ein trinkendes soziales Umfeld (in Kulturen, in denen wenig Alkohol getrunken wird, werden allerdings von den prädisponierten Personen andere Süchte gepflegt)
- Süchte sind in allen sozialen Schichten verbreitet.

Verlauf

- Lebenslange Erkrankung, daher dauerhafte Abstinenz notwendig
- Lebenslange Therapie mit unterschiedlicher Intensität notwendig
- Eine Therapie verbessert die Prognose signifikant; aber auch bei Ausschöpfung aller Therapiemöglichkeiten sind ungünstige Verläufe möglich
- Besonders ohne Behandlung hohe Mortalität durch Alkoholfolgekrankheiten
- 5–10% versterben durch Suizid.

Häufigkeit

Alkoholabhängigkeit ist mit Abstand diejenige Suchterkrankung, die die meisten Probleme verursacht.
- Es gibt 2–5% Alkoholabhängige (1,6–4 Millionen) in Deutschland
- 30% der Aufnahmen in psychiatrischen Kliniken finden wegen Alkoholabhängigkeit statt
- In Allgemeinkrankenhäusern und Hausarztpraxen ist jeder 10. Patient abhängig.

Therapie

Die Behandlung einer schweren Alkoholabhängigkeit ist oft von Therapieabbrüchen und Rückfällen geprägt. Daher sollten alle verfügbaren Therapiemöglichkeiten ausgenutzt werden.
- Aufnahme in die Klinik, da ambulante Therapie oft erfolglos
- Qualifizierte Entzugsbehandlung ca. 3 Wochen; dann suchtspezifische Entwöhnungstherapie, z. B. stationär für ca. 8–16 Wochen oder ambulant für einen längeren Zeitraum; danach weiterhin je nach individuellen Bedürfnissen Abstinenztherapie
- Psychotherapie, Psychoedukation, Soziotherapie, Selbsthilfegruppen (z. B. Anonyme Alkoholiker)
- Medikamente zur Rückfallprophylaxe: Disulfiram, Acamprosate, Naltrexon (in Deutschland nur im Sinne eines Heilversuches möglich).
  ▶ Zur medikamentösen Therapie siehe Kap. 19.8, S. 267

3.2 Alkohol-Folgekrankheiten

Alkoholabhängigkeit führt zu zahlreichen Folgekrankheiten, die in leichter Form auch schon im Rahmen des »sozialen Trinkens« auftreten können.

Zu den psychiatrischen Alkohol-Folgekrankheiten gehören:
- Alkoholabusus
- Alkoholabhängigkeit
- Alkoholentzugsdelir (Prädelir, Delirium tremens)
- Einfacher Alkoholrausch
- Pathologischer Rausch
- Akute Alkoholentzugshalluzinose
- Chronische Alkoholhalluzinose
- Alkoholmelancholie (Depression)
- Alkoholischer Eifersuchtswahn
- Alkoholparanoia
- Alkoholdemenz
- Korsakow-Syndrom.

Außerdem gibt es über 100 **internistische, neurologische u. a. Folgeerkrankungen.** Häufig sind:
- Polyneuropathie (Wadenatrophie, wackliger Gang)
- Gastritis
- Ösophagusvarizen
- Leberzirrhose
- Zieve-Syndrom (Fettleberhepatitis mit hämolytischer Anämie, Ikterus und Hyperlipoproteinämie)
- Pankreatitis
- Grand-mal-Anfälle

3.2 · Alkohol-Folgekrankheiten

- Herzschäden, Sinustachykardie, Vorhofflimmern, vergrößertes linksventrikuläres Kammervolumen
- Alkoholfetalsyndrom (Alkoholembryopathie) des Kindes: primordialer Minderwuchs, Oligophrenie, Herzfehler, Mikrozephalie, kraniofaziale Dysmorphie.

3.2.1 Alkoholintoxikation (Alkoholrausch)

Symptome

- Tritt je nach Gewöhnung ab 0,5–2‰ oder mehr auf
- Bei der Aufnahme ins Krankenhaus wegen eines Rausches haben die Patienten oft zwischen 2,5 und 3,5‰ Alkohol im Blut
- Meist am Alkoholgeruch (»Fahne«) erkennbar
- Entspannung, Enthemmung, Euphorie
- Erregtheit oder Sedierung
- Einschränkungen der kognitiven Leistung, der Urteilskraft und des Gedächtnisses; Wahrnehmungsstörungen
- Dysarthrie, zerebelläre Ataxie
- Schwindel
- Verlängerung der Reaktionszeit
- Gesichtsrötung, Augentränen
- Tachykardie
- Übelkeit, Erbrechen
- Haut heiß und trocken, Abnahme der Körpertemperatur
- Ab 2–5‰ Narkose
- Ab 3,5–5‰ Lähmung des Atemzentrums; Tod möglich

Therapie

- Ggf. intensivmedizinische Aufnahme. Bei starker Erregung Haloperidol; keine Benzodiazepine!

 Patienten mit einem »schweren Rausch« (über 2–3‰, je nach Gewöhnung) sind vital gefährdet und dürfen nicht sich selbst überlassen werden, d.h. dass sie notfalls gegen ihren Willen stationär aufgenommen werden müssen. Die Gefährdung wird nicht nur am Promillewert bemessen, sondern auch am Grad der Einschränkung in der klinisch-neurologischen Untersuchung.

3.2.2 Pathologischer Rausch

 Entsteht schon durch vergleichsweise geringe Alkoholmenge (z. B. 1–2‰).

▌ Symptome

— Desorientiertheit, Halluzinationen, Angst, Wut, **Aggressivität, Gewalttaten** möglich, Zerstörungswut
— **Dämmerzustand** mit schlagartigem Beginn, **Terminalschlaf**. Nach Wiedererwachen: komplette **Amnesie**
— Dauer: Minuten bis Stunden.

▌ Ursachen

— Hirnorganische Vorschädigung meistens nachweisbar (z. B. durch Epilepsie, Z. n. Schädel-Hirn-Trauma, chronische Alkoholabhängigkeit).

▌ Therapie

— Diazepam, keine Neuroleptika!

 Für Straftaten, die im pathologischen Rausch begangen wurden, ist der Patient meist schuldunfähig (§ 20 StGB) – im Gegensatz zum »einfachen« Rausch, der in der Regel nur eine verminderte Schuldfähigkeit nach sich zieht (§ 21 StGB).

Fallbeispiel: Pathologischer Rausch

Maik L. (32) gerät nach vier 0,5-l-Flaschen Bier in einen Erregungszustand, schlägt einen Saufkumpanen nieder und zerstört das Mobiliar der Gaststätte. Vier herbeigeholte Polizisten können ihn bändigen und werden dabei erheblich verletzt. Plötzlich fällt er auf den Boden und schläft; er ist auch durch starke Schmerzreize nicht erweckbar. Im Notarztwagen springt er plötzlich auf und demoliert die Inneneinrichtung. Plötzlich schläft er wieder ein. Am nächsten Tag kann er sich an nichts erinnern.

3.2.3 Alkoholentzugsdelir

Das Alkoholentzugsdelir wurde früher auch als Delirium tremens bezeichnet. Es entsteht zum Beispiel dann, wenn ein chronischer Alkoholiker beschließt, abrupt mit dem Alkoholgenuss aufzuhören oder wenn er durch andere Umstände (Krankenhausaufenthalt) daran gehindert wird, weiter zu trinken.

▪ Symptome

- Tremor
- Tachykardie, Hypertonie
- Schwitzen
- Unruhe, Schreckhaftigkeit
- Desorientiertheit
- Schlafstörung bis Schlaflosigkeit
- **Nesteln**
- Erbrechen
- **Grand-mal-Anfälle**
- Muskeleigenreflexe ++
- Enthemmte Fremdreflexe ++, Palmomentalreflex +
- Tachypnoe
- Hyperthermie
- **Optische Halluzinationen** (in Form kleiner, lebhaft sich bewegender Gebilde, »weiße Mäuse« oder andere Tiere), szenische Halluzinationen
- **Akoasmen** (Geräuschhalluzinationen)
- **Suggestibilität** (Patient liest auf Aufforderung von einem leeren Blatt vor oder nimmt einen imaginären Faden in die Hand)

> Anzeichen eines beginnenden Delirs (Prädelirs): Tremor, Tachykardie, Hypertonie, Schwitzen.

▪ Komplikationen

- Pneumonie, Sepsis
- Herzrhythmusstörungen, Kreislaufschock
- Hypertonus
- Leberkoma
- Niereninsuffizienz
- Pankreatitis
- **Rhabdomyolyse** (Auflösung quergestreifter Muskelfasern, kann zu Nierenversagen führen)

- Wernicke-Enzephalopathie (s. u.)
- Zentrale pontine Myelinolyse durch zu raschen Ausgleich einer Hyponatriämie (schweres Krankheitsbild mit Bewusstseinsstörung, Sprechstörung, Schluckstörung, Hyperreflexie, Babinski-Reflex +, Oculomotorius und Pupillomotorik gestört).

Diagnostik

- Regelmäßige Kontrolle von Vigilanz, Blutdruck und Puls
- Neurologischer Befund (insbesondere Augenbewegungen!)
- EEG
- Entzündungsparameter
- EKG
- Röntgen-Thoraxaufnahme.

Bei epileptischen Anfällen, Bewusstseinsstörungen oder neurologischen Herdzeichen veranlassen:
- CCT/MRT (Ausschluss eines subduralen Hämatoms oder einer Wernicke-Enzephalopathie)
- Liquoruntersuchung (Ausschluss einer Meningoenzephalitis).

Differenzialdiagnose

 Beim Vorliegen eines Alkoholentzugsdelirs dürfen andere, möglicherweise gleichzeitig bestehende Erkrankungen nicht übersehen werden.

- Subdurales Hämatom, Hirnkontusion nach Sturz oder Anfall unter Alkoholintoxikation
- Medikamentenentzugsdelir, Drogenentzug
- Schizophrene Psychose, Manie
- Wernicke-Enzephalopathie
- Verwirrtheitszustände bei vorbestehender kognitiver Störung oder Demenz
- Posthypoxische, posthypoglykämische Durchgangssyndrome
- Metabolische (hepatische) und endokrine (hyperthyreote) Enzephalopathien
- Nichtkonvulsiver Status epilepticus
- Septische Enzephalopathie
- Bakterielle Meningitis und Enzephalitis.

Verlauf

- Beginn 1–4 Tage nach dem letzten Alkoholkonsum (besonders stark nach 36 Stunden). Die ersten Zeichen des Delirs treten auf, wenn der Alkoholpegel vom »Normalpegel« stark absinkt, also z. B. von 3‰ auf 2‰
- Dauer bei Spontanverlauf: 2–5 Tage, in seltenen Fällen 2–3 Wochen
- Prognose: Letalität ohne Therapie 20–25%, mit Therapie unter 1%.

Therapie

- Clomethiazol (Distraneurin; Mittel der ersten Wahl, siehe auch S. 265):
  - Dosierung nach Blutdruck (≥ 180 systolisch und Puls ≥ 100), maximal alle 2 Std. 2 Kapseln (kurze Halbwertszeit) auf Normalstation, also bis zu 24 Kapseln in 24 Std.
  - Die Dosierung wird von der Klinik abhängig gemacht: Wenn der Patient weiter Zeichen eines Entzuges (Blutdruckerhöhung, Tachykardie, Tremor usw.) oder eines Delirs zeigt, Dosis erhöhen; wenn der Patient stark sediert ist oder schläft, Dosis erniedrigen
  - Clomethiazol senkt den meist erhöhten Blutdruck und beugt Krampfanfällen vor
  - Bei halluzinatorischer Symptomatik zusätzlich Haloperidol.
- Alternativen bei Kontraindikationen für Clomethiazol:
  - Diazepam
  - Phenobarbital (Luminal): Antikonvulsivum; vor allem bei Patienten mit Neigung zu Entzugskrampfanfällen; geringe therapeutische Breite
  - Haloperidol: wegen der Gefahr von Krampfanfällen immer mit Distraneurin oder Diazepam kombinieren
  - Clonidin: nur in Kombination mit Clomethiazol oder Diazepam; Clonidin wirkt nicht antikonvulsiv und lindert die Entzugssymptome nicht ausreichend.
  - Ggf. Carbamazepin (bei vorbekannten Krampfanfällen); Aufbau eines wirksamen Spiegels dauert recht lange, daher zunächst auch nichtretardiertes Präparat zur schnelleren Aufsättigung geben. Cave Hyponatriämie!
  - Kombination von Carbamazepin und Tiaprid.
- Obligatorisch Substitution von Vitamin B_1 (Thiamin) 50–100 mg oral zur Verhinderung einer Wernicke-Enzephalopathie, später Vitamin B_6, Magnesium, Kalium; bei Bedarf Natrium.
- Die parenterale Gabe von Thiamin wird bei Patienten mit alkoholbedingten amnestischen Störungen empfohlen sowie als Notfallbehandlung bei Intoxikationen. Vor i.m.-Gabe Gerinnungsfunktion prüfen!
- Flüssigkeitsausgleich.

- Natriummangel langsam mit Slow Sodium ausgleichen, sonst Gefahr einer zentralen pontinen Myelinolyse!
- Clomethiazol-Behandlung nur in der Klinik; Medikament nicht dem Patienten mitgeben (Verschleimung der Atemwege, Atemdepression, Suchtgefahr)
- Von der manchmal geübten Praxis, gegen das Delir Alkohol zu verabreichen, wird dringend abgeraten. Bei einem voll ausgebildeten Delir ist Alkohol oft unwirksam.

▶ Näheres zur Delirbehandlung mit Medikamenten: siehe Kap. 19.7

Fallbeispiel: Alkoholentzugsdelir mit Krampfanfällen

Herr Paul M., 49 Jahre, seit 7 Jahren arbeitsloser Kfz-Mechaniker, verheiratet, 2 Kinder, kommt aufgrund eines epileptischen Anfalls im Rettungswagen in die Notaufnahme. Er habe seit 2 Tagen keinen Alkohol mehr getrunken. Nach Untersuchung durch die Neurologen wird Herr M. freiwillig zur ersten stationären Alkoholentzugsbehandlung psychiatrisch aufgenommen. Blutalkoholspiegel < 0,02‰. Er ist desorientiert und fragt das Pflegepersonal nach unbekannten Personen. Die »Fadenprobe« ist positiv (der Patient wird aufgefordert, einen imaginären Faden zu halten – Suggestibilität). Der Patient zeigt Tachykardie (120/min), Blutdruckerhöhung (180/110), Schwitzen und grobschlägigen Tremor der Hände.

Herr L. räumt eine langjährige Alkoholabhängigkeit ein und gibt an, täglich 4 Bier à 0,5 l und eine halbe Flasche Schnaps zu trinken. Erster Alkoholkontakt mit 14 Jahren (Konfirmation), zunehmender Kontrollverlust seit 7 Jahren (Arbeitslosigkeit). Zuhause habe er zweimalig einen »kalten« Entzug durchgeführt. Alkoholrückfall seit 2 Monaten (Familienfeier). Nach Angaben des Patienten bisher kein Delir, aber vor 6 Jahren epileptischer Anfall mit Treppensturz. Alkoholbedingter Führerscheinverlust vor 20 Jahren.

Zur Behandlung der Symptome des Delirs wird Clomethiazol (Distraneurin; zunächst alle 2 Std. 2 Kapseln) unter Kontrolle von Vigilanz, Blutdruck und Puls) gegeben. Nach Besserung der deliranten Symptomatik wird das Medikament nur noch nach Blutdruck-, Puls- und Vigilanzkontrolle verabreicht. Zusätzliche Gabe von Carbamazepin.

3.2.4 Korsakow-Syndrom

▌ Definition

Amnestisches Syndrom, das nicht nur durch Alkohol, sondern auch andere Hirnschädigungen entstehen kann. Vermutlich auf einen Mangel an Thiamin zurückzuführen.

Symptome

- **Kurzzeitgedächtnis** (Erinnerung nach 5–10 Minuten) gestört; die Gedächtnislücke wird dann manchmal mit **Konfabulationen** gefüllt
- Immediatgedächtnis (Merken von Dingen, die gerade eben gesagt wurden) dagegen relativ gut erhalten
- **Zeitgitterstörung** – erinnerte Ereignisse können nicht zeitlich korrekt eingeordnet werden
- Örtliche Orientierungsstörung
- Lange zurückliegende Ereignisse und alte Gedächtnisinhalte werden gut erinnert
- Beeinträchtigung der Fähigkeit, neues Lernmaterial aufzunehmen
- Keine Bewusstseinsstörung
- Allgemeines Wissen und Intelligenz bleiben manchmal erhalten
- Keine allgemeine Beeinträchtigung

> Konfabulation: Bei Erinnerungsverlust werden die Fakten einfach erfunden. Dabei ist der Patient davon überzeugt, dass seine Antwort richtig ist. Auf die Frage nach dem Geburtstag seiner Ehefrau sagt der Patient nicht »das habe ich vergessen«, sondern irgendein Datum, das aber nicht stimmt.

Die Patienten erscheinen trotz ihrer massiven Defizite nicht belastet. »Schön zu wissen, dass der Sinn für Humor anscheinend nicht – wie das Gedächtnis – in Alkohol aufgelöst wird!« (A. Baddeley).

3.2.5 Wernicke-Enzephalopathie

Definition

Spongiöser Gewebszerfall in den Corpora mamillaria

 Neurologisches Krankheitsbild, das aber wegen seiner Lebensbedrohlichkeit vom Psychiater sofort erkannt werden muss!

Symptome

- Okulomotorische Symptome (horizontaler, selten vertikaler Blickrichtungsnystagmus, horizontale, selten vertikale Blickparese, internukleäre Ophthalmoplegie, bds. Abduzensparese, Okulomotoriusparese, Schielen)
- Zerebelläre Ataxie: Rumpf-, Gang-, Standataxie
- Psychisch: Gedächtnisstörung, Antriebsminderung
- Vigilanzstörung bis Koma
- MRT: Ödeme, Nekrosen und Hämorrhagien
- EEG: Allgemeinveränderungen
- Autopsie: bräunliche Verfärbung beider Corpora mamillaria

Therapie

- Thiamin (Vitamin B_1) 200–300 mg i.v., später Vitamin B_6
- Langsamer Ausgleich einer eventuellen Hyponatriämie mit Slow Sodium.

> **Fallbeispiel: Wernicke-Enzephalopathie**
>
> Karl-Heinz K., 61 Jahre, ehemaliger Verwaltungsangestellter, wird von seiner Tochter verwirrt, schläfrig und vermindert ansprechbar in seiner Wohnung aufgefunden. Der Patient klagt über Doppelbilder und unsicheres Gang gehen. Sicheres Greifen und Schreiben sind ihm nicht möglich.
>
> Die Tochter berichtet in der Notaufnahme, dass bei ihrem Vater seit etwa 20 Jahren eine Alkoholabhängigkeit bestehe; mehrere Entzugsbehandlungen seien letztlich erfolglos geblieben, in der Vergangenheit habe es des Weiteren wiederholt Alkoholentzugsanfälle gegeben.
>
> Bei der klinischen Untersuchung fallen neben der Somnolenz und Verwirrtheit des Patienten Gedächtnisstörungen, eine Okulomotoriusstörung sowie eine schwere Ataxie auf. Die Herzfrequenz liegt bei 200/min, der Blutdruck bei 95/50. Im Labor sind Pyruvat, Laktat, Gamma-GT, GOT, GPT und Bilirubin erhöht, Thiamin, Quick und CHE sind erniedrigt, der Ethanolspiegel liegt bei 1,7‰. Das EEG zeigt einen verlangsamten Grundrhythmus. Im MRT stellen sich Ödeme, Nekrosen und Hämorrhagien im Marklager, im Thalamus sowie um den Aquädukt und Hypothalamus dar. Es erfolgt eine intensivmedizinische Überwachung des Patienten. Thiamin wird substituiert, indem zunächst 100 mg Thiamin i.v. und dieselbe Menge i.m. verabreicht wird, anschließend wird Thiamin i.m. über mehrere Wochen 200–300 mg täglich verabreicht. Die Kreislauffunktion wird symptomatisch durch intravenöse Flüssigkeitssubstitution stabilisiert. Unter dieser Therapie nehmen die Augenmuskellähmungen und die Somnolenz des Patienten in wenigen Tagen ab, die Ataxie ist nach einigen Wochen gemindert. Herr K. bleibt jedoch weiterhin verwirrt, so dass eine Unterbringung in einem Pflegeheim veranlasst werden muss.

3.2.5 Chronische Alkoholhalluzinose

— Durch jahrelangen Alkoholmissbrauch entstehende, mit akustischen Halluzinationen einhergehende Psychose
— Im Vergleich zum Delir relativ selten.

> Im Gegensatz zur Schizophrenie ist den Patienten klar, dass sie halluzinieren.

> Typisch für alkoholbedingte Psychose: Eifersuchtswahn: wahnhafte Überzeugung, vom Lebenspartner betrogen und hintergangen zu werden.

3.3 Drogenabhängigkeit

Zahlreiche legale und illegale Substanzen werden als Suchtstoffe eingenommen.

Abhängigkeit und Toleranz

Die Behandlung einer Sucht ist schwerer, wenn neben psychischer Abhängigkeit auch körperliche Entzugserscheinungen (wie das Alkoholentzugsdelir) oder Toleranzentwicklung (Notwendigkeit zur Dosissteigerung) auftreten. Jedoch sei betont, dass die körperlichen Entzugssymptome in der Regel klinisch mit Hilfe von Psychopharmaka gut zu behandeln sind. Die psychische Abhängigkeit dagegen stellt eine klinische Herausforderung dar; sie ist vor allem für die hohe Rückfallrate Süchtiger verantwortlich.

Die Wirkung von Psychostimulanzien kann nach mehrfacher Verabreichung aufgrund von Sensibilisierungsprozessen sogar verstärkt werden; diese Prozesse tragen wesentlich zur Ausbildung einer starken psychischen Abhängigkeit von diesen Substanzen bei.

Die psychischen und physischen Abhängigkeiten von den einzelnen Drogen sind in der folgenden Tabelle wiedergegeben.

Tabelle 3.1

Typ	Psychische Abhängigkeit	Physische Abhängigkeit, Entzugserscheinungen	Toleranzentwicklung
Alkohol	•	•	•
Opioide	•	•	•
Benzodiazepine	•	•	gering
Cannabis	•		•
Kokain	•	•	?
Amphetamine	•	•	?
Halluzinogene	•		?

Szenenamen der Drogen

Tabelle 3.2

Droge	Szenenamen
Heroin	Bay, Braunes, Brown Sugar, Dope, Gift, Lemonade, H, Mat, Material, Matti, Schmack, Schnee, Schore, Shore, Speedball, Stoff
Kodein	Bullet
Morphin	Junk, M, Morpho
Kokain	Base, C, Cocktail, Baseball, Coke, Crack, Free Base, Koka, Koks, Lady, Line, Rocks, Roxane, Schnee, Snow
Kokainbase	Crack
Kokain + Heroin oder Morphin	Dynamite, Speedballs
Barbiturate	Blue Heaven, Downs, Sleeper's Peanuts
Gamma-Hydroxybuttersäure	Liquid Ecstasy
Amphetamin	Black Beauty, Cappies, Crank, Crystal, Free Base Speed, Ice, Line, Pep, Peppers, Pink, Power, Speed, Uppers, Vitamin A, Wake Ups
MDMA	Ecstasy, Adam
MDA	Love Drug, Peace Pills
MDEA	Eve
Haschisch	Kiff, Hasch, Shit
Marihuana	Grass, Pot, Ganja
Psylocybin	Magic Mushrooms
Phenzyklidin	Angel Dust, Peace Pill, Hog

3.3.1 Opioidabhängigkeit (F11)

Substanzen

- Heroin (Diacetylmorphin)
- Opium
- BTM-pflichtige Hustenmittel: Kodein
- BTM-pflichtige Schmerzmittel: Morphin, L-Methadon, D/L-Methadon, Buprenorphin (Subutex, Temgesic), Pentazocin (Fortral), Fentanyl
- Nicht BTM-pflichtige Schmerzmittel: Tramadol, Tilidin.

> In Deutschland ist von den Opiatsüchten die Heroinabhängigkeit am häufigsten.

Darreichungsformen

- *Heroin:* meist i.v.-Injektion (mit Ascorbinsäure und Wasser auf einem Löffel erhitzt). Andere Methoden, die mit einem erhöhten Heroinverbrauch einhergehen: Rauchen des auf einer Aluminiumfolie erhitzten Heroins, sniffen oder subkutane Injektion
- *Methadon, Kodein:* oral.

Wirkmechanismus

- Bindung an µ-Opioidrezeptoren
- Dadurch Stimulation des Dopamin-Belohnungssystems
- Hemmung noradrenerger Neurone im Locus coeruleus.

> Erhöhte Mortalität durch Überdosierungen, Infektionen, Unfälle, Kriminalität.

■ Symptome

Akute Symptome
- »Kick« (Euphorie) und »Flush« (wohliges Wärme- oder Glücksgefühl) bei Heroin; tritt bei i.v.-Gabe nach 10–20 Sekunden ein (20–30 Minuten nach subkutaner oder intramuskulärer Gabe); hält 1–2 Stunden an
- Verstärktes Selbstbewusstsein
- Leeregefühle bei Borderline-Patienten werden gelindert
- Hunger und Müdigkeit aufgehoben
- Analgesie
- Übelkeit
- Sedierung
- Miosis (sehr enge Pupillen – »Steckis«)
- Bradykardie
- Atemdepression
- Orthostatische Hypotension durch periphere Vasodilatation
- Minderung der Darmmotilität (Obstipation)
- Gallenwegsspasmen
- Herabgesetzte Harnleiterperistaltik
- Danach Apathie; insgesamt hält die Wirkung bis zu 5 Stunden an

Gegenüber Symptomen wie Euphorie, Übelkeit, Sedierung, Analgesie und Atemdepression entwickelt sich in der Regel eine Gewöhnung (Toleranz).

Chronische Anwendung
- Psychische Abhängigkeit (meist schnell einsetzend): unstillbares Verlangen nach der Droge (»Suchtdruck«), dabei kreisen alle Gedanken und Aktivitäten um die Droge
- Sehr starke körperliche Abhängigkeit mit Toleranzentwicklung und Entzugsphänomenen. Kann bereits nach 2 Wochen auftreten. Toleranz entsteht durch Abnahme der Empfindlichkeit der µ-Opioidrezeptoren und verminderte Endorphinproduktion. Auch Symptome wie Atemdepression unterliegen der Toleranz
- Körperliche Symptome wie Anorexie (Gewichtsverlust), Tremor, Obstipation, Miktionsstörungen, Bradykardie
- Verminderte Schmerztoleranz
- Veränderungen der Persönlichkeit
- Abbruch familiärer Bindungen, Verkehr im Drogenmilieu
- Sozialer Abbau, häufig Arbeitslosigkeit
- Vernachlässigung eigener Kinder
- Vernachlässigung der Körperpflege
- Tagwerk besteht hauptsächlich in der Beschaffung von Drogen
- Dissoziales Verhalten (Beschaffungskriminalität); Prostitution
- Spritzenabszesse
- Risiko für Infektionen wie Hepatitis A/B/C und HIV

- Risiko einer unbeabsichtigten Überdosierung, da im Straßenverkauf unterschiedliche Heroinkonzentrationen angeboten werden
- Unreines Heroin kann Gewebe- und Organschäden hervorrufen (Blutgefäße, Nieren, Lungen und Leber)
- Neonatales Abstinenzsyndrom bei Neugeborenen heroinabhängiger Mütter

Symptome einer Intoxikation
- Miosis
- Atemdepression, Cheyne-Stokes-Atmung, Zyanose
- Koma
- Fehlen von Muskeleigenreflexen, Pyramidenbahnzeichen
- Hypothermie
- Krämpfe
- Bradykardie, Herzstillstand
- Durch »gestrecktes« Heroin kann es zu Lungenödemen oder Rhabdomyolyse kommen

 Besonders häufig tritt der Tod durch Atemdepression ein, insbesondere bei Rückfall nach Abstinenz mit Rückbildung der Toleranz.

Symptome des Entzugs

Entzugssymptome (»cold turkey«) treten innerhalb von 8–12 Stunden nach der letzten Dosierung (Heroin, Kodein, Dihydrokodein) auf und sind 48–72 Stunden danach am stärksten. Im Falle von Methadon sind die Entzugssymptome am 4./5. Tag nach der letzten Einnahme am stärksten.
- Spontanschmerzen mit Glieder- oder Knochenschmerzen
- Motorische Unruhe
- Schlaflosigkeit
- Gähnen
- Laufende Nase, Niesen, Tränenfluss
- Kältegefühl
- Erweiterte Pupillen (Mydriasis)
- Tachykardie
- Erhöhter Blutdruck
- Übelkeit, Erbrechen
- Durchfall
- Tremor
- Hitze-/Kältewallungen
- Sträuben der Haare

- Abdominelle Schmerzen und Krämpfe
- Muskelsteifigkeit, Muskelzuckungen
- Missgestimmtheit, Reizbarkeit

 Die Angaben eines Patienten, er leide an Entzugssymptomen, können durch folgende Symptome objektiviert werden: Mydriasis, »tobender Darm«, Blutdruck- und Pulserhöhung.

Diagnostik

- Drogenscreening (Urin, Blut). Urinprobe nur bei Sichtkontrolle sinnvoll. Nachweis von Heroin im Urin noch bis zu 4 Tagen, im Blut bis zu 8 Stunden möglich. Achtung: falsch-positive Ergebnisse bei qualitativen Schnelltests möglich (z. B. durch Mohnkuchen)
- Haaranalyse: Heroin 3 Monate lang nachweisbar.

Häufigkeit
- Lebenszeitprävalenz ca. 2%.

Ursachen
- Zerrüttete Familienverhältnisse, Kindheitstraumata
- Persönlichkeitsstörungen
- Genetische Prädisposition für Suchterkrankungen
- Neurobiologisch scheint eine Störung des Endorphin- und/oder Dopamin-Belohnungssystems vorzuliegen.

 Eine Abhängigkeit von harten Drogen entsteht selten allein durch Neugier, Spaß am Verbotenen oder falsche Freunde, sondern fast immer auf der Basis einer vorbestehenden psychischen Disposition – z. B. häufig im Rahmen von Borderline-Persönlichkeitsstörungen, Angststörungen, Depressionen, posttraumatischer Belastungsstörung oder ADHS.

Therapie

Die Therapie ist äußerst schwierig und wird in der Regel von zahlreichen Rückfällen begleitet. Grund hierfür ist der übermächtige Suchtdruck, der durch Opioide erzeugt wird, aber auch die meist zugrunde liegende psy-

chische Erkrankung (Bedürfnis, die Krankheitssymptome mit der Droge zu lindern; Fehleinschätzung der Gefahr; zu großes Vertrauen in die eigene Fähigkeit, von der Droge loszukommen). Die Therapie basiert auf:
- Entzug und anschließende, meist stationäre Entwöhnungsbehandlung; ambulante Nachsorge
- Ambulante Abstinenztherapie nach Entzug durch Behandlungsprogramm mit Opiatantagonist Naltrexon (Nemexin) in Kombination mit psychosozialer Therapie (▶ siehe Kap. 19.8)
- Substitutionsbehandlung mit Levomethadon oder Buprenorphin zur »harm reduction« für Patienten, bei denen eine Abstinenztherapie bisher nicht gelungen ist (▶ siehe Kap. 19.9)
- Psychosoziale Therapie, Psychotherapie
- Psychiatrische Behandlung einer zugrunde liegenden psychischen Erkrankung
- Bei Überdosierung: Naloxon (Narcanti) i.v. (i. d. Intensivmedizin).

 Der Entzug ist nur der erste Teil der Therapie; ohne eine intensive psychotherapeutische und psychosoziale Therapie im Rahmen einer anschließenden Entwöhnungsbehandlung und Nachsorge kann es sehr schnell zu Rückfällen kommen. Daher ist eine stationäre Aufnahme zum Entzug nur sinnvoll, wenn sich Nachbetreuungsmaßnahmen unmittelbar anschließen.

Methoden des Enzugs
- Selbstentzug
- Ambulanter Entzug
- Stationärer Entzug im Krankenhaus (stationär wesentlich schneller möglich als ambulant):
    - »kalter Entzug«: Herunterdosierung ohne medikamentöse Unterstützung
    - »warmer Entzug« (homologer Entzug): langsame Herunterdosierung, unterstützt durch Methadon oder Buprenorphin und/oder durch Gabe von Doxepin oder Clonidin
    - »Turboentzug« – Narkoseentzug z. B. innerhalb eines Wochenendes unter intensivmedizinischen Bedingungen; ist nach Studien nicht einem herkömmlichen Entzug überlegen. Der Narkoseentzug erfordert wegen meist anhaltender Entzugssymptomatik direkt im Anschluss meist eine weitere normalstationäre psychiatrische Behandlung von mehreren Wochen.

 Ein Selbstentzug klappt in den seltensten Fällen.

3.3.2 Cannabis (F12)

▌ Darreichungsformen

- Haschisch – Harz des indischen Hanfs; wird oft zusammen mit Tabak in einer Zigarette (Joint) geraucht
- Marihuana – getrocknete Blätter und Blüten, schwächer als Haschisch.

▌ Wirkmechanismus

- Cannabinoide: Δ-9-Tetrahydrocannabinol (THC) und Nabilon wirken über die Cannabinoidrezeptoren (CB1 und CB2).

▌ Symptome

Schneller Wirkeintritt. Da THC im Fettgewebe akkumuliert, kann die Wirkung mehrere Stunden oder Tage anhalten.

Akute Symptome
- Euphorie, ein Gefühl des gestärkten Selbstvertrauens und der Entspannung
- Dysphorie, Angst, Panikattacken, Erregung, Misstrauen, besonders bei chronischer Einnahme
- Konjunktivale Injektion (rote Augen)
- Zeitgitterstörung
- Verwirrtheit, Halluzinationen
- Gedächtnisstörungen
- Verstärktes Verlangen nach Süßigkeiten

Chronische Einnahme
- Toleranzentwicklung und psychische Abhängigkeit können auftreten; umgekehrte Toleranz (stärkere Wirkung nach mehrmaligem Konsum) möglich. Abhängigkeit bei 4–22% der Konsumenten
- Bronchitis, Gewichtszunahme, blutunterlaufene Augen, Energieverlust, Apathie, verworrenes Denken, verminderte Urteilsfähigkeit, Testosteronmangel bei Männern
- Kann eventuell zu schweren und potenziell irreversiblen Psychosen führen
- Flashbacks
- Amotivationales Syndrom
- Kognitive Störungen

Entzug
- Craving
- Appetitminderung
- Schlafstörungen
- Affektlabilität
- Angst, innere Unruhe
- Gereiztheit, Aggressivität
- Merkwürdige Träume
- Hyperalgesie
- Schwitzen, besonders nachts

■ **Diagnostik**

— Bei gelegentlichem Gebrauch im Blut bis zu 12 Stunden, Abbauprodukte 2–3 Tage nachweisbar, bei regelmäßigem Konsum 3 Wochen lang. Nachweis im Urin: Bei einmaligem Konsum 7–10 Tage, bei häufigerem Konsum bis zu 8 Wochen.

■ **Therapie**

— Verhaltenstherapie, Motivationstherapie.

3.3.3 Sedativa und Hypnotika (F13)

Abhängigkeit von GABA-Rezeptor-Agonisten
— Benzodiazepine und benzodiazepinähnliche Stoffe (Z-Substanzen) (▶ siehe S. 259, 262)
— Barbiturate und barbituratähnliche Stoffe (z. B. Phenobarbital, Clomethiazol) (▶ siehe S. 265)
— Gamma-Hydroxybuttersäure (GHB) und γ-Butyrolacton.

Die Abhängigkeit von Benzodiazepinen ist die häufigste Medikamentensucht (ca. 1 Million Abhängige in Deutschland). Barbiturate haben ein noch höheres Suchtpotential und eine geringe therapeutische Breite. Sie dürfen daher als Hypnotika nicht mehr eingesetzt werden, nur bei Epilepsien u. a. Indikationen.

Gamma-Hydroxybuttersäure (GHB)
— Im Körper produzierter natürlicher Stoff, der strukturell der Gamma-Aminobuttersäure (GABA) ähnelt. Erhöht die Dopaminkonzentration im ZNS
— GHB wurde als Anästhetikum entwickelt, aber wegen der geringen analgetischen Wirkung und des erhöhten Anfallsrisikos nicht eingesetzt
— Wirkeintritt nach 15 Minuten, Wirkdauer bis zu 3 Stunden
— Wird bei Tanzveranstaltungen (»raves«) wegen seiner halluzinogenen und euphorisierenden Wirkungen eingenommen oder illegal als gesundheitsförderndes Lebensmittel, Aphrodisiakum oder Muskelaufbaustoff angepriesen; wird in Form von »K.O.-Tropfen« zur Betäubung eines Opfers benutzt, um es sexuell zu missbrauchen (»date rape«)
— Psychische Wirkungen: Euphorie, gesteigertes Kontaktbedürfnis, Halluzinationen, Sedierung, Gedächtnisverlust; auch sexuelle Stimulierung und Potenzförderung wurden beschrieben
— Körperliche Nebenwirkungen: Schwindel, Übelkeit, Erbrechen, Gleichgewichtsstörungen, Blutdruckabfall, Bewegungsunfähigkeit, Krampfanfälle, Bewusstlosigkeit, Koma (insbesondere bei Kombination mit Alkohol), Lebensgefahr durch Atemdepression
— Entzugssymptome: Schlafstörungen, Angst, Tremor.

3.3.4 Kokain (F14)

Darreichungsformen

- Extrakt aus Blättern der Cocapflanze
- Aufnahme: geschnupft, geraucht, injiziert, Blätter werden gekaut oder Aufnahme über die Schleimhäute als Pulver
- »Crack«: Kokainbase, wesentlich potenter als Kokain
- Wird gelegentlich in Kombination mit Heroin oder Morphin zur Verstärkung der Wirksamkeit eingenommen.

Wirkmechanismus

- Blockt die Wiederaufnahme von Dopamin, erhöht so Dopamin im synaptischen Spalt im Belohnungssystem
- Hemmt auch die Noradrenalin- und Serotoninwiederaufnahme.

Symptome

Akute Effekte

- »Kick« (Euphorie, Glücksgefühl, Rededrang, subjektive Wahrnehmung einer erhöhten Kreativität und Leistungsfähigkeit, gesteigerte Libido, Abbau von Hemmungen, reduziertes Hunger- und Durstgefühl)
- Danach Depression und Angst; führt zu wiederholter Anwendung
- Mydriasis
- Tachykardie
- Dehydration kann durch Störung der Temperaturregulation entstehen; als Folge können Anfälle auftreten
- Nach Abklingen Angst, Depression, Suizidgedanken
- Todesfälle kommen bei i.v.-Gabe häufiger vor (z.B. durch Schlaganfälle, Herzinfarkt)

Ebenso können Todesfälle auftreten, wenn mit Kokain gefüllte Kondome von Schmugglern geschluckt werden und innerhalb des Körpers platzen (Body-Packer Syndrome).

Chronische Anwendung

- Starke psychische Abhängigkeit, vor allem bei Crack-Anwendern; Entzugssymptome können über Wochen und Monate anhalten
- Panikattacken
- Halluzinationen, paranoide Beziehungsideen
- Delirante Syndrome
- Dysphorie, Reizbarkeit, Aggressivität
- Antriebsstörungen

- **Taktile Halluzinationen** (vermeintliches Krabbeln von Ungeziefer auf der Haut, »Kokain-Käfer«; Magnanesches Zeichen), Aufkratzen der Haut
- Optische und akustische Halluzinationen
- Paranoide Ideen (**Kokain-Delirium**, »**Kokain-Paranoia**«)
- Kokain-Schnupfen kann zu verstopften, ständig laufenden Nase und einer Atrophie der Nasenschleimhaut führen
- sexuelle Dysfunktionen
- Inappetenz, Gewichtsabnahme
- Leberschäden
- Herzinfarkt
- Hirninfarkt

Intoxikation
- Angst
- Psychotische Symptome
- Blässe
- Ataxie
- Mydriasis
- Ataxie
- Hypertonie
- Tachyarrhythmie
- Herzversagen
- Hirninfarkt
- Hirnödem
- Epileptische Anfälle
- Maligne Hyperthermie

Therapie

- Psychotherapie: Verhaltenstherapie (nach einer Studie auch psychoanalytische Behandlung wirksam)
- Psychosoziale Therapie
- Antidepressiva, Mood Stabilizer, Dopaminagonisten wurden in Studien untersucht; nach Cochrane-Analysen kann jedoch keine Substanz klinisch uneingeschränkt empfohlen werden
- Teilweise positive Ergebnisse mit Desipramin und Fluoxetin.

3.3.5 Stimulanzien (F15)

▍ Amphetamine (Weckamine)

Amphetamine werden in Form von Tabletten eingenommen, durch die Nase eingezogen oder i.v. gespritzt.

Wirkmechanismus

Freisetzung von Dopamin und Noradrenalin in den synaptischen Spalt.

Substanzen

- D-Amphetamin
- Fenetyllin
- Amfetaminil
- Methamphetamin.

Symptome

Akute Effekte
- Wirkdauer 8–15 Stunden
- Euphorie
- Ideenflucht
- Subjektiv empfundene Leistungssteigerung
- Unterdrücktes Hungergefühl
- Enthemmung, Kritiklosigkeit
- Blutdruckanstieg, Kreislaufkollaps, Erhöhung der Körpertemperatur
- Unruhe
- Wahn, optische und akustische Halluzinationen

Langzeitfolgen
- Psychische, aber keine körperliche Abhängigkeit; langsame Toleranzentwicklung
- Schizophrenieähnliche paranoid-halluzinatorische Psychosen, die nach Beendigung der Einnahme abklingen
- Reduzierte Kritikfähigkeit
- Magenblutungen
- Hirninfarkte
- »Speedpickel« – Kristallablagerungen unter der Haut

Therapie

- Keine einheitlichen Daten zur speziellen pharmakologischen Behandlung der Sucht
- Bei Amphetaminpsychosen Neuroleptika, Benzodiazepine.

Ecstasy (MDMA)

- In Drogendesignerlabors entstehen verschiedenste MDMA-Varianten; die häufigste ist 3,4-MDMA (3,4-Methylenedioxy-N-methylamphetamine = Ecstasy). MDMA wird zu MDA abgebaut
- Wirkmechanismus: Serotoninausschüttung und gleichzeitige Serotonin-Wiederaufnahmehemmung. Geringe Dopamin- und Noradrenalinfreisetzung.

Symptome

- Wirkungseintritt nach 30–60 min; Wirkungsdauer 4–6 Stunden
- Euphorie, erhöhte Kontaktbereitschaft, Zusammengehörigkeitsgefühl, Emotionalität
- Psychische, aber keine körperliche Abhängigkeit
- Nebenwirkungen: Hypersalivation (Speichelfluss), Trismus (Kiefersperre)

Komplikationen

- Schwere körperliche Reaktionen mit Blutdruckabfall, Tachykardie, Hyperthermie, Anfällen und Koma können bis zum Tod führen – nicht als Folge einer Überdosis, sondern durch exzessive körperliche Aktivität, die zu disseminierter intravasaler Koagulation, Hyperthermie, Rhabdomyolyse und akutem Nierenversagen führen kann (z. B. beim Tanzen auf Discoveranstaltungen – »raves«)
- Kann Panikattacken, paranoide Psychosen und Depressionen auslösen; Angstzustände können bis zu zwei Tage anhalten
- Flashbacks (Echopsychose): obwohl die Droge nicht mehr eingenommen wurde, kann es nach Tagen, Monaten oder Jahren zu einem Wiederauftreten eines Rauschzustandes kommen.

> Flashbacks nach Drogeneinnahme dürfen nicht mit Flashbacks bei posttraumatischer Belastungsstörung verwechselt werden.

Therapie

- Bei protrahierten Angst- oder depressiven Störungen SSRI (Serotonin-Wiederaufnahmehemmer), bei Therapieresistenz zeitlich limitiert auch Benzodiazepine.

3.3.6 Halluzinogene (F16)

- *Halluzinogene:* LSD, Meskalin, Psilocybin
- *Analgesierende Halluzinogene (NMDA-Rezeptor-Antagonisten):* Phenzyklidin, Ketamin
- *Nur schwach halluzinogen:* Atropin.

Lysergsäurediethylamid (LSD)

- Synthetisches Mutterkornalkaloid-Derivat
- Orale Einnahme (»Trips«, präpariertes Löschpapier oder Tabletten)
- Dosis: 10–300 µg.

Symptome

Akute Effekte
- Wirkungseintritt in weniger als einer Stunde; über 2–18 Stunden anhaltend
- Optische Halluzinationen, »psychedelische« Effekte, illusionäre Verkennungen
- Emotionalität
- Ideenflucht
- Depersonalisierung
- Mydriasis
- Herzfrequenzanstieg, Blutdruckanstieg
- Hyperreflexie
- Übelkeit
- Horrortrip möglich (intensive Angst, Wahn, optische Halluzinationen, Suizidalität). Therapie: Diazepam ggf. Haloperidol

Chronische Einnahme
- Psychische, aber keine körperliche Abhängigkeit
- Schnelle Toleranzentwicklung
- Flashbacks
- Kann zu Suizidalität oder zu gewalttätigen Handlungen bis zum Mord führen
- Dysphorie, Panikattacken und psychotische Reaktionen können mehrere Tage anhalten
- EEG-Veränderungen

Phenzyklidin (PCP)

- Anästhetikum, das in der Veterinärmedizin eingesetzt wird
- Wirkt über PCP-Rezeptoren auf exzitatorische NMDA-Rezeptoren (Glutamatantagonist)
- Psychische Abhängigkeit möglich
- Wirkung: Euphorie, Wärmegefühl, Gleichgültigkeit gegenüber Schmerz, Halluzinationen, paranoide Ideen, Angst, Apathie, Verwirrtheit, Depersonalisation, Delir, Orientierungsstörung mit Amnesie, Flashbacks, Aggressivität, Autoaggression
- Erbrechen, Schwitzen, Ataxie
- Todesfälle durch Krampfanfälle oder hypertensive Krisen mit intrakraniellen Blutungen
- Wird häufig im Straßenverkauf als andere Droge ausgegeben und verkauft (da die Synthese einfach ist).

Die Phenzyklidin-Psychose dient als Modell für schizophrene Psychosen, da die Droge nicht nur eine Positiv-, sondern auch eine Negativsymptomatik imitiert; sie stützt die Dopamin-Glutamat-Hypothese der Schizophrenie.

Zauberpilze

- Zauberpilze (»magic mushrooms«) wie der Spitzkegelige Kahlkopf, Düngerlinge, Risspilze oder kubanische Träuschlinge enthalten Tryptamine wie Psilocybin
- Roh gegessen, gekocht oder als Teesud verwendet
- Halluzinationen, Glücksgefühle, Euphorie
- Horrortrip häufig
- Dauer der Wirkung: 6 Stunden
- Physische oder psychische Abhängigkeit wurden nicht beobachtet
- Kann mit dem Fliegenpilz verwechselt werden.

Engelstrompete

- Aufguss der Engelstrompete; enthält Scopolamin und Atropin
- Halluzinogen
- Symptome einer Überdosierung: Unruhe, Müdigkeit, Verwirrtheit, Mundtrockenheit, Mydriasis, Hautrötung, Herzrhythmusstörungen, Koma, Tod
- Horrortrips mit Selbstverletzungen möglich.

Therapie

- Bei protrahiert verlaufenden induzierten psychotischen Störungen sowie bei Flashbacks Lithium oder Benzodiazepine (Neuroleptika häufig unwirksam)
- Bei Therapieresistenz ggf. Elektrokrampftherapie; versuchsweise SSRI, Clonidin oder Naltrexon.

3.3.7 Nikotinabhängigkeit (F17)

- Nikotin im Tabak steigert die Dopaminausschüttung im Belohnungssystem über nikotinerge Acetylcholinrezeptoren
- Etwa jeder 4. Deutsche raucht; von diesen sind 80% tabakabhängig
- Hinweise für schwere Nikotinabhängigkeit: mehr als 20 Zigaretten am Tag; Rauchen innerhalb von 5–10 Minuten nach dem Aufwachen; Rauchen auch an Orten, an denen das Rauchen verboten ist; Rauchen im Bett
- Entzug: Gewichtszunahme, Hungergefühle, Unruhe, Gereiztheit, Konzentrationsstörungen, Schlaflosigkeit, Übelkeit, Kopfschmerzen
- Hohe Komorbidität mit anderen Suchterkrankungen, Schizophrenie (oft an gelben Fingern erkennbar), Depression
- Hohe Mortalität durch Lungenkrebs u. a. Erkrankungen (weltweit Todesursache Nr. 1).

Behandlung

- »Kalter Entzug« – am häufigsten angewendete Methode
- Nikotinpflaster, -kaugummi, -nasenspray
- Bupropion (Zyban): ein Medikament, das auch unter dem Namen Elontril als Antidepressivum zugelassen ist

- Vareniclin (Champix): Agonist an nikotinischen Acetylcholinrezeptoren. Kann Suizidgedanken auslösen; nicht bei Patienten mit psychiatrischen Erkrankungen anwenden
- Verhaltenstherapie, »Motivationstherapie«; auch durch Hypnose wurden Erfolge erzielt.

3.3.8 Schnüffelstoffe (F18)

- Einnahmemöglichkeiten: die Flüssigkeit oder das Gas wird in einen Ballon oder in eine Plastiktüte gefüllt; Mund und Nase werden über ein Behältnis mit dem Gas gehalten (»Sniffen«); ein getränktes Tuch wird über Mund und Nase gehalten; Gase werden aus einem Feuerzeug inhaliert; die ausgeatmete Luft wird danach angezündet
- Wird wegen der leichten Verfügbarkeit häufig von Kindern benutzt.

Substanzen

- Gase (z. B. Lachgas, Chloroform, Äther)
- Aerosole: Deodoranzien, Haarspray
- Dämpfe (z. B. Ether, Druckertinte, Feuerzeugbenzin, Klebstoffe, Farbstoffverdünner, Aceton, Amylnitrit).

Symptome

- *Psychische Wirkungen*: eingeschränktes Urteilsvermögen, Gedächtnisstörungen, Halluzinationen, Euphorie, Unruhe, lebhafte Phantasien, Gefühl der Unbesiegbarkeit, Delir
- *Körperliche Wirkungen*: Sedierung, Schwindel, verwaschene Sprache, motorische Störungen, Lichtempfindlichkeit, Übelkeit, Speichelfluss, Niesen, Husten, verminderte Atem- und Herzfrequenz, Blutdruckabfall. Todesfälle durch kardiale Arrhythmien, Herzstillstand, Anfälle oder Aspiration von Erbrochenem
- *Toleranzentwicklung* möglich, psychische Abhängigkeit häufig
- *Chronischer Missbrauch*: Müdigkeit, Enzephalopathie, Hörverlust, Sehstörungen, Sinusitis, Rhinitis, Laryngitis, Nieren- und Leberschäden, Knochenmarksschäden, kardiale Arrhythmien, Lungenerkrankungen, Gedächtnisstörungen, Depression, Reizbarkeit, Aggression, paranoide Ideen

3.3.9 Polytoxikomanie (F19)

- Kombinierte Einnahme verschiedenster Suchtstoffe (z. B. Heroin, Kokain, Amphetamine, Benzodiazepine, Alkohol usw.)
- Patienten geraten durch die Wechselwirkungen der Suchtstoffe häufig in medizinische Notlagen; nicht selten Tod durch eine unbeabsichtigte Überdosis

- Entsteht häufig auf dem Boden von emotional-instabilen Persönlichkeitsstörungen, ADHS, Angststörungen, Depressionen oder posttraumatischer Belastungsstörung
- Auch bei intensiver Therapie schlechte Prognose; nur ein Drittel der Patienten bleibt nach einer stationären Entzugstherapie abstinent.

▶ Zur Diagnose und Behandlung von Intoxikationen siehe S. 203

Fallbeispiel: Polytoxikomanie

Ingo M., 24 Jahre alt, wird nachts somnolent und desorientiert in die internistische Notaufnahme eingeliefert. Er wirkt etwas verwahrlost, ist tachykard mit 130/min und hat gerötete Bindehäute. Nach kurzer Zeit gerät er in einen schweren Erregungszustand mit einem intensiven Angstgefühl, verweigert jegliche Untersuchung und wirft mit Gegenständen um sich. Nach Fixierung und einer Injektion von 10 mg Haloperidol i.v. kommt der Patient zur Ruhe und schläft schließlich ein. Am nächsten Morgen ist er voll orientiert und amnestisch für die Ereignisse der letzten Nacht. Ansonsten ist er nun psychopathologisch unauffällig. Er klagt über Kopfschmerzen und zeigt einen leichten Haltetremor.

Der Patient gibt an, am Nachmittag zuvor nach einem Streit mit seiner Freundin sehr wütend gewesen zu sein, daraufhin habe er 1½ Flaschen Whisky getrunken und mehrere »Joints« geraucht. Er konsumiere seit 8 Jahren Haschisch, in den letzten Jahren ca. 2 g pro Tag. Zusätzlich habe er in den letzten Monaten 5 l Bier pro Tag getrunken. Bis zu einer Entgiftung vor 7 Monaten habe er sich regelmäßig Heroin i.v. injiziert. An den Wochenenden nehme er regelmäßig größere Mengen an Amphetaminen zu sich. Vor etwa 5 Jahren habe er über seinen Alkohol- und Drogenkonsum die Kontrolle verloren. Er war bisher 5-mal zuvor in psychiatrischer Behandlung zur Entgiftung von Alkohol und Opioiden. Der Patient erscheint zunächst motiviert, sich erneut psychiatrisch zur Entgiftung aufnehmen zu lassen, verlässt dann jedoch unbemerkt die Klinik.

Preisliste (Tagesdosen)

Heroin 1 g	30–50 €
Kokain 1 g	60–100 €
Haschisch 1 g	5 €
Amphetamin (Speed) 1 g	10 €

Ein Polytoxikomaner braucht nicht selten 1000–2000 € pro Monat für die Beschaffung von Drogen.

4 Schizophrenie, schizotype und wahnhafte Störungen (F2)

▋ Definition des Begriffes »Psychose«

Schizophrenien werden oft als »Psychosen« bezeichnet. Psychose allerdings ist der Oberbegriff für Krankheiten, bei denen es zumindest zeitweise zu einer Verkennung der Realität kommt. Sie gehen mit folgenden Symptomen einher:
- Halluzinationen
- Wahn
- schwere Erregungszustände
- Überaktivität oder ausgeprägte psychomotorische Hemmung
- katatone Symptome.

> Folgende Krankheiten werden u.a. zu den Psychosen gezählt:
> - Schizophrenien
> - Schizoaffektive Störungen
> - Wochenbettpsychose
> - Anhaltende wahnhafte Störung
> - Vorübergehende akute psychotische Störung
> - Induzierte wahnhafte Störung
> - Wahnhafte Depression
> - Manien
> - Organische Psychosen

4.1 Schizophrenie (F20)

> **Quick Start**
>
> **Schizophrenie:** *Häufige Symptome:* »positive« Symptome wie paranoide Ideen, akustische Halluzinationen und »negative« Symptome wie sozialer Rückzug, affektive Verflachung und kognitive Defizite (z.B. Gedächtnis, Aufmerksamkeit, Belastbarkeit). *Beginn* oft im Adoleszenten- oder frühen Erwachsenenalter. *Therapie:* im Wesentlichen mit Antipsychotika (= Neuroleptika), die dopaminantagonistisch wirken

4.1 · Schizophrenie (F20)

∎ Definition

Bei der Schizophrenie sind verschiedene psychische Bereiche gestört: Wahrnehmung, Denken, Ich-Funktionen, Affektivität, Antrieb und Psychomotorik. Charakteristisch sind einerseits phasenhaft auftretende akute psychotische Zustände und andererseits chronische Beeinträchtigungen mit psychotischen oder negativen Symptomen. Zumeist verdeutlichen sich bei chronischen Krankheitsverläufen kognitive und soziale Beeinträchtigungen, die oft aber auch schon zu Beginn der Erkrankung auffallen können.

> Für die Schizophrenie werden folgende Synonyme verwendet, bisweilen, um eine Stigmatisierung zu vermeiden:
> — Paranoid-halluzinatorische Psychose (trifft eigentlich nur für die häufigste Unterform zu)
> — »Psychose« oder »psychotische Störung« (unspezifische Bezeichnung, trifft auch für andere Erkrankungen zu, etwa Manien oder psychotische Depressionen)
> — Dementia praecox (vor Bleulers Einführung des Begriffs »Schizophrenie« von Kraepelin gebraucht)
> — »Morbus Bleuler«.

> ◉ Eugen Bleuler führte den Begriff Schizophrenie (= Abspaltung des Verstandes) ein (von altgriechisch σχίζειν (*schizein*) = abspalten und φρήν (*phrēn*) = Seele). Bleuler wollte damit ausdrücken, dass bei der Schizophrenie Denken, Fühlen und Wollen auseinanderfallen. Fälschlicherweise verstehen manche allerdings unter einem Schizophrenen einen Menschen mit einer »multiplen Persönlichkeit« (also zum Beispiel jemand, der mal »Mr. Hyde«, mal »Dr. Jekyll« ist).

∎ Symptomatik

Die klinische Symptomatik der Schizophrenie kann bei verschiedenen Patienten höchst unterschiedlich auftreten. Fast alle psychischen Funktionen sind bei einer Schizophrenie mitbetroffen. Bewusstsein und Orientierung sind hingegen in der Regel klinisch nicht beeinträchtigt. Auch die Intelligenz ist zumindest zu Beginn der Erkrankung nicht beeinträchtigt.

Psychopathologisch wird zwischen Positivsymptomatik und Negativsymptomatik unterschieden. Die Positivsymptomatik verläuft oft in Schüben (Episoden). Eine möglicherweise begleitende Negativsymptomatik wird dabei oft wenig bemerkt und rückt erst nach dem Abklingen der positiven Symptome in den Vordergrund der Aufmerksamkeit. Während es häufig die Positivsymptomatik ist, die zur Aufnahme in die Klinik führt, ist meistens die Negativsymptomatik hauptverantwortlich für die dauerhafte Einschränkung der Lebensqualität der Patienten. Im Gegensatz zur Positivsymptomatik lässt sich die Negativsymptomatik deutlich weniger durch Antipsychotika günstig beeinflussen.

Typische positive Symptome
- Paranoide Ideen
- Akustische Halluzinationen
- Beeinflussungserleben, Gedankeneingebung
- Inkohärenz, Zerfahrenheit
- Katatonie

Typische negative Symptome
- Affektverflachung
- Anhedonie
- Emotionaler und sozialer Rückzug
- Antriebsminderung, eingeschränkte Belastbarkeit
- Autismus
- Sprachverarmung
- Knick in der Lebenslinie
- Mangelnde Selbstversorgung

 Kein Schizophrenie-Symptom ist pathognomonisch; selbst typische Symptome wie paranoide Ideen oder Stimmenhören können oft fehlen oder umgekehrt auch bei anderen Erkrankungen vorkommen.

Die Denkstörungen lassen sich unterscheiden in formale und inhaltliche Denkstörungen.
- *Formale Denkstörungen:* betreffen das Denken selbst und *wie* es abläuft. Beispiele: Gedankeneingebung, Denkzerfahrenheit
- *Inhaltliche Denkstörungen:* betreffen das, *was* gedacht wird. Beispiel: Wahn, überwertige Idee.

Formale Denkstörungen
- Gedankenausbreitung: Die Patienten haben das Gefühl, dass ihre Gedanken anderen nicht verborgen bleiben, sondern wie im Internet verbreitet werden oder von anderen gelesen werden können
- Gedankenentzug: Dem Patienten werden von anderen die Gedanken weggenommen oder »abgezogen«
- Gedankeneingebung: Gedanken und Vorstellungen werden als von außen her beeinflusst, gemacht, gelenkt, gesteuert, eingegeben, aufgedrängt empfunden (z. B. Gedanken werden durch überirdische Wesen im Gehirn installiert; böswillige Mächte benutzen das Fernsehen oder elektronische Medien, um die Gedanken zu beeinflussen)
- Gedankenlautwerden: Der Patient hört seine eigenen Gedanken so laut, wie wenn eine andere Person sprechen würde
- Gedankenabreißen (Sperrung): Ein Gedanke reißt ab, ist blockiert oder kann nicht weiter gedacht werden. Nach dem »Gedankenabbruch« ent-

steht eine Lücke, die zunächst nicht durch einen anderen Gedanken gefüllt wird. Der Abbruch wird voll bewusst erlebt. Als Erklärung für das Phänomen entsteht oft eine Wahnidee (also eine inhaltliche Denkstörung) – zum Beispiel werden die Gedanken »entzogen« oder manipuliert.

 Diese »G-Symptome« werden auch **Ich-Störungen** genannt. Die Grenze zwischen Ich und Umwelt wird als durchlässig empfunden.

- **Denkzerfahrenheit und Inkohärenz:** wirre und für andere Menschen schwer- bis unverständliche Gedanken und Sprache. Die Assoziationsregeln sind für Außenstehende undurchschaubar, der Zusammenhang eines Gedankens mit dem vorherigen nicht mehr nachvollziehbar. So werden z. B. Berichte über aktuelle und frühere Ereignisse beziehungslos aneinandergereiht
- **Neologismen:** Bildung neuer, für andere ungewöhnlich erscheinender oder unverständlicher Wörter wie »Fettglocke« für Stimmenhören. Abzugrenzen gegen Aphasien
- **Symboldenken:** Der Patient verwendet Symbole, die nur von ihm selbst verstanden werden, für Begriffe oder komplexe Denkinhalte
- **Assoziative Lockerung:** Nicht nachvollziehbare Zusammenhänge werden erstellt
- **Ideenflucht:** Die Gedanken eilen von einem Thema zum anderen und können nicht sortiert werden, was der Kranke als äußerst quälend empfindet
- **Denkverlangsamung:** Das Denken wird als quälend verlangsamt empfunden.

Inhaltliche Denkstörungen

Wahn. Fehlbeurteilung der Realität, an der mit subjektiver Gewissheit festgehalten wird, auch wenn sie im Widerspruch zur Wirklichkeit und zur Erfahrung der gesunden Mitmenschen steht. Versuche, den Kranken durch objektive Beweise zu überzeugen, dass der Wahn nicht begründet ist, sind erfolglos (Konzept des fehlenden Überstieges).

 Der Kranke hat kein Bedürfnis nach einer Begründung seiner wahnhaften Meinung; ihre Richtigkeit ist ihm unmittelbar evident.

Menschen, die nicht unter Psychosen leiden, würden, wenn sie z. B. das Gefühl haben, abgehört zu werden, versuchen, diesem Verdacht detektivisch nachzugehen (Telefon aufschrauben usw.); ein Patient mit einer Psychose würde eine solche Überprüfung nicht unbedingt für notwendig halten; es ist ihm sowieso klar, dass er abgehört wird.

> **Kriterien des Wahns**
> — Wahngewissheit
> — Unkorrigierbarkeit
> — Objektiv falsch
> — Ohne Anregung von außen entstanden
> — Wird innerhalb der sozialen Gruppe von niemandem geteilt
> — Krankhafte Ursache

Der Psychiater sollte allerdings möglichst die vom Patienten geschilderten Beeinträchtigungen, auch wenn sie abenteuerlich klingen, nicht von vornherein als Wahn einordnen, sondern eine Realitätsprüfung vornehmen. So war z. B. in einem Fall eines schizophrenen Patienten, der mit Drogen gehandelt hatte, die Bedrohung durch die Drogenmafia real.

Religiöse Überzeugungen, Aberglauben und magische Ideen bestimmter Kulturkreise können nicht als Wahn klassifiziert werden (da sie das Kriterium der Unteilbarkeit nicht erfüllen).

Formen des Wahns
- **Beeinträchtigungs- und Verfolgungswahn (paranoider Wahn):** Der Kranke erlebt sich als Ziel von Feindseligkeiten. Er wähnt sich von seiner Umwelt bedroht, verfolgt, beleidigt oder verhöhnt. Er vermutet, dass Nachbarn, Arbeitskollegen, Geheimdienste, Geheimbünde oder fremde Mächte ihn schädigen oder sogar töten wollen. Oft wird dahinter ein Netzwerk von Menschen gesehen, die es auf den Patienten abgesehen haben. Nicht selten wird die Behandlung dann erschwert, wenn der Patient auch die Ärzte in das Komplott verstrickt sieht. Paranoide Ideen lösen beim Patienten oft Angst, Misstrauen, Erregungszustände, Suizidalität oder Fremdaggression aus
- **Kontrollwahn:** Gefühl, von anderen kontrolliert zu werden (der Patient wähnt, man habe ihm heimlich einen Sender eingebaut, durch den er gesteuert wird)
- **Beziehungswahn:** Patient bezieht bestimmte Ereignisse auf sich; er sieht z. B. einen Zusammenhang zwischen einem Erdbeben in Japan und sich
- **Vergiftungswahn:** wahnhafte Überzeugung, vergiftet zu werden (kann zur Verweigerung einer Medikamenteneinnahme führen)
- **Beeinflussungswahn:** Negative Beeinflussung durch andere, z. B. durch Bestrahlung
- **Abstammungswahn:** Wahn, von einer berühmten Person (Caesar, Napoleon) abzustammen (kommt auch bei Manie vor)
- **Größenwahn:** Wahn, eine berühmte Person zu sein. Dieses Symptom ist eher typisch für Manien, kommt aber auch bei Schizophrenie vor. Dabei kann es zu **doppelter Buchführung** kommen: Ein Patient, der sich für den Präsidenten George W. Bush hält, verlangt, unverzüglich im Flugzeug Airforce One nach Washington verbracht zu werden, verhandelt aber gleichzeitig über seinen Wochenendurlaub bei seiner Schwester Ortrud im Harz.

4.1 · Schizophrenie (F20)

Seltene Wahnformen, die am ehesten bei Schizophrenie vorkommen

- Liebeswahn: wahnhafte Überzeugung, von einer bestimmten Person geliebt zu werden, auch wenn das Gegenteil überzeugend mitgeteilt worden ist
- Schwangerschaftswahn: wahnhafte Überzeugung, schwanger zu sein
- Doppelgängerwahn: wahnhafte Überzeugung, andere Menschen seien durch Doppelgänger ersetzt oder man selbst sei Doppelgänger. Abzugrenzen von der so genannten Heautoskopie, bei der man sich selbst von außen sieht. Dabei handelt es sich eher um ein halluzinatorisches Phänomen
- Wahn, dass man selbst oder eine andere Person tot sei
- Capgras-Syndrom: wahnhafte Überzeugung, eine nahe stehende Person sei durch ein Double ersetzt worden (kann auch nach Schädel-Hirn-Trauma auftreten)
- Fregoli-Syndrom: wahnhafte Überzeugung, nahe stehende Personen seien durch einen Verfolger ersetzt worden.

Andere Wahnphänomene
- **Wahnstimmung:** Der Patient erlebt die Welt verändert, unheimlich oder bedrohlich, ohne dass er genau angeben kann, wovor er Angst hat. Manchmal wird auch ein Gefühl der Euphorie oder Zuversicht geschildert
- **Wahnwahrnehmung:** Die Wahnwahrnehmung ist eine wahnhafte Fehlinterpretation eines tatsächlich stattfindenden Ereignisses. Reale Sinneswahrnehmungen erhalten eine abnorme Bedeutung – meist im Sinne der Eigenbeziehung. Beispiele: Ein Patient berichtet, das Mienenspiel des Pflegepersonals beziehe sich auf ihn, man wolle ihm damit andeuten, dass er hier unerwünscht sei. Ein Hund hebt die Pfote, und der Patient vermutet, dass das eine Warnung für ihn ist. Ein schwarzes Auto vor der Tür wird als Leichenwagen interpretiert.
Gehört zu den Symptomen 1. Ranges nach Kurt Schneider.

 Wahnwahrnehmung: Ein tatsächlich stattfindendes Ereignis wird wahnhaft umgedeutet.

- **Wahneinfall** nennt man das gedankliche Auftreten (im Gegensatz zur Wahnwahrnehmung) von wahnhaften Vorstellungen und Überzeugungen. Dies geschieht meist plötzlich und unvermittelt – zum Beispiel der plötzliche Einfall, der Messias zu sein
- **Systematisierter Wahn:** Dieser Begriff wird zweifach verwendet: zum einen für ein ausgeklügeltes und umfassendes Wahngebäude, bei dem wahnhafte Anteile und reale Ereignisse zu einem in sich geschlossenen, plausibel erscheinenden System zusammengefasst werden, mitunter als Versuch des Schizophrenen, eine logische Erklärung für seine Symptome zu finden. Zum anderen spricht man im Rahmen einer wahnhaften Störung (s.u.) von einem systematisierten Wahn, wenn er ein ausgestanztes, umgrenztes Gebiet umfasst, während der Patient alle anderen Dinge durchaus realitätsnah beurteilen kann.

> **Synthymer (stimmungskongruenter) Wahn:** Der Wahninhalt entspricht der Stimmung; z.B. bei schwerer Depression: Verarmungswahn, bei Manie: Größenideen.
> **Parathymer (stimmungsinkongruenter) Wahn:** der Wahninhalt passt nicht zur Stimmung.
> Synthymer Wahn spricht für eine affektive Störung, parathymer Wahn eher für eine Schizophrenie (z.B. Beziehungswahn).

- **Überwertige Idee:** Eine bestimmte Idee erfährt eine übertriebene subjektive Bewertung, so dass sich alles im Leben um sie zu drehen scheint. Die Idee selbst ist nicht ungewöhnlich und aus der Biographie der Person heraus gut verständlich, nicht aber die übersteigerte Bedeutung und der Drang, die Idee zu verbreiten. Die überwertige Idee (auch: »fixe Idee«) drängt sich immer in den Vordergrund und stört das normale Denken. Kommt auch bei wahnhafter Störung oder querulatorischer Persönlichkeitsstörung vor
- **Residualwahn:** Wahnreste nach abgelaufener Psychose.

Wahrnehmungsstörungen (Halluzinationen)

Halluzinationen kommen nicht nur bei schizophrenen Psychosen vor, sondern auch bei einer Reihe weiterer Erkrankungen. Sie können alle Sinne betreffen: Hören, Sehen, Riechen, Schmecken und Fühlen.

- **Stimmenhören (akustische Halluzinationen):** Der Patient hört Stimmen, obwohl niemand im Raum ist
    - Meist sind die Stimmen so klar, wie wenn sich die sprechende Person im Raum befindet, sie können aber auch leise, verwaschen oder wie durch die Wand klingen
    - Eine oder mehrere Stimmen begleiten Tätigkeiten des Patienten (**kommentierende Stimmen**): »Jetzt raucht er«
    - Oft unterhalten sich zwei Stimmen (**dialogische Stimmen**). Häufig sind Beschimpfungen sexueller oder religiöser Art
    - Besonders gefährlich sind **imperative Stimmen**, die befehlen, aus dem Fenster zu springen oder jemanden zu ermorden
    - Beobachtet man Selbstgespräche bei Schizophrenen, handelt es sich dabei oft um Zwiegespräche mit den Stimmen
    - Die Stimmen werden als quälend empfunden; daher versuchen manche Patienten, die Stimmen mit lauter Kopfhörermusik zu übertönen. Manche Betroffene allerdings haben sich mit ihren Stimmen abgefunden, betrachten sie als eine Art Gesprächspartner und vermissen sie, wenn sie durch eine neuroleptische Behandlung verschwunden sind.
- **Akoasmen** (Elementarhalluzinationen): akustische Halluzinationen, die nicht aus Stimmen bestehen, sondern aus Geräuschen wie Zischen, Rauschen oder Brummen. Kommen auch bei Alkoholentzugsdelir oder epileptischer Aura vor

- **Geruchs- und Geschmackshalluzinationen** (olfaktorische und gustatorische H.): Die Patienten verspüren einen äußerst unangenehmen Geruch nach Leichen, Fäulnis oder Giftgas. Olfaktorische Halluzinationen kommen auch bei wahnhaften Depressionen, Tumoren in bestimmten Hirnregionen und gelegentlich während der Aura von epileptischen Anfällen vor
- **Leibhalluzinationen** (leibliche Beeinflussungserlebnisse) werden – im Gegensatz zu den Zönästhesien – oft als von außen gemacht erlebt): »Die Nachbarn bestrahlen mich mit Mikrowellen, so dass ich unter Hitzegefühlen leide«
- **Zönästhesien** (auch: Koenästhesien): Die Patienten schildern mitunter groteske, abenteuerliche und bizarre Dinge, die sich in ihrem Körper abspielen: »Ich verfaule innerlich, ein Strang geht quer durch meinen Körper und zieht alles zusammen, Würmer fressen meine Knochen von innen auf, ein Metallring zieht meine Gedärme zusammen, ein Feuer brennt in meinem Innern, Maden sitzen unter der Haut, das Gehirn dreht sich im Schädel.« Charakteristisch ist auch die Mannigfaltigkeit der geschilderten Phänomene.

 Die Abgrenzung der Zönästhesien von hypochondrischen Klagen ist manchmal schwierig. Typisch für Zönästhesien sind bizarre Darstellungen.

- **Taktile Halluzinationen:** Die Patienten fühlen sich von Unsichtbaren berührt, festgehalten oder sexuell belästigt. Taktile Halluzinationen kommen auch bei Demenzen vor
- **Illusionäre Verkennungen (Illusionen):** Fehldeutungen von Sinneseindrücken, die aber durch ein tatsächlich vorhandenes Objekt hervorgerufen werden. Beispiel: Patient verkennt Krankenschwester als seine Mutter, die Abbildung eines Gesichts als Totenkopf, einen Busch als Gestalt. Dazu gehören auch Makropsie und Mikropsie (ein Gegenstand wird größer bzw. kleiner wahrgenommen). Kommt auch bei organischen Psychosen, Ermüdung oder im Fieberzustand vor (Beispiel: »Erlkönig« – Fieberillusion)
- **Metamorphopsie:** Gegenstände werden verzerrt, verformt oder in veränderten Farben wahrgenommen.

Affektstörungen
- **Affektarmut (oder Affektverflachung):** Die Schwingung der Affekte in beide Richtungen ist abgeflacht. Der Patient wirkt gleichgültig, unbeteiligt oder teilnahmslos, selbst wenn er über schwerwiegende Belastungen berichtet. Manche Betroffene sind unfähig, Schuldgefühle, Reue, Scham, Freude oder Lust zu äußern.

> Affektarmut ist ein relativ wichtiges Merkmal, um Schizophrenien von schizoaffektiven und manisch-depressiven Erkrankungen abzugrenzen.

> Gefühl der Gefühllosigkeit (Depression) wird vom Kranken erlebt, Affektarmut (Schizophrenie) wird vom Arzt beobachtet.

- **Parathymie** (inadäquater Affekt): Gefühlsausdruck und berichteter Erlebnisinhalt stimmen nicht überein (paradoxe Affekte, inadäquate Gefühlsreaktion). Der Patient berichtet mit lächelndem Gesicht und fröhlichem Affekt über Wahnvorstellungen mit schauerlichen Folterungen
- **Anhedonie:** Der Patient kann keine Freude mehr empfinden
- **Ekstatische Stimmungsveränderung.**

Parakinesen und Stereotypien
- **Parakinesen:** abnorme, meist komplexe Bewegungen, die Gestik, Mimik oder Sprache betreffen
- **Stereotypien:** wiederholte Äußerungen auf sprachlichem und motorischem Gebiet. Im Gegensatz zur Perseveration ist hier kein Zusammenhang zu zuvor im Gespräch gebrauchten Wörtern und Gesten erkennbar
- **Verbigerationen:** Wortstereotypien
- **Befehlsautomatismus:** Automatische Handlungen, die vom Patienten selbst als nicht von ihm intendiert empfunden werden (sofern er sich überhaupt dazu äußern kann)
- **Maniertheit:** Gestik, Mimik und Sprache erscheinen verstiegen, verschroben, gestelzt, bizarr, possenhaft und verschnörkelt; sie werden manchmal mit einer ausgesprochen spielerischen Note ausgeführt
- **Aggressivität:** oft in Verbindung mit Verfolgungswahn
- **Raptus:** extremer seelisch körperlicher Erregungszustand mit heftigen Bewegungen und Selbst- bzw. Fremdgefährdung, z. B. ein raptusartiger Suizidversuch (hochgefährlich, weil unvorhersehbar).

> Manche Schizophrene haben einen eigentümlich erscheinenden starren Blick (der Gesprächspartner wird unverwandt angestarrt, ohne, wie es bei Gesunden der Fall ist, den Blick gelegentlich niederzuschlagen oder zur Seite zu wenden).

Kontakt- und Antriebsstörungen
- **Mangelnde Krankheitseinsicht:** Der Patient erkennt seine krankhaften Erlebens- und Verhaltensweisen nicht als krankheitsbedingt an
- **Misstrauen:** meist in Verbindung mit Verfolgungswahn
- **Sozialer Rückzug:** Einschränkung der Kontakte zu anderen Menschen

- **Autismus:** Der Patient kapselt sich ab und versinkt in eine Eigenwelt, nimmt keinen Bezug auf die Meinungen, Bedürfnisse und Gefühle anderer Menschen.

> Das schizophrene Symptom Autismus darf nicht mit den Autismus-Störungen (Kanner- oder Asperger-Syndrom) verwechselt werden.

- **Antriebsminderung:** Der Patient reduziert alle Aktivitäten auf das nötigste. Beruf, Ausbildung oder Hobby werden vernachlässigt. Berufliche Tätigkeiten können wegen schneller Ermüdung, Antriebsstörung und Desinteresse nicht mehr ausgeübt werden. Viele Schizophrene sind erwerbsunfähig
- **Mangelnde Selbstversorgung:** Viele Schizophrene haben große Schwierigkeiten mit einfachen Versorgungstätigkeiten wie Einkaufen, Kochen oder Wäsche waschen. Sie vernachlässigen ihre Körperhygiene. Sie vermeiden Behördengänge, auch wenn ihnen dadurch Nachteile entstehen.

Schizophreniesymptome nach Kurt Schneider

Von dem Psychiater K. Schneider wurden für die Schizophrenie die Symptome nach ihrem Vorhersagewert für die definitive Diagnose in verschiedene Klassen eingeteilt. Das Konzept von K. Schneider fand Eingang in die diagnostischen Kriterien nach ICD-10 oder DSM-IV.

Symptome 1. Ranges
- Halluzinationen in Form von **Stimmenhören** (kommentierende oder dialogische Stimmen)
- **Beeinflussungserlebnisse** (andere zwingen mir Gedanken auf, bestrahlen mich)
- **Gedankeneingebung**, -entzug, -ausbreitung, -lautwerden; Gefühl, dass andere Gedanken lesen können
- **Gefühl des Gemachten:** leibliche Beeinflussungserlebnisse
- **Wahnwahrnehmungen** (tatsächliche Ereignisse werden wahnhaft umgedeutet; Beispiel: Ein schwarzer Kombi vor der Tür wird als Leichenwagen interpretiert, der den nahen Tod des Patienten ankündigt)

Symptome 2. Ranges
- Sonstige akustische Halluzinationen (Patient hört seinen Namen rufen)
- Halluzinationen auf anderen Sinnesgebieten (z. B. Leichen- oder Gasgeruch, Zönästhesien, optische Halluzinationen)
- Wahneinfälle
- Ratlosigkeit
- Bestimmte nicht mitteilbare affektive Verstimmungen
- Erlebte Gefühlsverarmung

Formen

Folgende Unterformen der Schizophrenie werden unterschieden:
- Paranoide Schizophrenie
- Hebephrene Schizophrenie
- Katatone Schizophrenie
- Undifferenzierte Schizophrenie
- Postschizophrene Depression
- Schizophrenes Residuum
- Schizophrenia simplex
- Sonstige Schizophrenien (z. B. zönästhetische Schizophrenie)

Die verschiedenen Formen können ineinander übergehen.

Paranoide Schizophrenie (auch paranoid-halluzinatorische Schizophrenie)
- Wahnvorstellungen
- Akustische Halluzinationen
- Störungen des formalen Denkens, der Stimmung, des Antriebs sowie der Sprache; katatone Phänomene stehen nicht im Vordergrund
- Mit ca. 80–85% häufigste Schizophrenieform
- Beginn häufig um das 20.–25. Lebensjahr, selten um das Klimakterium herum (Spätschizophrenie bei Frauen).

Fallbeispiel: Paranoide Schizophrenie

Der 27-jährige Jurastudent Torben D. fühlt sich von anderen »komisch« angesehen. Er meint, dass Al-Qaida-Agenten ihn verfolgen und nimmt an, dass vor dem Haus parkende Autos zu seiner Beobachtung dort sind. Er hat das Gefühl, dass ihm seine Gedanken entzogen werden und sein Wille von fremden Wesen aus dem All beeinflusst wird. Er verbarrikadiert sich vor Angst in seiner Wohnung. Er hört Stimmen, die sich über ihn unterhalten und meist Vorwürfe machen (»Diese Sau! Den machen wir fertig«). Seit 2 Jahren ist er kaum in die Universität gegangen. Er lebt bei seiner Mutter. Er vernachlässigt sein Äußeres und trägt immer die gleiche Kleidung. Er besucht nie Freunde und hat auch keinen Besuch.

Er wird auf Drängen der Mutter in der Klinik aufgenommen. Unter Behandlung mit Quetiapin (800 mg/Tag) verschwinden die paranoiden Ideen und die akustischen Halluzinationen. Die Antriebslosigkeit des Patienten bessert sich allerdings nur unbefriedigend, so dass eine Wiederaufnahme des Studiums nicht in Frage kommt.

Hebephrene Schizophrenie (Hebephrenie)
- Selten
- Affekt-, Antriebs- und formale Denkstörungen stehen im Vordergrund (flacher Affekt), nicht aber paranoide oder halluzinatorische Symptome
- Rasche Entwicklung einer Negativsymptomatik

4.1 · Schizophrenie (F20)

- Flache oder unpassende Stimmung
- »Läppisches« oder verantwortungsloses Verhalten
- Ziel- und Planlosigkeit
- Grimassieren, Manierismen, Faxen
- Bisweilen hypochondrische Klagen
- Stereotyp wiederholte Äußerungen (Reiterationen)
- Krankheitsbeginn meistens zwischen dem 15. und 25. Lebensjahr
- Vor Beginn auffällige Primärpersönlichkeit
- Eher ungünstige Verlaufsprognose
- Kann auch in eine paranoid-halluzinatorische Form übergehen
- Eine Neuroleptikatherapie ist manchmal wirkungslos.

Fallbeispiel: Hebephrene Schizophrenie

Der 19-jährige Jakob C. hatte im Gymnasium zunächst gute Noten. Ab der 7. Klasse ließ sein Interesse an der Schule nach; er machte keine Hausaufgaben mehr; seine Schulnoten fielen deutlich ab. Schließlich musste er die Schule ohne Abschluss verlassen.

Er lebt bei seinen Eltern, die nichts unversucht lassen, ihren Sohn dazu zu drängen, eine Berufsausbildung zu beginnen. Er geht um 2 Uhr morgens ins Bett und schläft bis 12 Uhr. Er beschäftigt sich hauptsächlich mit Computerspielen. Er hat keine Freunde, die ihn regelmäßig besuchen. Oft sitzt er stundenlang auf einem Stuhl und lächelt. Er wechselt seine Kleidung nur auf vehementes Drängen seiner Mutter.

Zu den Ursachen seines Leistungsabfalls befragt, grinst er den untersuchenden Arzt an und zuckt mit den Schultern. Auch auf Fragen zu seinen Zukunftsplänen gibt er an, sich keine Gedanken gemacht zu haben.

Der Patient verneint, unter Stimmenhören, Verfolgungswahn, Beziehungswahn oder anderen Positivsymptomen zu leiden.

Katatone Schizophrenie (Katatonie)

Definition
- Psychomotorische Störung, die zwischen Erregung und Stupor wechseln kann
- Seltenes, sehr schweres Krankheitsbild, das sich aus einer paranoiden Verlaufsform heraus entwickeln kann
- Seit der Einführung der Antipsychotika (Neuroleptika) scheint diese Form seltener geworden zu sein
- Katatone Symptome bei der ersten psychotischen Manifestation sollen ein prognostisch eher günstiges Zeichen sein.

Symptome
- **Mutismus:** Der Patient spricht nicht, antwortet nicht auf Fragen
- Bewegungslosigkeit bis hin zum **Stupor**
- **Katalepsie:** Man kann den Gliedmaßen des Patienten wie einer Gliederpuppe eine bestimmte Stellung geben, die er dann beibehält. Zieht man das Kopfkissen weg, bleibt der Kopf in der erhöhten Stellung (»**oreiller psychique**«)
- **Flexibilitas cerea:** wächserne Biegsamkeit
- Bewegungsstereotypien, abnorme Bewegungen oder Bewegungssturm
- **Negativismus:** Patient macht das Gegenteil, was von ihm verlangt wird, oder:
- **Befehlsautomatismus:** Patient führt mechanisch alles Verlangte aus
- **Echolalie:** Worte des Arztes werden automatisch wiederholt
- **Echopraxie:** Bewegungen des Arztes werden automatisch wiederholt
- **Verbigeration:** Wörter oder Klangassoziationen werden stereotyp wiederholt
- **Raptus:** katatone Erregung mit stereotypen Bewegungsabläufen, Schreien, Herunterreißen der Kleider oder Aggressivität

Wenn der Stupor mit Fieber einhergeht, besteht eine **febrile Katatonie** (auch **perniziöse** oder **maligne Katatonie** genannt). Sie wird bei längerem Bestehen vital bedrohlich und benötigt intensivmedizinische Überwachung. Früher starben die Patienten meistens; heute ist die Überlebensrate recht hoch, dank der Behandlung mit Neuroleptika oder Elektrokonvulsionstherapie.

Therapie
- Zunächst versuchen, die Katatonie mit Benzodiazepinen oral (z. B. Lorazepam) oder intravenös, da der Patient wahrscheinlich nicht selbstständig Tabletten einnimmt, zu durchbrechen
- Neuroleptika, wenn ein malignes neuroleptisches Syndrom (MNS) ausgeschlossen bzw. unwahrscheinlich ist (»katatones Dilemma«: schwierige Unterscheidung zwischen Katatonie und MNS)
- Elektrokonvulsionstherapie (EKT)
- Gabe von Dantrolen
- Intensivmedizinische Therapie.

Undifferenzierte Schizophrenie
- Der Patient erfüllt zwar die Kriterien einer Schizophrenie, kann aber nicht unter die Formen paranoid, hebephren oder kataton eingeordnet werden
- Diese Kategorie ist nur für akute Zustandsbilder zu verwenden.

Postschizophrene Depression
- Eine postschizophrene Depression liegt vor, wenn sich im Anschluss an eine akute Schizophrenie eine Phase einer deutlichen depressiven Verstimmung entwickelt, während derer noch Positivsymptome vorhanden sein können.
- An der Entstehung dieser postremissiven Erschöpfungsdepression können morbogene, psychogene und pharmakogene Faktoren beteiligt sein.

> Suizide sind bei Schizophrenen häufig. Sie können durch die **Positivsymptomatik** bedingt sein (Stimmen, die befehlen, vom Balkon zu springen), aber auch durch die Bilanzierung im Rahmen der **postschizophrenen Depression**, wenn der Kranke nach Abklingen der Positivsymptomatik seine schwierige soziale Situation wahrnimmt.

Schizophrenes Residuum
Ein schizophrenes Residuum wird diagnostiziert, wenn sich nach mindestens einer früheren akuten Episode ein chronisches Bild entwickelt. Die Negativsymptomatik steht im Vordergrund.
- Psychomotorische Verlangsamung, verminderte Aktivität
- Affektverflachung
- Passivität
- Sprachverarmung
- Geringe nonverbale Kommunikation
- Verminderte soziale Leistungsfähigkeit
- Vernachlässigung der Körperpflege.

Schizophrenia simplex
- Blander Verlauf mit progredienter Negativsymptomatik, zunehmenden Verhaltensauffälligkeiten und sozialer Desintegration bis zur Nichtsesshaftigkeit
- Die Diagnose ist schwer zu stellen, weil spezifische Symptome fehlen
- Antriebsminderung
- Unfähigkeit, soziale Anforderungen zu erfüllen
- Flacher Affekt
- Wahn und Halluzinationen fehlen.

▌ Diagnostik

Zurzeit gibt es außer der klinisch-psychiatrischen Befunderhebung keine anderen diagnostischen Maßnahmen wie Laboruntersuchungen usw., die die Diagnose stützen können. Bei jeder Erstmanifestation ist allerdings eine gründliche differenzialdiagnostische Abklärung notwendig, um andere Erkrankungen auszuschließen.

▎ Differenzialdiagnose

Abgrenzung zu anderen nichtorganischen psychischen Störungen
- Schizoaffektive Störungen: gleichzeitiges Vorkommen von schizophrenen und affektiven (also depressiven oder manischen) Symptomen
- Schizophreniforme Wochenbettpsychose
- Anhaltende wahnhafte Störung (früher: »Paranoia«): chronischer Verlauf, ohne dass die Kriterien der Schizophrenie erfüllt sind
- Vorübergehende akute psychotische Störung (z. B. sog. Gefängnispsychose, Psychose in sprachfremder Umgebung)
- Induzierte wahnhafte Störung (»Folie à deux«)
- Paranoide Persönlichkeitsstörung
- Schizotype Störung: Fehlen eindeutiger und längerdauernder psychotischer Symptome.

Abgrenzung zu organischen psychotischen Störungen
Beispiele für ZNS-Erkrankungen, die sich auch mit psychotischen Symptomen manifestieren können:
- Epilepsien
- Zerebrale Traumata
- Zerebrale Tumoren
- Infektionen des ZNS
- Zerebrovaskuläre Erkrankungen
- Degenerative Erkrankungen.

Internistische Erkrankungen oder toxisch-metabolische Funktionsstörungen:
- Metabolische Störungen
- Autoimmunerkrankungen
- Hypo-/Hyperthyreoidismus
- Vitamin-B_{12}-Mangel
- Alkoholhalluzinose
- Drogenbedingte Störungen (Psychostimulanzien)
- Medikamentös bedingte Störungen (besonders häufig: Kortikoide, L-DOPA, Antibiotika, Kardiaka).

▎ Komorbidität

- 2–5-fach erhöhte Rate von Suchterkrankungen (Tabak, Alkohol, Cannabis, Kokain, Amphetamine, Halluzinogene), häufig erhöhter Kaffeekonsum. Es wird hypothetisiert, dass die Patienten versuchen, mit diesen Substanzen Symptome wie Halluzinationen oder Antriebsmangel zu bekämpfen
- Erhöhte Rate an körperlichen Krankheiten wie z. B. kardiovaskuläre und respiratorische Erkrankungen, möglicherweise wegen mangelnder Gesundheitsfürsorge (Erkrankungen wie rheumatoide Arthritis und maligne Tumoren dagegen treten seltener auf).

Schizophrene sind häufig starke Raucher (an gelben Fingerspitzen erkennbar).

Verlauf

Krankheitsbeginn
- Die Erkrankung tritt bevorzugt zwischen dem 15. und dem 35. Lebensjahr, bei ca. 65% der Erkrankten bereits vor dem 30. Lebensjahr auf. Ein Krankheitsbeginn vor dem 12. oder nach dem 40. Lebensjahr (Spätschizophrenie) ist selten
- Männer erkranken etwa 3–4 Jahre früher als Frauen (höchste Erkrankungsinzidenz um das 20. Lebensjahr herum)
- Krankheitsbeginn relativ plötzlich oder schleichend. Dem Vollbild der Erkrankung geht in ca. 75% ein bis zu mehrere Jahre dauerndes Vorstadium (initiale Prodromalphase) voraus. Prodromi zeigen sich in uncharakteristischen Störungen im Bereich von Kognition, Affekt und sozialem Verhalten, wobei die Abgrenzung dieser Störungen gegenüber Besonderheiten der prämorbiden Persönlichkeitsstruktur schwierig ist:
    - Sozialer Rückzug, Kommunikationsstörungen
    - Konzentrations- und Gedächtnisstörungen
    - Antriebsmangel, Verringerung der Interessen, der Energie und persönlicher Initiativen
    - Phasenhafte subdepressive Verstimmungen
    - Pseudoneurasthenisches Syndrom
    - Misstrauen, Angst, Stimmungsschwankungen, Anspannung, Reizbarkeit, Wut
    - Entwicklung ungewöhnlicher oder merkwürdiger Ideen
    - Schlafstörungen.
- **Knick in der Lebenslinie:** Wichtiger Hinweis für das mögliche Vorliegen einer Schizophrenie. Damit ist ein Abfall der Leistungen im schulischen und beruflichen Werdegang, aber auch der Rückgang des Interesses und der Initiative in sozialen Beziehungen gemeint.
Beispiel: Ein Patient hat gute Leistungen in der Schule, besteht sein Abitur mit guten Noten und beginnt erfolgreich und zielstrebig ein Studium. Nach vier Semestern kommt es plötzlich zu einem deutlichen Abfall der Leistungen; das Studium wird nicht beendet. Der Patient nimmt noch kurzfristige Jobs an und wird dann erwerbsunfähig. Schließlich lebt er als Obdachloser.

Weiterer Verlauf
- Bei 20% volle Wiederherstellung der seelischen Gesundheit
- Bei 5–10% schwere progrediente Verläufe
- Bei den übrigen Patienten kommt es zu einer Remission unterschiedlicher Qualität, dies reicht von blanden Symptomen bis zu einem erheblichen Maß an kognitiver und sozialer Beeinträchtigung

- Obwohl die Kernsymptome der Krankheit in allen Ländern und Kulturen gleich sind, ist der Verlauf in Entwicklungsländern akuter und insgesamt etwas günstiger als in den entwickelten Ländern. Eine befriedigende Erklärung für diese Unterschiede ist noch nicht gelungen.

> **Der Verlauf der Schizophrenie kann charakterisiert werden nach:**
> - Akuität des Beginns (akut, schleichend, primär chronisch)
> - Ablauf akuter Episoden (phasisch-remittierend, episodenhaft mit Residuum)
> - langfristigem Verlaufsausgang (Remission, chronische Positivsymptomatik, persistierende Negativsymptomatik)

Prognose
Folgende Faktoren sind in der Regel mit ungünstigen Verläufen assoziiert:
- Geburtskomplikationen
- Kognitive Dysfunktionen, niedrige prämorbide Intelligenz
- Sehr frühes Erkrankungsalter
- Schleichender Krankheitsbeginn, lange Prodromalphase
- Beginn mit hebephrener Symptomatik
- Früh beginnende Negativsymptomatik
- Schizoide und andere Persönlichkeitsstörungen vor der Krankheit
- Männliches Geschlecht
- Frauen jenseits des Klimakteriums
- Prämorbide soziale Fehlanpassung, fehlende stabile Partnerschaft
- Das Konzept der »expressed emotions« (EE) geht davon aus, dass die Rückfallhäufigkeit in Familien mit emotionalem Überengagement, vermehrter Kritik und Feindseligkeit gegenüber dem Erkrankten (so genanntes High-EE) höher ist als in Familien ohne dieses Verhalten (Low-EE)
- Überstimulierende soziale Umgebung
- Ethnischer Minderheitenstatus oder -ursprung
- Gleichzeitig bestehende Suchterkrankungen
- Lange nicht medikamentös behandelte initialen Psychosen
- Schlechtes Ansprechen auf Pharmakotherapie
- Verspäteter Beginn der psychosozialen Behandlung (vorläufige Befunde).

Folgende Faktoren sollen mit eher günstigen Verläufen assoziiert sein:
- Kontaktfreudigkeit
- Katatone Symptomatik zu Beginn
- Sehr akut einsetzende Symptomatik zu Beginn
- Depressive Züge
- Gutes Ansprechen auf Pharmakotherapie.

> Schizophrene Episoden können oft ohne äußere Belastungsfaktoren entstehen.

Mortalität

Menschen mit einer schizophrenen Erkrankung haben eine etwa 2-fach erhöhte Mortalität. Die Lebenserwartung ist um etwa 15 Jahre geringer. Gründe:
- Suizide (ca. 10% der an Schizophrenie Ersterkrankten unternehmen innerhalb eines Jahres einen Suizidversuch)
- Höheres Risiko für Unfälle
- Höheres Risiko, Opfer von Verbrechen zu werden
- Ungesunder Lebensstil (einseitige Ernährung, zu wenig Bewegung, Rauchen).

Häufigkeit

- Lebenszeitprävalenz 0,5–1,6%
- Das Lebenszeitrisiko ist für beide Geschlechter gleich
- Unter Patienten in psychiatrischen Krankenhäusern finden sich 20–30% Patienten mit Schizophrenie, in der nervenärztlichen Praxis ca. 10%
- Etwa 80% aller Kranken mit Schizophrenie befinden sich in nichtstationärer Behandlung
- Das Morbiditätsrisiko ist in städtischen im Vergleich zu ländlichen Regionen signifikant höher (basiert auf Zeitpunkt der Geburt).

Ursachen

Das »Vulnerabilitäts-Stress-Coping-Modell« ist das zurzeit am besten akzeptierte ätiopathogenetische Modell der Schizophrenie. Es berücksichtigt neurobiologische, psychologische und soziale Faktoren. Es geht von einer permanent, d. h. auch im interepisodischen Intervall vorhandenen subklinischen – neuropsychologisch und psychophysiologisch nachweisbaren – Vulnerabilität für die Manifestation einer Schizophrenie aus. Als Ursache der Vulnerabilität werden genetische oder nichtgenetische Schädigungen (z. B. Geburtskomplikationen) angesehen. Auf Basis dieser Disposition führen endogene und exogene Stressoren biologischer und psychosozialer Natur zur Entstehung der psychotischen Symptomatik. Positiv können sich dagegen Coping-(Bewältigungs-)Möglichkeiten auswirken.

Genetik
- Nach Familien-, Adoptions- und Zwillingsstudien können ca. 50% des Risikos, eine Schizophrenie zu entwickeln, genetisch bedingt sein; so liegt die Erkrankungswahrscheinlichkeit monozygoter Zwillinge bei 45–50%
- Das Risiko für die Entwicklung einer Schizophrenie ist bei Angehörigen von Schizophrenen in Abhängigkeit vom Verwandtschaftsgrad erhöht.

 Risiko bei einem betroffenen Elternteil: 6–10%; wenn beide Eltern betroffen sind: 40–50%.

- Es gibt nicht ein Schizophrenie-Gen, sondern man geht von einem polygenen Erbgang aus
- Varianten verschiedener Risikogene (wie z. B. Neuregulin 1), die in Entwicklungs- und Regulationsprozesse des Gehirns eingreifen, konnten identifiziert werden.

Neurobiologische Veränderungen
Folgende neurobiologische Hypothesen werden diskutiert:

> Die Wirkung aller zurzeit verfügbaren antipsychotisch wirkenden Medikamente (Neuroleptika) beruht auf einem Dopamin-D_2-Rezeptorantagonismus im mesolimbischen System.

- Daher wird vermutet, dass eine dopaminerge Funktionsstörung die Schizophrenie verursacht; dagegen spricht aber, dass bei Schizophrenen, die nicht mit Neuroleptika behandelt wurden, postmortal keine sicheren Dopaminrezeptorveränderungen gefunden wurden
- Die Dopamin-Glutamat-Hypothese geht davon aus, dass bei Schizophrenie das Gleichgewicht zwischen Dopamin- und Glutamatsystemen gestört ist. Die Droge Phenzyklidin (»Angel Dust«), ein Glutamatantagonist, kann sowohl positive als auch negative Symptome wie bei einer Schizophrenie hervorrufen
- Andere Dysfunktionen der Neurotransmission (serotonerges, noradrenerges, GABAerges und cholinerges System, Neuropeptide und neurohormonelle Systeme)
- Während der Schwangerschaft treten schizophrene/schizoaffektive Psychosen deutlich seltener, im Wochenbett 10-mal häufiger auf. Ein Zusammenhang mit dem Hormonhaushalt wird angenommen.

Morphologische Veränderungen
Die morphologische Grundlage der Vulnerabilität sind vermutlich strukturelle Veränderungen des Gehirns, welche funktionell mit einer verminderten Informationsverarbeitungskapazität einhergehen. Diese Veränderungen konnten gezeigt werden durch:
- Histologie
- Bildgebende Verfahren: strukturelle Magnetresonanztomographie (MRT; Hirnsubstanzminderung besonders in frontotemporalen Regionen, Erweiterung der Ventrikelräume), funktionelle Magnetresonanztomographie (fMRT), Positronen-Emissions-Tomographie (PET).

Weitere mögliche Risikofaktoren
Folgende Hypothesen werden diskutiert:
- Cannabis-Missbrauch
- Schwangerschafts- und Geburtskomplikationen (bei schizophrenen Patienten wurden in der Kindheit Entwicklungsverzögerungen registriert)

- Virusinfektion der Mutter
- Drogenkonsum der Mutter
- Einfluss des Geburtsorts oder Geburtsmonats.

Sozioökonomischer Status
- Unter Personen mit niedrigem Bildungsabschluss oder niedrigem sozioökonomischem Status ist die Krankheit gehäuft; es bleibt noch unklar, ob dies dadurch entsteht, dass ungünstige soziale Verhältnisse die Krankheit mitverursachen, oder dass es durch die Symptome einer Schizophrenie zu einem sozialen Abstieg kommt
- Epidemiologische Studien weisen darauf hin, dass es bei vergleichbarem Morbiditätsrisiko in allen Schichten bei den Betroffenen bereits im Vorstadium der Krankheit zu einer Beeinträchtigung des sozialen Aufstiegs oder Einbußen im sozialen Status kommt
- Unter Nichtsesshaften findet sich ein hoher Anteil an Personen mit chronischer Schizophrenie.

Therapie

Behandlungsziele
- Weitgehende Besserung der Krankheitssymptome
- Fähigkeit zur selbstbestimmten Lebensführung
- Verbesserung der sozialen Integration
- Die Wiederherstellung der Arbeitsfähigkeit ist wünschenswert, soll aber nicht unter allen Umständen erzwungen werden.

Behandlungsformen
- Medikamente
- Psychoedukation
- Psychotherapie (psychoanalytische Therapien werden von manchen Autoren nicht als sinnvoll angesehen, da auch Verschlechterungen möglich sind; ausreichende Studien liegen nicht vor)
- Soziotherapie und rehabilitative Maßnahmen; Arbeitstrainingsprogramme
- Betreuung der Angehörigen
- Bei schizophrenen Residualzuständen können längere stationäre oder teilstationäre Behandlungen (z. B. Tagesklinik) erforderlich werden.

Pharmakotherapie

- Antipsychotika (Neuroleptika) stehen im Vordergrund der Behandlung: atypische (z. B. Olanzapin) oder typische hochpotente (z. B. Haloperidol) Antipsychotika zur Behandlung der psychotischen Symptomatik (wie paranoide Ideen oder Stimmenhören)
- Niederpotente Antipsychotika (z. B. Melperon, Pipamperon) gegen Unruhe und Schlafstörungen
- Benzodiazepine (z. B. Lorazepam, Diazepam) bei Angst, Unruhe oder katatoner Symptomatik
- Mood Stabilizer = Phasenprophylaktika (Lithium, Carbamazepin, Valproinsäure) zur Augmentation und bei Vorliegen affektiver Symptome
- Antidepressiva (bei depressiv gefärbten Psychosen und bei postpsychotischer Depression in Kombination mit Neuroleptika)

▶ Näheres zur Behandlung mit Neuroleptika: siehe Kap. 19.2.

Compliance (Therapiezuverlässigkeit)
Eines der Hauptprobleme in der Schizophreniebehandlung ist die mangelnde Compliance. Hauptgründe:
- Mangelnde Krankheitseinsicht – selbst nach einer raschen und erfolgreichen Behandlung einer schweren psychotischen Episode fehlt den Kranken manchmal die Einsicht, dass die Besserung durch das Medikament zustande gekommen ist
- Schizophreniebedingte Antriebslosigkeit und Gleichgültigkeit führen zum Vergessen der Tabletteneinnahme oder der Arzttermine
- Absetzen der Medikamente wegen Nebenwirkungen (z. B. Gewichtszunahme, Sedierung bei atypischen Neuroleptika oder Akathisie/extrapyramidalmotorische Störungen bei typischen Neuroleptika)
- Unangemessene Vorurteile in der Bevölkerung gegen Psychopharmaka allgemein.

Therapieresistenz
Selbst bei gesicherter Compliance kann es bei 20–30% zu fehlender oder unbefriedigender Besserung der Positivsymptomatik kommen. Bezieht man negative Symptome, Lebensqualität und soziale Parameter mit ein, so ist bei bis zu 60% der Patienten von zumindest partieller Therapieresistenz auszugehen. Maßnahmen bei Therapieresistenz:
- Überprüfung des Antipsychotikaspiegels
- Hochdosierung bis zur zulässigen Obergrenze, wenn die Behandlung nicht durch Nebenwirkungen limitiert wird
- Umstellen auf ein anderes atypisches Antipsychotikum
- Umstellen auf Clozapin
- Umstellen auf hochpotentes typisches Antipsychotikum

- Kombinationsbehandlung – z.B. Zugabe eines typischen Antipsychotikums bei unzureichender antipsychotischer Wirkung eines atypischen Neuroleptikums. Bevor Antipsychotika kombiniert werden, sollte zunächst eine Monotherapie versucht werden.

Manchmal ist es schwierig, für einen Patienten das geeignete Antipsychotikum zu finden, bei dem Wirkung und Nebenwirkungen in einem guten Verhältnis stehen; gelegentlich müssen 4–5 Medikamente ausprobiert werden. Wenn dann das geeignete Medikament gefunden wurde, sollte es nicht leichtfertig umgesetzt werden. Es sollte auf bereits in der Vergangenheit erfolgreiche Substanzen zurückgegriffen werden. Es gilt:

 »Never change a winning horse«.

Psychotherapie
- Ziele psychologischer Behandlungsverfahren bei schizophrenen Erkrankungen sind die Verminderung der individuellen Vulnerabilität, die Verringerung von ungünstigen Einflüssen äußerer Stressoren, die Verbesserung der Lebensqualität, die Verringerung von Krankheitssymptomen und die Förderung und Verbesserung von Fähigkeiten zur Kommunikation und Krankheitsbewältigung
- Die Behandler sollten sich um eine vertrauensvolle Beziehung bemühen, die Individualität und Eigenverantwortlichkeit des Betroffenen respektieren und Hilfestellung für die Erreichung der Ziele des Betroffenen anbieten
- Die Unterstützung der Betroffenen gegenüber der zu erwartenden Stigmatisierung ist oft notwendig
- Psychotherapiekonzeptionen sollten den biologischen Faktoren bei der Schizophrenie Rechnung tragen und auf die Bewältigung der Krankheit und ihrer Folgen (Akzeptanz der Erkrankung, Selbstmanagement, Problembewältigung) abstellen.

Psychologische Therapieverfahren

- Psychoedukation (Informationsvermittlung und Beratung im Hinblick auf die Erkrankung und die Notwendigkeit einer konstanten Behandlung)
- Kognitive Verhaltenstherapie (KVT)
- Kognitives Training zur Verbesserung der kognitiven Leistungseinbußen
- Soziales Kompetenztraining
- Familientherapie: Wecken von Verständnis für die psychosozialen Konsequenzen der Erkrankung und ihre Überwindung
- Stressreduzierende Maßnahmen

Soziotherapeutische und andere Rehabilitationsmaßnahmen
— Antriebsstörungen und Verhaltensauffälligkeiten können zum Abbruch der Ausbildung, zum Verlust des Arbeitsplatzes und zur Gefährdung partnerschaftlicher und familiärer Bindungen führen
— Die von Sozialarbeitern organisierte Rehabilitation dient dem Wiedererwerb sozialer Fertigkeiten in den Bereichen Wohnen, Alltag, soziale Kontakte, Arbeit und Freizeit.

Komplementäre Dienste
— Tageskliniken, Tagesstätten, betreutes Wohnen
— Berufliche Wiedereingliederung oder Arbeit in beschützter Umgebung in speziellen Einrichtungen
— Freizeit- und Kontaktangebote
— Weitere unterstützende Maßnahmen: Ergotherapie, Kreativtherapien (Kunsttherapie, Musiktherapie, Tanztherapie, Bewegungstherapie).

Rechtliche Aspekte

— Bei den Patienten besteht oft keine Krankheitseinsicht
— Bei Selbst- oder Fremdgefährdung ist ggf. eine Unterbringung nach dem Psych-KG (= Gesetz über Hilfen und Schutzmaßnahmen bei psychischen Krankheiten) erforderlich
— Auch bei starker Verwirrtheit kann ggf. eine Selbst- oder Fremdgefährdung nicht ausgeschlossen werden, wenn die Patienten nicht für sich selbst sorgen können
— Bei Patienten, die aufgrund mangelnder Krankheitseinsicht oder Compliance immer wieder in bedrohliche Zustände geraten, kann ggf. eine Betreuung erforderlich sein.

▶ Zur Fahrtüchtigkeit siehe Kap. 25

4.2 Schizotype Störung (F21)

Die schizotype Störung ist eine eher seltene Störung.

> Die Patienten zeigen exzentrisches Verhalten und Anomalien des Denkens oder der Stimmung, die »schizophren« wirken, obwohl nie eindeutige oder charakteristische schizophrene Symptome aufgetreten sind. Es gibt keine typischen Symptome; folgende können vorhanden sein:
> — Unnahbarer, kalter Affekt
> — Exzentrisches Verhalten
> — Sozialer Rückzug
> — Seltsame Glaubensinhalte und magisches Denken
> — Misstrauen oder paranoide Ideen
> — Ungewöhnliche Wahrnehmungserlebnisse
> — Autistisches Versunkensein
> — Vage oder umständliche Sprache.

Die Störung kann gelegentlich in eine paranoid-halluzinatorische Schizophrenie übergehen. Die schizotype Störung ist häufiger bei Personen mit Schizophrenie in der Familie zu finden und gilt insofern als »schizophrene Spektrumsstörung«.

4.3 Wahnhafte Störung (F22.0)

Synonyma: Paranoia, paranoide Entwicklung, sensitiver Beziehungswahn nach Kretschmer

- Wahn oder Wahnsystem (oft ein Verfolgungswahn, hypochondrischer Wahn, Eifersuchtswahn oder Querulantenwahn); der Inhalt des Wahns kann häufig mit der Lebenssituation des Betroffenen in Bezug gesetzt werden
- Keine anhaltenden Halluzinationen
- Die allgemeinen Kriterien für eine Schizophrenie sind nicht erfüllt
- Depressive Symptome können im Verlauf vorkommen, vorausgesetzt, die Wahngedanken bestehen auch nach Rückbildung etwaiger affektiver Symptome weiter
- Dauer mindestens 3 Monate
- Beginn in der Regel im mittleren Alter
- Oft nicht ausreichend durch Antipsychotika zu beeinflussen.

> Manchmal erscheinen die Patienten – abgesehen von ihrem speziellen Wahnthema – in anderen Bereichen des Lebens durchaus realitätsbezogen.

Fallbeispiel: Wahnhafte Störung

Frau J. (58 Jahre) ist eine gepflegte, freundliche Dame. Sie hat bis zu ihrem 54. Lebensjahr als Bibliothekarin gearbeitet. Sie ist allein stehend. Sie erzählt dem Arzt detailreich, dass sie eine private Universität in der Nähe von München gegründet habe, die von den Behörden anerkannt sei und an der nur die besten Professoren aus dem In- und Ausland lehrten. Sie zeigt Briefe vor, aus denen hervorgeht, dass sich Wissenschaftler, die sie angeschrieben hat, für diese Universität interessieren. Auch hat sie reale Sponsoren für die Hochschule gefunden.

Eine Nachprüfung ergibt, dass die Universität nicht existiert. Frau J. ist allerdings keine Hochstaplerin; sie ist tatsächlich fest davon überzeugt, dass es diese Lehranstalt in einem Schloss in Bayern gibt; sie ist durch nichts davon abzubringen. Durch ihr vornehmes Auftreten hat sie bereits viele Menschen von deren Existenz überzeugen können.

Symptome einer Schizophrenie wie Verfolgungsideen, Stimmenhören, Knick in der Lebenslinie, emotionaler Rückzug usw. finden sich nicht. Eine Behandlung mit verschiedenen Neuroleptika ist erfolglos.

4.4 Vorübergehende akute psychotische Störungen (F23)

- Rascher Beginn (innerhalb von 2 Wochen), rasche spontane Rückbildung möglich, rasche Besserung unter Neuroleptika
- Oft ein schneller Wechsel der Symptome
- In manchen Fällen entsteht die Psychose nach einer akuten Belastung (Trauerfall, Arbeitsplatzverlust, Krieg, Folter, Gefängnis, sprachfremde Umgebung, aber auch Heirat)
- Hierzu gehört auch die »Angst-Glücks-Psychose« nach Leonhard (polymorph-psychotische Störung): Wechsel der Symptome innerhalb von Stunden und Tagen; Wechsel zwischen Glücksgefühl/Ekstase und Angst/Reizbarkeit; dabei Wahn und Halluzinationen.

4.5 Induzierte wahnhafte Störung (Folie à deux; symbiontische Psychose) (F24)

- Relativ selten
- Dabei haben 2 Personen den gleichen Wahn (meist Ehepaar, Geschwisterpaar) – der Induzierende und der Induzierte. Nur die induzierende Person ist wahnhaft psychotisch (z. B. Schizophrenie)
- Bei Trennung verschwindet der induzierte Wahn bei der anderen Person meist vollständig
- Charakteristisch ist eine enge Bindung der beiden Personen; das Paar ist von anderen Menschen relativ isoliert (z. B. in sprachfremder Umgebung).

Fallbeispiel: Folie à deux

Ein 68-jähriger Mann wird von seiner Frau zur freiwilligen Aufnahme in die Klinik gebracht. Nach Aussagen der Ehefrau habe er immer wieder im Zustand geistiger Umnachtung Möbel, Türen und Wände oder Mauern mit einer Bohrmaschine beschädigt. Der Mann räumt ein, für die Beschädigungen verantwortlich zu sein, gibt aber an, sich nicht daran erinnern zu können. Der psychopathologische Befund des Mannes stellt sich als unauffällig heraus, wie auch eine mehrtägige stationäre Beobachtung ergibt. Nachdem eine Klinikmitarbeiterin Fotos der Schäden in der Wohnung des Paars macht, stellt sich heraus, dass es sich nicht um mutwillige Zerstörungen, sondern um normalen Verschleiß handelt.

Die Ehefrau litt unter einem hirnorganisch bedingten Wahn, dass ihr Ehemann diese Schäden absichtlich herbeigeführt hatte, und der Ehemann ließ sich von ihr mit in dieses Wahnsystem einbauen, so dass er selbst glaubte, der Urheber der Schäden zu sein.

4.6 Schizoaffektive Störungen (F25)

> **Quick Start**
>
> **Schizoaffektive Störung:** Mischung aus schizophrenen Symptomen (wie paranoide Ideen und akustische Halluzinationen) und affektiven Symptomen (depressive oder manische Stimmung). Therapie: in schizomanischen Phasen Neuroleptika, ggf. in Kombination mit Lithium, Valproinsäure; in schizodepressiven Phasen Neuroleptika + Antidepressiva, ggf. in Kombination mit einem Mood Stabilizer (Lithium, Carbamazepin, Lamotrigin); im Intervall Phasenprophylaktika mit Mood Stabilizer oder atypischem Neuroleptikum

▌ Definition

- Bei einer schizoaffektiven Störung bestehen sowohl Symptome einer Schizophrenie (wie z. B. paranoide Ideen, Stimmenhören) als auch Symptome einer affektiven Störung gleichzeitig (oder nur durch wenige Tage getrennt) innerhalb einer Krankheitsepisode
- Es gibt **schizodepressive, schizomanische** und **gemischte** (depressiv-manische) Episoden. Schizoaffektive Störungen können **unipolar** verlaufen (nur schizomanische oder nur schizodepressive Phasen) oder **bipolar** mit beiden Ausprägungsformen.

Obwohl die schizoaffektiven Psychosen nach ICD-10 formal in der Gruppe »F2 – Schizophrenie, schizotype und wahnhafte Störungen« geführt werden, könnte man sie aufgrund ihrer Symptomatik prinzipiell auch zu den affektiven Störungen zu rechnen, da sie mit Affektstörungen einhergehen.

▌ Differenzialdiagnose

Die Differenzialdiagnose der schizoaffektiven Störungen gegenüber den affektiven Störungen (Manien/Depressionen) einerseits und gegenüber den Schizophrenien andererseits ist oft schwierig.
- Da Manien mit psychotischen Symptomen einhergehen können, ist vor allem eine klare diagnostische Abgrenzung einer schizomanischen Episode von einer wahnhaften Manie nicht einfach. Das Gleiche gilt für die Abgrenzung einer schizodepressiven Episode von einer wahnhaften depressiven Episode
- Schizoaffektive Psychosen nehmen im Hinblick auf zahlreiche Merkmale eine *Mittelstellung* zwischen Schizophrenien und affektiven Störungen ein (Tabelle 4.1). Klare Unterscheidungskriterien können jedoch nicht definiert werden. Auch mit Hilfe von multivariaten statistischen Verfahren konnten keine sicheren Unterscheidungsmerkmale entwickelt werden, da die Übergänge zwischen den drei diagnostischen Gruppen offensichtlich fließend sind. In den Praxis wird daher die Diagnose unter Abwägung aller Merkmale gestellt

Tabelle 4.1. Differenzialdiagnose der schizoaffektiven Störung gegenüber Schizophrenie und manischen/depressiven Erkrankungen; Therapie

Merkmale	Schizophrenie	Schizoaffektive Störung	Manische/depressive Erkrankungen
Symptomatik	psychotisch; affektive Symptome nur zeitweise	meist gleichzeitig psychotische und affektive Symptome	affektiv; psychotische Symptome nur zeitweise
Verlauf	kein bipolarer Verlauf	bipolar oder unipolar	bipolar oder unipolar
Affekt	eher flacher Affekt	mittelgradige oder starke Affektauslenkung in beide Richtungen	starke Affektauslenkung in beide Richtungen
Schlafstörungen	während akuter Phasen Schlafstörungen, aber meist keine deutliche Hyposomnie; manchmal Hypersomnie	oft ungestörter Schlaf, manchmal Hyposomnie oder Insomnie	Hyposomnie bei Manie, typische Schlafstörungen bei Depression
Wahn	stimmungsinkongruenter Wahn	häufig stimmungskongruenter, manchmal stimmungsinkongruenter Wahn	meist stimmungskongruenter Wahn
Rezidive	sehr häufig bzw. chronischer Verlauf	mittlere Rezidivhäufigkeit	Rezidive weniger häufig als bei schizoaffektiven Psychosen
Intervall	nie symptomfrei; im Intervall meist negative Symptomatik	oft symptomfrei, manchmal leichte Negativsymptomatik; kürzere Intervalle	symptomfrei; meist lange Intervalle
Berufliche und soziale Prognose	schlecht	mittelgradig	gut
Übergang in Residualzustand	praktisch immer	selten	fast nie
Geschlechterverteilung	Frauen = Männer	Frauen > Männer	Frauen ≫ Männer

4.6 · Schizoaffektive Störungen (F25)

Tabelle 4.1 (Fortsetzung)

Merkmale	Schizophrenie	Schizoaffektive Störung	Manische/depressive Erkrankungen
Therapie in der Akutphase	vorwiegend Neuroleptika	schizomanisch: vorwiegend Neuroleptika	Manie: vorwiegend Neuroleptika
		schizodepressiv: vorw. Neuroleptika + Antidepressiva	Depression: vorw. Antidepressiva
Rezidivprophylaxe	vorwiegend Neuroleptika	Mood Stabilizer oder Neuroleptika	Mood Stabilizer (auch Neuroleptika)
Therapeutisches Ansprechen auf Elektrokonvulsionstherapie (EKT)	mittelgradig	gut	gut (depressive Phasen)

- Bei einigen Patienten wird im Längsschnittverlauf die Diagnose geändert; häufig erfolgt später eine Zuordnung zur Schizophrenie oder affektiven Störung. Eine sorgfältige Differenzialdiagnose ist in Hinblick auf die unterschiedliche Behandlung wichtig.

> Die Diagnose einer schizoaffektiven Psychose sollte erst bei Vorliegen mehrerer eindeutig schizophrener Symptome gestellt werden.

Therapie

Akutbehandlung
- Schizomanische Episode: Neuroleptika, ggf. in Kombination mit Lithium, Valproinsäure
- Schizodepressive Episode: Neuroleptika und Antidepressiva kombiniert, ggf. Mood Stabilizer wie Lithium, Lamotrigin, Carbamazepin.

Rezidivprophylaxe
- Mood Stabilizer (Lithium u. a.)
- Atypische Neuroleptika.

Fallbeispiel: Schizoaffektive Psychose

Maria B., 47 Jahre, kommt mit schizomanischer Episode bei bekannter schizoaffektiver Störung (ICD-10: F25.0) zur stationären Aufnahme. Psychopathologischer Befund: Wache, bewusstseinsklare, zu allen Qualitäten voll orientierte Patientin, affektiv gehoben, distanzgemindert, logorrhoisch. Psychotische Symptome in Form von imperativen Stimmen, optischen Halluzinationen und Beziehungssetzungen: »Alles ist für mich gemacht und arrangiert!« Der Schlaf ist reduziert, der Appetit gleich bleibend. Akut bekam Frau B. 2,5 mg Lorazepam (Tavor Expidet) sowie 10 mg Haloperidol (Haldol) oral, wobei ihre Vormedikation (Valproinsäure 600 mg, Lorazepam 2 mg, Risperidon (Risperdal) 2 mg) sukzessive im Verlauf des Aufenthaltes unter EEG-, EKG- und Laborkontrollen erhöht wurde. Vier Wochen später konnte nach mehreren kurzen Hausbeurlaubungen zur Erprobung der Belastbarkeit im Alltag die Patientin weitgehend symptomfrei nach Hause entlassen werden.

4.7 Wochenbettpsychose/Wochenbettdepression

- *Definition:* häufig schwer verlaufende psychotische Erkrankung, die innerhalb von 6 Monaten nach Entbindung bei der Mutter auftritt
- *Wochenbettpsychosen verlaufen:*
  - in 2/3 der Fälle unter dem Bild einer schizoaffektiven Psychose, in den übrigen Fällen als
  - manische
  - depressive (meist mit somatischem/psychotischem Syndrom),
  - gemischte oder
  - rein psychotische Erkrankung
- *Häufigkeit:* ca. 0,1–0,3% aller Entbindungen
- *Beginn* in 70% der Fälle 1–2 Wochen nach der Geburt
- *Ursache:* ungeklärt; es wird angenommen, dass die raschen Hormonumstellungen nach der Geburt an der Ätiologie beteiligt sind
- *Gute Prognose:* Dauer ohne Behandlung einige Wochen bis Monate
- Bei weiteren Geburten kann in 1/3 der Fälle erneut eine Wochenbettpsychose auftreten
- Manche Frauen erkranken später erneut unabhängig vom Wochenbett; die Wochenbettpsychose stellt dann die Erstmanifestation einer Psychose oder affektiven Störung dar
- *Therapie:* gemäß den Prinzipien bei anderen psychotischen Störungen. Oft ist ein Abstillen erforderlich – ggf. mit Cabergolin (Dostinex), wenn die Schwere der Erkrankung den Einsatz von Neuroleptika u. a. erforderlich macht
- *Differenzialdiagnose:* In den ersten Tagen nach der Entbindung kann bei 50–70% aller Entbindungen der so genannte Baby-Blues (»Heultage«) mit depressiver Stimmung bzw. Stimmungsschwankungen auftreten – hier ist meist keine Behandlung notwendig.

 Besonders bei depressiv gefärbten Wochenbettpsychosen besteht u. U. die Gefahr eines Suizids oder der Kindstötung.

5 Affektive Störungen (F3)

> Unter affektiven Störungen versteht man Erkrankungen, die mit Störungen der Affekte (niedergeschlagene Stimmung/Hochstimmung) einhergehen, also Depressionen und Manien.

> Unter **bipolaren Störungen** versteht man Erkrankungen, die mal mit maniformen, mal mit depressiven Episoden einhergehen – im Gegensatz zu den **unipolaren Störungen**, bei denen entweder nur manische oder nur depressive Episoden vorkommen. Zu den bipolaren affektiven Störungen gehören die manisch-depressive Erkrankung und die schizoaffektiven Störungen.

- Lebenszeitprävalenz: 5–10%
- Bipolare Störungen: 1,5%
- Chronischer rezidivierender Verlauf bei unipolar Depressiven: 40–80%; bei bipolar Depressiven: 95%
- 15% der Kranken mit affektiven Störungen sterben durch Suizid (Mortalität 30-fach erhöht)
- 50% der Suizidtoten litten an einer affektiven Störung. Nur ein Bruchteil der Suizidtoten war zum Zeitpunkt des Todes antidepressiv behandelt worden
- Höheres Suizidrisiko bei unipolar Depressiven als bei bipolar Depressiven
- Spontane Rezidivrate: 40–100%
- Geringeres Rezidivrisiko bei unipolar-depressiv Kranken
- »Akzeleration«: zunehmende Episodenfrequenz (ein im Krankheitsverlauf zunehmendes Rezidivrisiko).

5.1 Depression (F32)

Depressionen gehören zu den häufigsten psychiatrischen Erkrankungen. In psychiatrischen Kliniken stellen Patienten mit Depressionen die häufigste Diagnose dar.

Symptome

> **Quick Start**
>
> **Depression:** Leitsymptome: niedergeschlagene Stimmung, Antriebs- und Interessenverlust. In schwereren Fällen somatisches Syndrom (z.B. mit Früherwachen) oder psychotisches Syndrom (z.B. mit Verarmungswahn). Therapie: Antidepressiva und Psychotherapie; bei psychotischem Syndrom auch Neuroleptika; in anderweitig therapieresistenten Fällen EKT

Affektive Symptome

- Gedrückte Stimmung: Niedergeschlagenheit, Traurigkeit. Die Patienten sind bei schweren Depressionen nicht aufzuheitern
- Grübeln: sich aufdrängende Gedanken, die immer um die gleichen belastenden Themen kreisen
- Interessenverlust: Hobbies werden vernachlässigt
- Außenkontakte werden reduziert, gesellschaftliche Veranstaltungen vermieden; die Patienten versuchen auf der Straße Begegnungen mit Bekannten auszuweichen
- Energie- und Antriebsverlust; einfache Verrichtungen fallen unendlich schwer (»Die Arbeit liegt wie ein Berg vor mir«)
- Konzentrations- und Gedächtnisstörungen, die dadurch entstehen, dass durch ständiges Grübeln die Fokussierung auf alltägliche Verrichtungen wie Kochen schwer fällt, die aber nicht auf tatsächlichen kognitiven Einschränkungen beruhen
- Entscheidungen fallen extrem schwer, auch bei kleineren Problemen
- Gefühl der Gefühllosigkeit: Der Patient kann nicht lachen, aber auch nicht weinen. Er erlebt sich als gefühlsverarmt, leer oder verödet, nicht nur, was Freude angeht, sondern auch für Trauer und andere Emotionen – ein außerordentlich quälender Zustand von Emotionslosigkeit. Die Patienten sehnen sich sogar nach negativen Emotionen (»Ich möchte wieder weinen können«). Wenn ein schwer Depressiver in diesem Zustand einen Trauerfall erlebt, kann er nicht trauern – das geht erst bei Besserung der Depression. Dieses Symptom ist ein Hinweis auf besonders schwere Depressionen
- Psychomotorische Hemmung: Der Patient sitzt mit versteinertem Gesicht unbeweglich auf einem Stuhl, die Sprache ist wortkarg
- Verlangsamtes Denken, Denkhemmung
- Agitiertheit: Der Patient läuft aufgeregt auf und ab
- Klagsamkeit, Jammern und Ängstlichkeit werden ausdrucksstark in Worten, Mimik und Gestik vorgetragen
- Mangelnde Reagibilität auf günstige oder negative Ereignisse. Die frischgebackene Großmutter freut sich nicht über die Geburt eines Enkelkindes; den Friseur lässt ein Lottogewinn von 15000 € völlig kalt
- Morgentief: Morgens ist die Depression schwerer. Nachmittags, z.B. ab 15 Uhr, geht es leichter (Tagesschwankung)

- **Dysphorie:** missmutige Verstimmtheit. Der Patient ist übellaunig, mürrisch, moros, nörgelnd, missgestimmt, unzufrieden, ärgerlich
- Ängstlichkeit: Die Patienten haben oft eine ungerichtete Angst (ohne zu wissen, wovor) oder eine übertriebene Angst, dass ihren Verwandten oder anderen nahestehenden Personen etwas zustoßen könnte (wie bei der generalisierten Angststörung)
- Insuffizienzgefühle, mangelndes Selbstwertgefühl: Das Vertrauen in die eigene Leistungsfähigkeit oder den eigenen Wert ist vermindert (»Ich bin nichts wert, keiner würde mir nachtrauern«)
- Schuldgefühle: Übertriebene und unrealistische Schuldgefühle (»Ich falle meiner Familie zur Last«). Vor allem bei den schweren Depressionen zeigt der »Zeiger der Schuld« auf den Patienten selbst, während bei leichteren Depressionen oder Anpassungsstörungen anderen Menschen die Schuld am Unglück des Patienten gegeben wird; bei wahnhaften (psychotischen) Depressionen in Form von Schuldwahn
- Suizidgedanken bzw. Suizidversuche

Schlafstörungen
- Einschlafstörungen: Manche Patienten mit schweren Depressionen können oft rasch einschlafen, haben aber dann Früherwachen.
- Zerhackter Schlaf: mehrfaches Erwachen pro Nacht mit subjektivem Leiden, Verlängerung der Zeit bis zum Einschlafen
- **Früherwachen:** ein wichtiges Symptom zur Erkennung besonders schwerer Depressionen. Der Patient wacht an den meisten Tagen morgens um 3 oder 4 Uhr auf, obwohl er erst um 7 aufstehen müsste. Danach kann er nicht wieder einschlafen
- **Hypersomnie:** verlängerte Schlafdauer, bei 10% der Patienten. Bei saisonalen Depressionen (s.u.) möglich
- Tagesmüdigkeit: Die Patienten haben morgens um 11 Uhr bereits wieder das Gefühl, sich hinlegen zu müssen

Körperliche Störungen (Vitalstörungen)
- Druckgefühl oder Schmerzen in der Brust
- Druckgefühl im Kopf
- Appetitverlust
- Gewichtsverlust: Für eine schwere Depression spricht ein Gewichtsverlust von über 5% des Körpergewichts in 4 Wochen (abzugrenzen von absichtlichem Gewichtsverlust bei Schlankheitskur oder Anorexie)
- Obstipation überzufällig häufig
- Bei Frauen Menstruationsstörungen
- Libidoverlust (Scheuen Sie sich nicht, Fragen zum Sexualleben zu stellen. Meist ist der Patient nicht peinlich berührt, sondern eher dankbar, da vorher dieses Thema niemand angesprochen hat)

Psychotische Symptome

— Wahn
  Typisch sind:
  - **Verarmungswahn** (»Das Geld reicht nicht, die Krankenkasse bezahlt den Arzt nicht, die Kinder verhungern«)
  - **Schuldwahn** (»Ich habe das ganze Dorf in Unglück gestürzt, wegen mir muss das Vieh verdursten«)
  - **Hypochondrischer Wahn:** Angst, unheilbar an Krebs erkrankt zu sein
  - **Nihilistischer Wahn:** wahnhafte Überzeugung, nichts zu sein, nicht mehr zu existieren (»Die Welt ist nicht existent, es ist alles nur ein böser Traum«)
  - **Versündigungswahn:** wahnhafte Überzeugung, schwere Sünden begangen zu haben, die dann Krankheitsursache sind (oder sein können). Die Sünden sind oft läppische Kleinigkeiten, die Jahrzehnte zurückliegen (als Kind Kaugummi im Supermarkt gestohlen)
  - **Kleinheitswahn (Nichtigkeitswahn):** wahnhafte Überzeugung klein, nichtig, verloren, unbedeutend zu sein
— **Halluzinationen:** Bei sehr schweren Depressionen können auch akustische Halluzinationen auftreten (Stimmenhören), die zu einer Verwechslung mit einer Schizophrenie führen könnten. Auch **Geruchshalluzinationen** i. S. von Fäulnis und Verwesung kommen (selten) vor
— Fehlende Krankheitseinsicht (»Kein Arzt kann mir helfen«)
— **Depressiver Stupor:** Dies ist die schwerste Form der Depression. Der Kranke nimmt keinen Kontakt mehr zur Umgebung auf, antwortet nicht auf Fragen, stammelt manchmal nur unverständliche Silben oder Wörter, wiederholt sich dabei (perseveriert), zeigt Stereotypien oder verharrt bewegungslos im Sitzen oder im Liegen

❚ Einteilung der Depressionen nach ICD-10

Die ICD-Einteilung ist hilfreich bei Einschätzung der Schwere der Depression.

A gedrückte Stimmung
B Interessenverlust, Freudlosigkeit
C Verminderung des Antriebs (Ermüdbarkeit, Aktivitätseinschränkung)

1. Verminderung von Konzentration und Aufmerksamkeit
2. Vermindertes Selbstwertgefühl und Selbstvertrauen
3. Schuldgefühle, Gefühle von Wertlosigkeit
4. Negative und pessimistische Zukunftsperspektiven
5. Gedanken an (bzw. erfolgte) Selbstverletzung oder Suizidhandlungen
6. Schlafstörungen
7. Verminderter Appetit

5.1 · Depression (F32)

Schweregradeinteilung nach ICD-10

Schweregrad	Bedingungen	ICD-10
Leicht	mindestens 2 von A–C und mindestens 2 von 1–7	F32.0
Mittel	mindestens 2 von A–C und mindestens insgesamt 6 von A-C und 1–7	F32.1
ohne somatisches Syndrom		F32.10
mit somatischem Syndrom	somatisches Syndrom	F32.11
Schwer	alle 3 von A–C, mindestens 5 von 1–7, somatisches Syndrom	
ohne psychotisches Syndrom		F32.2
mit psychotischem Syndrom	psychotisches Syndrom	F32.3

 Die Diagnose einer schweren depressiven Episode setzt das Vorhandensein eines somatischen Syndroms voraus.

Somatisches Syndrom bei Depressionen nach ICD-10
Mindestens 4 der folgenden 8 Symptome:

- Interessenverlust
- Mangelnde Reagibilität
- Früherwachen
- Morgentief
- Hemmung oder Agitiertheit
- Appetitverlust
- Gewichtsverlust >5% des Körpergewichts
- Libidoverlust

Das somatische Syndrom hat also wenig mit dem veralteten Begriff »somatisierte Depression« zu tun, der der heutigen Somatisierungsstörung entspricht (siehe dort).

 Das Vorliegen eines somatischen Syndroms hat insofern Bedeutung, dass diese Depressionen sich besonders gut durch »somatische« Therapien (wie Antidepressiva, Schlafentzug, EKT) beeinflussen lassen. Nach Ansicht mancher Psychiater wirken trizyklische Antidepressiva hier besser als andere Antidepressiva (Studienlage nicht konsistent).

Psychotisches Syndrom bei Depressionen (wahnhafte Depression) nach ICD-10

- Wahn
- Halluzinationen
- Depressiver Stupor

> Das Vorliegen eines psychotischen Syndroms hat insofern Bedeutung, als dass hier oft neben Antidepressiva auch Neuroleptika eingesetzt werden.

Formen

- **Ängstlich-agitierte Depression:** Diese Depressionsform ist durch ein Überwiegen von Unruhezuständen, Schreckhaftigkeit und Ängstlichkeit gekennzeichnet. Die Patienten sind sehr besorgt und laufen unruhig hin und her. Sie klagen über Angstsymptome wie z. B. Herzrasen, Zittern oder Luftnot bis hin zu vollständigen Panikattacken
- **Gehemmt-apathische Depression:** Die Patienten klagen über Energieverlust und Müdigkeit. Auf normalerweise freudige Ereignisse reagieren sie nicht mit positiven Gefühlsäußerungen; auch traurige Ereignisse lassen sie scheinbar unberührt
- **Anankastische Depression:** mit Zwangsgedanken/-handlungen wie bei einer Zwangsstörung. Im Gegensatz zur Zwangsstörung kommt es hier immer zu einer kompletten Besserung der Zwangssymptome, wenn die Depression gebessert wird
- **Saisonale affektive Störung:** Depression, die regelmäßig in den dunklen Jahreszeiten auftritt. Merkmale (zusätzlich zu den anderen Depressionssymptomen):
  - Gereiztheit
  - Heißhunger auf Kohlenhydrate (»carbohydrate craving«)
  - Kälteempfindlichkeit
  - Gewichtszunahme
  - vermehrtes Schlafbedürfnis
  - soll angeblich durch Lichttherapie beeinflussbar sein (Studienlage inkonsistent).

Veraltete Depressionseinteilungen

Die folgenden Begriffe wurden abgeschafft, weil sich die dahinter stehenden Konstrukte nicht als valide erwiesen hatten. Da sie hin und wieder verwendet werden, sollen sie hier dennoch erläutert werden:
- »Endogene« Depression: entspricht der heutigen »depressiven Episode mit somatischem (und/oder psychotischem) Syndrom«

5.1 · Depression (F32)

- »Neurotische« Depression: entspricht der heutigen »leichten oder mittleren depressiven Episode ohne somatisches Syndrom« oder der »Dysthymie«
- Die Einteilung in endogene und neurotische Depressionen wurde fallengelassen, nachdem man mit Hilfe multivariater statistischer Verfahren festgestellt hatte, dass diese klare Trennung in der Realität nicht verlässlich vollzogen werden kann. Auch die Trennung in Depressionen, die nur mit Medikamenten und solche, die nur mit Psychotherapie behandelt wurden, war nicht hilfreich. Heute werden alle Depressionen mit Medikamenten und (im günstigsten Fall) mit Psychotherapie behandelt. Allerdings ist bei den schweren Depressionen mit psychotischem Syndrom die Einsatzmöglichkeit der Psychotherapie begrenzt, während Antidepressiva und EKT oft eine deutliche Wirkung haben
- »Larvierte« (versteckte) Depression: Damit war eine Depression gemeint, die sich hinter Klagen über körperliche Symptome wie Schmerzen u. a. versteckt, wobei die eigentlichen Depressionssymptome im Hintergrund stehen. Diese Form entspricht am ehesten der heutigen Somatisierungsstörung. Sie wurde auch als »somatisierte Depression« bezeichnet.

> Früher gab es noch den Begriff der »reaktiven Depression«. Damit waren verständliche depressive Reaktionen nach belastenden Ereignissen (z. B. Tod eines nahen Angehörigen, Scheidung, Arbeitsplatzverlust) gemeint. Diese Reaktion wird heute nicht mehr als »Depression«, sondern als **Anpassungsstörung** (s. u.) bezeichnet.

Differenzialdiagnose

- Generalisierte Angststörung: Hier können auch Symptome wie Schlaflosigkeit, Konzentrationsstörungen u. a. auftreten; allerdings steht die Angst im Vordergrund
- Andere Angststörungen (Panikstörung, soziale Phobie)
- Depressive Episode bei schizoaffektiver Störung
- Depressive Syndrome im Rahmen einer postpsychotischen Phase bei Schizophrenie
- Organische depressive Syndrome (eher selten)
- Bei schweren Depressionen ist bei älteren Patienten gelegentlich eine Abgrenzung gegenüber einer Demenz schwierig.

> Viele Depressive glauben, ihr Gedächtnis zu verlieren, nichts mehr auf die Reihe zu bekommen oder gar zu »verblöden«. Man spricht dann von **Pseudodemenz**. Testpsychologische Untersuchungen der Mnestik ergeben bei Depressiven Normalbefunde oder allenfalls leichte Beeinträchtigungen, die aber subjektiv als sehr schwer erlebt werden. Die Pseudodemenz bessert sich mit der Remission der Depression.

Verlauf

- Eine unbehandelte Depression kann zwischen mehreren Monaten und mehreren Jahren anhalten, im Durchschnitt etwa 1 Jahr
- Bei Depressionen mit somatischem Syndrom kommt es in 75% der Fälle zu einem Rezidiv. Je mehr frühere Episoden und je kürzer die Abstände zwischen den Phasen, desto höher das Rezidivrisiko
- Manche Depressionsformen haben einen chronischen Verlauf.

Häufigkeit

- Die unipolare »Major Depression« hat eine 1-Jahres-Prävalenz von 5,0%
- Depressionen sind bei Frauen doppelt so häufig wie bei Männern – und das im Wesentlichen unabhängig von der Kultur.

Ursachen

Depressionen entstehen wie alle psychischen Erkrankungen durch ein Zusammenspiel von biologischen und psychischen Faktoren. Folgende Hypothesen zur Ätiologie werden diskutiert:

Biologische Faktoren
- Genetische Disposition: gleichzeitiges Auftreten bei beiden Zwillingen (Konkordanzrate) bei unipolarer Depression bei eineiigen Zwillingen 50%, bei zweieiigen 20%. Erkrankungsrisiko für Kinder bei einem Elternteil mit unipolarer Depression 10%. Risiko bei bipolaren Störungen noch höher (siehe dort)
- Neurotransmitterstörungen: Katecholaminhypothese (Serotonin/Noradrenalin). Alle Antidepressiva erhöhen die Wirkung von Serotonin und/oder Noradrenalin im Gehirn
- Störungen der Hypothalamus-Hypophysen-Nebennierenrinden-Achse werden vermutet
- Nachweise von morphologischen Gehirnveränderungen durch Magnetresonanztomographie und andere bildgebende Verfahren
- Saisonale Einflüsse: Die Häufung von Depressionen im Herbst und Frühjahr und das verstärkte Auftreten von Depressionen in nördlichen Ländern lassen auf Lichtmangel als möglichen ätiologischen Faktor schließen
- Hormonelle Einflüsse: Das gehäufte Auftreten von Depressionen im Wochenbett wird durch Hormonveränderungen erklärt
- Organische Schädigungen oder Medikamente können Depressionen auslösen.

Psychische Faktoren
- Traumatische Kindheitserlebnisse (Trennung von den Eltern, sexueller Missbrauch) finden sich gehäuft bei Depressionen, aber nicht deutlich erhöht bei den schwereren Formen mit somatischem und psychotischem Syndrom.
- Belastende Ereignisse im Erwachsenenalter (Ehescheidung, Todesfall) werden mit Depressionen in Verbindung gebracht, führen aber eher zu Anpassungsstörungen (akute Belastungsreaktion oder posttraumatische Belastungsstörung), die eine andere Symptomatik haben.
- Überdauernde Persönlichkeitsfaktoren, wie zum Beispiel eine zwanghafte Persönlichkeit, wurden mit einer Prädisposition für Depressionen in Verbindung gebracht.
- Lerntheoretische Erklärungen: ins Negative verzerrte Wahrnehmungen der eigenen Person, der Umwelt und der Zukunft erhöhen die Anfälligkeit für Stressfaktoren.
- Das mit Hilfe von Tierexperimenten entwickelte Paradigma der »erlernten Hilflosigkeit« (Seligman) erklärt Depressionen durch lang dauernde, als unkontrollierbar empfundene psychische Belastungen.

Therapie

Depressionen werden vorwiegend mit Antidepressiva und Psychotherapie behandelt, wobei diese beiden Behandlungsmodalitäten synergistisch wirken.
- Antidepressiva (wichtigste Behandlungsform)
- Neuroleptika (nur als Komedikation mit Antidepressiva bei wahnhafter Depression)
- Benzodiazepine (nur kurzfristig zur Überbrückung der Zeit bis zum Wirkeintritt der Antidepressiva oder bei Suizidalität; haben keine antidepressive Wirkung)
- Augmentation mit Lithium (Hinzufügen von Lithium zu einer bestehenden Antidepressivatherapie)
- Augmentation mit Schilddrüsenhormonen (Wirkung umstritten)
- Psychotherapie (Verhaltenstherapie, interpersonelle Therapie)
- Elektrokonvulsionstherapie (EKT) – fast ausschließlich bei therapieresistenten schweren bzw. *wahnhaften* Depressionen nach dem Versagen von medikamentösen Therapien
- Schlafentzug; kann auch mit Lichttherapie kombiniert werden
- Lichttherapie (Wirkung umstritten, da noch nicht ausreichend durch kontrollierte Studien nachgewiesen)
- Repetitive transkranielle Magnetstimulation (rTMS; Wirkung umstritten, da noch nicht ausreichend durch kontrollierte Studien nachgewiesen)
- Vagusnervstimulation (VNS; invasive Methode, die nicht ausreichend durch kontrollierte Studien abgesichert ist).

Probleme der Depressionsbehandlung
- Heterogenität der Depressionen
- Pharmakologische Probleme (einschl. Compliance)
- Psychotherapiefähigkeit
- Kontraindikationen von Pharmakotherapien
- Nur ein Teil der Patienten spricht an (Nonresponse, Chronifizierung)
- Teilweise lange Ansprechdauer
- Rezidivneigung.

▶ Näheres zur Behandlung mit Antidepressiva: siehe Kap. 19.3.

Fallbeispiel: Schwere depressive Episode mit psychotischem Syndrom

Renate G., 54 Jahre, Landwirtin, entwickelt im Anschluss an eine gut überstandene Galleoperation eine Depression mit niedergeschlagener Stimmung und erniedrigtem Selbstwertgefühl. Sie ist psychomotorisch unruhig und klagt laut über zahlreiche Sorgen. Ihr Appetit hat stark abgenommen; in 4 Wochen hat sie 6 kg an Gewicht verloren. Sie leidet unter starkem Antriebsmangel. Sie hat jedes Interesse an Hobbies verloren und weigert sich, mit ihrem Mann soziale Zusammenkünfte wie die Konfirmation der Enkelin oder das Dorffest aufzusuchen. Vor dem Auftreten der Depression sei sie ein sehr lebenslustiger und geselliger Mensch gewesen.

Sie geht um 20 Uhr bereits ins Bett, hat aber einen sehr unruhigen Schlaf und liegt immer wieder wach. Sie wacht jeden Morgen um 4 Uhr auf; sie muss dann das Bett verlassen und wandert stundenlang umher. Sie wird von der Furcht getrieben, ihre tägliche Arbeit nicht schaffen zu können. Um 11 Uhr morgens will sie sich am liebsten wieder zum Schlafen hinlegen.

Alle Entscheidungen fallen extrem schwer; so grübelt sie zum Beispiel mehrere Stunden lang, ob sie am nächsten Sonntag Rouladen oder einen Schweinebraten zum Mittagessen machen will. Gegen 15 Uhr kommt es regelmäßig zu einer Aufhellung der Stimmung, wobei allerdings noch eine deutlich depressive Stimmung bleibt.

Erst als psychotische Symptome auftreten, wird die Patientin von ihrer Familie bei einem Arzt vorgestellt. Renate G. entwickelt einen Verarmungswahn; sie nimmt an, dass der Bauernhof bankrott sei, dass alle Maschinen bereits gepfändet seien. Sie weigert sich anfänglich, ins Krankenhaus zu gehen, da sie keine Kleider zum Anziehen habe – all ihr Hab und Gut sei bereits von Gläubigern mitgenommen worden. Sie lässt sich durch nichts davon überzeugen, dass die Familie finanziell gut dastehe; die ihr vorgezeigten Kontoauszüge hält sie für gefälscht.

In der Klinik wird sie mit Venlafaxin 225 mg/Tag behandelt. Zusätzlich erhält sie 4 mg Risperidon/Tag, um die psychotischen Symptome zu bessern. Wegen der starken psychomotorischen Unruhe erhält sie in den ersten 2 Wochen eine Benzodiazepin-Medikation. Nach fünf Wochen hellt sich ihre Stimmung deutlich auf; nach weiteren zwei Wochen kann sie komplett remittiert entlassen werden.

5.2 Manie (F30)

> **Quick Start**
>
> **Manie:** überschwängliche oder reizbare Stimmung, Selbstüberschätzung, Rededrang, Kaufrausch und extrem verkürzter Schlaf. Therapie: Antipsychotika; im Intervall Phasenprophylaktika (Lithium u. a.)

❚ Definition

Die Manie ist ungefähr das Gegenteil einer Depression. Manien können im Rahmen bipolarer Störungen, aber auch seltener isoliert auftreten. In den Intervallen kommt es in der Regel zu einer vollständigen Gesundung.

❚ Symptome

- **Gehobene, überschwängliche Stimmung:** Euphorie bis hin zum strahlenden Glücksgefühl: Die Kranken sind übertrieben fröhlich, reißen Witze und können ihre Mitmenschen mit Fröhlichkeit anstecken
- **Reizbare Stimmung:** Gelegentlich kann die Stimmung auch eher aggressiv sein; besonders bei ausgeprägter, als belastend empfundener Ideenflucht oder bei paranoiden Symptomen
- Gesteigerte Aktivität (Parties organisieren usw.) bis hin zur psychomotorischen Agitation; hochfliegende Pläne
- **Übersteigertes Selbstbewusstsein**
- Selbst- oder Fremdgefährdung durch riskantes oder tollkühnes Verhalten (wie schnelles, verantwortungsloses Autofahren)
- **Vermindertes Schlafbedürfnis:** Der Patient kommt mit 2–3 Stunden Schlaf aus und ist dann frisch und wach. Der Schlafmangel ist manchmal an den geröteten Augen des Patienten erkennbar
- **Rededrang (Logorrhoe):** Der Patient redet ohne Punkt und Komma
- **Ideenflucht:** Der Patient wechselt rasch das Thema, kommt »vom Hundertsten ins Tausendste«; eine Idee ergibt die andere; es ist unmöglich, an einem Punkt zu bleiben, die Gedanken zu sortieren, weil immer weiter gedacht werden muss – man fühlt sich von den eigenen Ideen fortgerissen. Kein Ziel des Denkens, sondern rasche Assoziationskette
- **Ablenkbarkeit:** ständiger Wechsel von Aktivitäten und Plänen
- **Kaufrausch** (Kaufen von Dingen, die sich der Patient nicht leisten kann)
- **Distanzlosigkeit:** plumpe Vertraulichkeit; Patient duzt den Arzt oder beleidigt den Vorgesetzten
- **Sexuelle Enthemmung:** Nicht selten fangen die Patienten wahllos Flirts an oder drohen ihren Ehepartnern mit Scheidung
- Manchmal Unterdrückung des Hungergefühls

- Wahnideen sind möglich. Meist Größenwahn (Megalomanie), aber auch Verfolgungswahn möglich: »Die Ölfirmen verfolgen mich, weil ich einen neuen Treibstoff erfunden habe«
- Akustische Halluzinationen sind möglich
- Fehlende Krankheitseinsicht, oft Verweigerung einer Behandlung

Man sollte meinen, dass Psychiater den überaus positiv empfundenen Zustand der Manie nicht mit Medikamenten wegtherapieren sollten. Es ist aber so, dass die sozialen Folgen einer Manie katastrophal sein können und von den Patienten im gesunden Intervall oft tief bereut werden.

 Suizidgedanken treten naturgemäß bei einer Manie praktisch nie auf; bei gemischten Episoden (s. u.) ist die Suizidalität jedoch besonders hoch.

Formen

Die folgenden Formen werden klinisch unterschieden, wobei sich diese Zustände vermischen können:
- **Fröhliche Manie:** Der Patient ist freundlich, oft kooperativ und hat in der Regel keine psychotischen Symptome
- **Reizbare Manie:** gereizte bis aggressive Stimmung, Fremdaggressivität möglich
- **Verworrene Manie:** Die Ideenflucht ist so ausgeprägt, dass der Patient davon gequält wird. Oft ist ein geordnetes Gespräch nicht möglich, die Äußerungen des Patienten sind nicht verständlich bis hin zum Wortsalat
- Manie mit psychotischen Symptomen wie Wahn und Halluzinationen.

Differenzialdiagnose

- **Hypomanie** (Zustand leicht gehobener Stimmung, der noch kein krankhaftes Ausmaß annimmt; tritt manchmal nach einer überstandenen Depression auf)
- Schizophrenie (hier sind Größenideen nicht selten)
- Schizoaffektive Psychose, derzeit manische oder gemischte Episode
- Medikamenteninduziert (z. B. Kortison)
- Psychostimulanzienintoxikationen (z. B. Kokain-Intoxikation)
- Kurze Augenblicke im Rahmen von Alkoholintoxikationen
- Progressive Paralyse (die psychiatrische Ausprägungsform der Lues)
- Bestimmte Stadien im Rahmen von frontotemporalen Demenzen
- MS oder andere Enzephalitiden
- (selten:) Persönlichkeitsstörungen

5.2 · Manie (F30)

- Zustände höchsten Glücks (keine psychische Krankheit!)
- Verliebtheit (keine psychische Krankheit!).

Verlauf

- Verschiedene Verlaufsformen sind möglich: nur Manien (unipolare Manie; selten) oder mit abwechselnden manischen und depressiven Phasen (bipolare affektive Störung)
- Gesunde Intervalle dauern zwischen einigen Tagen und mehreren Jahrzehnten
- Dauer ohne Behandlung: zwischen mehreren Tagen und mehreren Monaten, im Durchschnitt ca. 3 Monate.

Häufigkeit

- 0,8%.

Ursachen

- Die neurobiologischen Hintergründe der Manien sind nicht ausreichend erforscht
- Genetik: bei unipolaren Manien Konkordanz für eineiige Zwillinge 70%, für zweieiige: 20%.

Therapie

Akuttherapie
- Hochpotente Neuroleptika mit stärker sedierender Komponente (wie Olanzapin, Quetiapin, Perphenazin)
- Benzodiazepine
- Valproinsäure, Carbamazepin
- Lithium (wirkt erst nach ein paar Tagen, daher für die Akuttherapie nicht gut geeignet).

Rezidivprophylaxe
- Lithium (wichtigstes Medikament)
- Valproinsäure
- Carbamazepin.

▶ Näheres zur Pharmakotherapie der Manie: siehe Kap. 19.2 (Antipsychotika) und 19.4 (Phasenprophylaktika).

▌ Rechtliche Aspekte

— Bei manischen Patienten besteht oft keine Krankheitseinsicht
— Bei Selbst- oder Fremdgefährdung (z. B. durch schnelles Autofahren oder Aggressivität bei reizbarer Manie) ist ggf. eine Unterbringung nach dem Psych-KG erforderlich
— Auch bei einer verworrenen Manie kann ggf. eine Selbst- oder Fremdgefährdung nicht ausgeschlossen werden, da die Patienten so verwirrt sind, dass sie nicht für sich selbst sorgen können
— Verwandte können erheblich unter der Umtriebigkeit oder dem Kaufrausch eines manischen Patienten leiden und drängen daher oft auf eine Zwangseinweisung; diese ist allerdings nur bei eindeutiger Selbst- oder Fremdgefährdung möglich.

 Im Rahmen einer Manie abgeschlossene Kaufverträge können meist wegen mangelnder Geschäftsfähigkeit mit ärztlichem Attest rückgängig gemacht werden.

Fallbeispiel: Manie

Der 48-jährige Horst G., Mitarbeiter in einem Elektronikfachgeschäft, kommt nach telefonischer Vorankündigung durch seinen Nervenarzt mit seiner Frau zur stationären Aufnahme in die Psychiatrie.

Der Patient ist gut gelaunt, ausnehmend freundlich und spricht in etwas distanzloser Weise alle Klinikmitarbeiter und Mitpatienten an. Im Gespräch redet er ohne Punkt und Komma. Seine Gedankengänge sind dabei noch nachvollziehbar; er kommt aber schnell von einem Thema auf das nächste.

Durch seine Ehefrau ist zu erfahren, dass er in der letzten Nacht gar nicht und in den Nächten davor nur 2–3 Stunden geschlafen hat. Seit etwa zwei Wochen sei er Tag und Nacht in Kneipen unterwegs. Er erzähle ständig Witze und versuche, seine Verwandten und Freunde zu Parties zu animieren. Er habe mit seinem Luftgewehr in die Luft geschossen (»aus Liebe zu Deutschland«) und damit Passanten erschreckt.

Der Patient berichtet detailreich, er habe den Mercedes seines Bruders ohne dessen Wissen ausgeliehen. Mit dem Auto sei er nach Amsterdam gefahren und habe sich dort im Grand Hotel Krasnapolsky eingemietet. Er habe dort einige junge Leute zu einer Champagnerparty eingeladen und dann, ohne die Rechnung zu begleichen, das Weite gesucht. Hinterher habe er auf einer Party auf dem Hausboot eines afrikanischen Drogendealers eine Dame aus Thailand kennengelernt, mit der er einige Zeit herumgezogen sei, bis sie ihn verließ, nachdem sein Geld ausging. Er sei dann nach Hause gefahren.

Die Ehefrau des Patienten ist völlig verzweifelt, da sich durch das umtriebige Verhalten ihres Mannes Rechnungen in Höhe von 20 000 Euro angesammelt hatten. Der Mercedes des Bruders weise vier verschiedene Blechschäden auf. Nach ihren Angaben seien vor 7 und 3 Jahren bereits schon einmal manische Phasen aufgetreten.

Horst G. zeigt sich unbeeindruckt von den Vorwürfen seiner Frau. Er deutet an, dass er seine Frau sowieso demnächst verlassen werde, da er sich eine jüngere Frau suchen wolle, und versucht in dem Gespräch, dem Arzt seine Lebensphilosophie nahe zu bringen. Er hat keine Krankheitseinsicht und will die Klinik wieder verlassen, da er wichtige, finanziell äußerst lukrative Geschäfte organisieren müsse.

Wegen der gefährlichen Autofahrten kommt es zu einer Zwangseinweisung nach dem PsychKG.

Eine Medikation mit einem atypischen Antipsychotikum wirkt wegen der Schwere der Manie nicht ausreichend, so dass der Patient auf ein typisches Neuroleptikum (Perphenazin) umgesetzt wird. Nach wenigen Tagen deutliche Besserung. Nach drei Wochen kann das Neuroleptikum reduziert werden, und der Patient wird in stabilisiertem und ausgeglichenem Zustand in die ambulante Weiterbehandlung seines Nervenarztes entlassen. Es wird eine Rezidivprophylaxe mit Lithium angesetzt.

5.3 Bipolare affektive Störungen (F31)

Quick Start

Bipolare Störung: Depressive Phasen, manische Phasen und gesunde Intervalle wechseln sich ab. Therapie: Während der Phasen je nach Syndrom Antidepressiva bzw. Neuroleptika. Im Intervall Phasenprophylaktika (Lithium u.a.)

■ Definition

- Unter **bipolaren Störungen** versteht man Erkrankungen, die mal mit maniformen, mal mit depressiven Episoden einhergehen – im Gegensatz zu den **unipolaren Störungen,** bei denen entweder nur manische oder nur depressive Episoden vorkommen
- Nach einer überstandenen Depression kann eine **Hypomanie** auftreten. Hierbei handelt es sich um einen Zustand leicht gehobener, fröhlicher Stimmung, die noch kein krankhaftes Ausmaß annimmt und ohne psychotische Symptome einhergeht – wahrscheinlich der beste Zustand, in dem sich ein Mensch befinden kann. Eine Behandlung ist nicht notwendig; es sollte aber auf einen Übergang in eine Manie geachtet werden
- **Gemischte Episode:** Sowohl Anteile einer depressiven als auch einer manischen Episode sind gleichzeitig oder in schnellem Wechsel – auch mehrmals am Tag – vorhanden (selten)
- **Rapid Cycling:** manisch-depressive Erkrankung mit raschem Phasenwechsel (mindestens 4 Manien/Hypomanien oder Depressionen in einem Jahr) (extrem selten).

> Im DSM-IV werden die Bipolar-I- und Bipolar-II-Störungen unterschieden:
> **Bipolar I** entspricht der manisch-depressiven Erkrankung
> **Bipolar II**: depressive Phasen im Wechsel mit **Hypomanien** (häufiger als Bipolar I).

Genau genommen sind auch die bipolar verlaufenden schizoaffektiven Störungen zu den bipolaren affektiven Störungen zu rechnen; sie werden aber als eigene Gruppe geführt.

Häufigkeit

- Bei Männern und Frauen ungefähr gleich häufig
- Unipolare Verläufe doppelt so häufig wie bipolare
- Depressive Phasen dreimal so häufig wie manische Phasen
- Ausschließlich manische Episoden: nur bei 5% der affektiven Störungen.

Verlauf

- Beginn im Durchschnitt mit 22 Jahren
- Erste manische Phasen treten im Durchschnitt früher auf als erste depressive Phasen
- Bipolare affektive Psychosen beginnen früher als unipolare
- Intervalle zwischen einigen Tagen und mehreren Jahrzehnten.

> Bei den bipolaren Verlaufsformen ist die Reihenfolge und Dauer der depressiven, manischen und symptomfreien Phasen sehr variabel – es kann also eine Manie direkt auf eine Depression folgen oder umgekehrt, oder es bestehen symptomfreie Intervalle zwischen den Phasen – alles ist möglich, und der Verlauf ist beim individuellen Patienten nicht vorhersehbar. Auch das Verhältnis der Häufigkeit depressiver und manischer Episoden ist von Patient zu Patient ganz unterschiedlich.

> Kurzfristige Stimmungsschwankungen (»himmelhoch jauchzend – zu Tode betrübt«), die jeder Mensch ab und zu haben kann, haben nichts mit einer manisch-depressiven Erkrankung zu tun.

Ursachen

> Starker Erbfaktor bei bipolaren Störungen: Bei einem an einer bipolaren Störung erkrankten Elternteil liegt das Risiko für das Kind bei 20%, bei zwei erkrankten Elternteilen bei 50–60%. Konkordanzraten bei eineiigen Zwillingen 80%, bei zweieiigen nur 20%. Auch Adoptionsstudien bestätigen genetische Faktoren.

- Höhere Konkordanzrate bei bipolaren als bei unipolaren affektiven Störungen
- Diathese-Stress-Modell: Beteiligung von genetischen und Umweltfaktoren
- Neurobiologische Untersuchungen lassen Störungen des Serotoninsystems bzw. der Signaltransduktionssysteme vermuten
- Aus der Wirksamkeit von Medikamenten kann der Schluss gezogen werden, dass Störungen von Serotonin-, Noradrenalin- und Dopaminsystemen vorliegen: Depressive Phasen werden durch Medikamente gebessert, die die Serotonin- und Noradrenalin-Neurotransmission verbessern. Durch diese Medikamente kann es zu einem Stimmungsumschwung in eine Manie kommen; die Manie wird wiederum mit Neuroleptika behandelt, die dopaminantagonistisch wirken.

Therapie

- Während der Phasen wie bei Manien und Depressionen. Da Antidepressiva einen Stimmungsumschwung in eine Manie auslösen können, sollten gleichzeitig Phasenprophylaktika gegeben werden. Serotonin-Wiederaufnahmehemmer (SSRI) werden bevorzugt, da sie seltener Manien auslösen als trizyklische Antidepressiva.
- Näheres zur Rückfallprophylaxe mit Phasenprophylaktika wie Lithium, Valproinsäure, Lamotrigin oder Carbamazepin siehe Kap. 19.4, S. 252.

Fallbeispiel: Bipolare affektive Störung, gegenwärtig schwere depressive Episode ohne psychotische Symptome

Die 50-jährige Frau Helga S. wird bei bekannter bipolarer affektiver Störung von ihrem Sohn mit wieder zunehmend depressiver Symptomatik zur stationären Aufnahme gebracht. Die Stimmung der Patientin ist deutlich gedrückt, bei kaum mehr gegebener affektiver Aufhellbarkeit, der Antrieb ist deutlich reduziert und ein Morgentief explorierbar. Das Gewicht hat in 10 Wochen über 6 kg abgenommen. Es besteht kein Anhalt für Suizidalität.

Die Patientin war bereits viermal wegen depressiver Episoden und dreimal wegen manischer Phasen in der gleichen Klinik. Die Patientin bekommt als Phasenprophylaxe Lithium (Quilonum retard, 2 Tabletten als einmalige Dosis am Abend), hatte aber vor einem halben Jahr die Tabletten eigenmächtig abgesetzt. Eine Medikation mit einem Antidepressivum aus der Gruppe der SSRI (Cipralex) wird begonnen; die Lithiumtherapie wird wieder aufgenommen. Nach 4 Wochen ist die Depression unter 20 mg Cipramil als einmalige Dosis am Morgen gut gebessert; dann zeigt sich jedoch eine hypomanische Symptomatik. Das Antidepressivum wird wieder abgesetzt, um einem Umschlag in eine vollständige Manie vorzubeugen. Der Blutspiegel für Lithium liegt mit 0,75 mmol/l im Normbereich für die Phasenprophylaxe. Kreatinin und die Elektrolyte sind ebenfalls im Normbereich. Die Patientin wird in das betreute Wohnen entlassen. In der Nervenarztpraxis werden weiterhin regelmäßig die Lithiumspiegel kontrolliert.

5.4 Anhaltende affektive Störungen (F34)

5.4.1 Dysthymia

— Mit Dysthymia sind leichtere Erkrankungen mit depressiver oder dysphorischer (missmutiger) Stimmung gemeint, die nicht vollständig die Kriterien einer Depression erfüllen, aber mindestens 2 Jahre bestehen müssen. Die »neurotische Depression« der alten Nomenklatur fällt heute z. T. unter den Begriff Dysthymia.
— Obwohl das Krankheitsbild nach epidemiologischen Studien mit 5,4% recht häufig ist, wird die Diagnose im psychiatrischen Alltag eher selten gestellt.
— In der Therapie werden Psychotherapie und Antidepressiva eingesetzt.

5.4.2 Zyklothymia

Heute versteht man unter einer Zyklothymia das folgende Krankheitsbild:
— Instabilität der Stimmung
— Zahlreiche Episoden mit leichter Depression oder leichter gehobener Stimmung
— Darf nicht die Kriterien einer bipolaren affektiven Störung erfüllen
— Patienten kommen häufig nicht in ärztliche Behandlung
— Stimmung kann gelegentlich normal oder monatelang stabil sein
— Beginn im frühen Erwachsenenalter
— Dauer mindestens 2 Jahre

Dieses Krankheitsbild spielt in der täglichen Praxis eines Psychiaters keine Rolle.

 CAVE Verwechslung: Früher wurde die manisch-depressive Erkrankung auch als »Zyklothymie« bezeichnet.

6 Neurotische, Belastungs- und somatoforme Störungen (F4)

6.1 Angststörungen (F40/F41)

> **Quick Start**
>
> **Angststörungen:** Am häufigsten ist in der Praxis die Panikstörung, gefolgt von der sozialen Phobie. Seltener: generalisierte Angststörung

Im Vordergrund stehen Angst und Furcht. Angsterkrankungen haben meist eine Furcht zum Gegenstand, die unrealistisch oder unbegründet ist, wie Angst vor Fahrstühlen oder Mäusen, nicht aber Furcht vor realen Bedrohungen, wie Unfällen, Krankheiten, Terror oder Arbeitslosigkeit. Nur bei der generalisierten Angststörung befürchtet man reale Unglücke wie Autounfälle, die ja nicht allzu selten sind; allerdings ist die Furcht übertrieben.

> Der Begriff kommt von Enge (der Brust) – damit sind eine ungerichtete Angst (von lat. *anxietas*) bzw. die körperlichen Ausdrucksformen der Angst wie Herzrasen, Druckgefühl in der Brust u.a. gemeint, wobei die Patienten oft nicht sagen können, wovor sie Angst haben. Im Gegensatz dazu bezieht sich Furcht (von lat. *pavor*) auf bestimmte Situationen wie enge Räume oder Höhen. Allerdings wird im Deutschen der Begriff Angst auch synonym mit Furcht verwendet (»Angst vor dem Fliegen« müsste eigentlich »Furcht vor dem Fliegen« heißen).

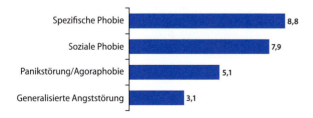

◘ Häufigkeit der Angststörungen (%); 12-Monatsprävalenz (nach Kessler RC, McGonagle KA, Zhao S, Nelson CB, Hughes M, Eshleman S, Wittchen HU, Kendler KS (1994) Lifetime and 12-month prevalence of DSM-III-R psychiatric disorders in the United States. Results from the National Comorbidity Survey. Arch Gen Psychiatry 51:8–19)

Häufigkeit

- Die Angststörungen gehören zu den häufigsten psychischen Erkrankungen. Irgendeine Angststörung tritt bei 17,2% der Menschen auf (1-Jahres-Prävalenz). Reduziert man diese Zahl um diejenigen Patienten, die keine klinisch relevante Angsterkrankung haben, bleiben immer noch 12% übrig
- Bei Frauen sind die Angststörungen etwa doppelt so häufig wie bei Männern
- Am häufigsten melden sich die Patienten mit einer Panikstörung zur Behandlung
- Menschen mit einer spezifischen Phobie suchen selten professionelle Hilfe, da sie oft dem Objekt der Furcht aus dem Weg gehen können.

Ursachen

Ein Zusammenspiel verschiedener Faktoren kann zur Entstehung einer Angststörung beitragen.

Genetische Faktoren
- Auf Grund von Zwillingsuntersuchungen wird bei den Angststörungen ein moderater bis deutlicher Erbfaktor angenommen (z. B. Panikstörung ohne Agoraphobie 48%, mit Agoraphobie 67%). Die Erbfaktoren verteilen sich aller Wahrscheinlichkeit nach auf mehrere Gene.

Neurobiologische Hypothesen
Die vererbte Vulnerabilität manifestiert sich wahrscheinlich in Veränderungen von Neurotransmittersystemen des Gehirns (vor allem des Serotoninsystems), wie man aus Vergleichen mit Normalpersonen und der Wirksamkeit bestimmter Medikamente schließen kann. Folgende neurobiologischen Hypothesen werden diskutiert:
- Neurotransmitterstörungen (Serotonin, Noradrenalin, u. a.)
- Hypersensitivität der CO_2-Sensoren
- Störungen der HPA-Achse (Hypothalamus-Hypophysen-Nebennierenrindenachse – »Stressachse«)
- Störung des Benzodiazepin-/GABA-Rezeptor-Komplexes
- Dysfunktionen von Neuropeptidsystemen.

Lerntheoretische Hypothesen
- Lerntheoretiker führen die Angstentwicklung auf Fehlkonditionierungen oder -kognitionen zurück. Beispiel: Teufelskreis der Panikattacke. Nach dieser Hypothese entsteht durch einen harmlosen Reiz, wie z. B. Kaffeetrinken oder eine leichte körperliche Anstrengung, ein beschleunigter Puls, der als bedrohliches Symptom verkannt wird, was wiederum weitere Angstsymptome wie Enge der Brust, Zittern oder Schwitzen zur Folge hat, die dann auch als Zeichen eines vital bedrohlichen Zustandes gewertet

werden, so dass sich das System bis zu einer vollständigen Panikattacke aufschaukelt. Diese Hypothese lässt sich allerdings schlecht beweisen bzw. falsifizieren. Manche Panikattacken entstehen im Non-REM-Schlaf und sind daher nicht von kognitiven Prozessen abhängig
- Spezifische Phobien entstehen allerdings nicht durch unangenehme Lernerfahrungen. So entsteht eine Höhenphobie in der Regel nicht durch einen Sturz von der Leiter. Es handelt sich um übertriebene Ängste vor Phänomen der Natur, die vielleicht vor vielen hunderttausend Jahren überlebenswichtig waren und heute keine Gefahr mehr darstellen (z. B. Angst vor deutschen Spinnen, die nicht beißen oder stechen). Unsere Vorfahren, die Angst vor gefährlichen Spinnen hatten, hatten überlebt und uns auf genetischem Wege die Angst vor Spinnen mitgegeben. Diejenigen, die keine Angst hatten, sind nicht unsere Vorfahren. Phobien vor Steckdosen oder Zigaretten, also Dingen, die heute gefährlich sind, sind dagegen nicht bekannt, obwohl Kinder vielleicht schon »einen gewischt bekommen« haben oder ihnen vom Rauchen schlecht wurde.

Modelllernen
- Wenn Angststörungen familiär gehäuft auftreten, so muss das nicht zwingend allein genetisch übertragen werden, sondern könnte auch auf Lernen am Modell eines Elternteils beruhen. Allerdings kann man dann nicht erklären, warum die Symptomatik bei den Kindern nicht gleich, sondern um Jahrzehnte verspätet auftritt.

Frühkindliche Traumata
- Massive emotionale Belastungen in der Kindheit – wie längere Trennung von den Eltern oder sexueller Missbrauch – wurden gehäuft bei Patienten mit Angststörungen gefunden; eine große Zahl von Patienten hat aber keine solchen außergewöhnlichen Belastungen vorzuweisen.

Elterliche Erziehungsstile
- Ungünstige Erziehungsstile (wie anklammerndes oder distanzierendes Verhalten) scheinen nur unwesentlich zum Entstehen einer Angststörung beizutragen.

Akuter Stress und Belastungen
- Emotionale Belastungen (z. B. Ehescheidung oder andere Trennungssituationen) können bei vorhandener Angstbereitschaft zu einer Exazerbation von Angsterkrankungen führen; oft sind aber Krankheitsphasen nicht durch äußere Umstände erklärbar.

Psychoanalytische Hypothesen
- Psychodynamische Theorien, die allerdings noch einer wissenschaftlichen Bestätigung bedürfen, gehen von einer Auslösung durch verdrängte sexuelle und aggressive Triebimpulse aus. Als deren Ursache werden intrapsychische Konflikte angenommen, die durch traumatische Erlebnisse in der Kindheit oder durch bestimmte Erziehungsstile entstanden sind.

Therapie

 Als Therapie der Wahl bei Angststörungen gelten heute SSRI (selektive Serotonin-Wiederaufnahmehemmer) bzw. SNRI (selektive Serotonin-Noradrenalin-Wiederaufnahmehemmer) sowie die Verhaltenstherapie.

Medikamente
Die folgenden Medikamente sind für die Behandlung von Angststörungen zugelassen:
- SSRI: Escitalopram, Paroxetin, Sertralin u. a.
- SNRI: Venlafaxin
- Bestimmte trizyklische Antidepressiva (Imipramin, Clomipramin)
- Reversibler MAO_A-Hemmer: Moclobemid
- Benzodiazepine (z. B. Alprazolam)
- Kalziumkanal-Modulator Pregabalin (generalisierte Angststörung)
- $5-HT_{1A}$-Agonisten (Buspiron)
- Trizyklisches Anxiolytikum Opipramol (Insidon)
- Verhaltenstherapie (Expositionstherapie, kognitive Therapie).

▶ Näheres zur Pharmakotherapie siehe unter den einzelnen Kapiteln (Antidepressiva siehe Kap. 19.3)

6.1.1 Panikstörung

Quick Start

Panikstörung: Panikattacken mit Todesangst; häufig verbunden mit Agoraphobie (Angst in Menschenmengen usw.). Therapie: Verhaltenstherapie und Medikamente (Antidepressiva u. a.)

Symptome
Patienten mit einer Panikstörung leiden unter plötzlich auftretenden Angstanfällen mit den folgenden Symptomen:

- Herzklopfen, Herzrasen oder unregelmäßiger Herzschlag
- Schwitzen
- Zittern oder Beben
- Mundtrockenheit
- Atemnot (mit Hyperventilation)
- Erstickungsgefühl, Enge im Hals
- Schmerzen, Druck oder Enge in der Brust
- Übelkeit oder Bauchbeschwerden
- Schwindel-, Unsicherheits-, Ohnmachts- oder Benommenheitsgefühle

- Gefühl, dass Dinge unwirklich sind (wie im Traum) oder dass man selbst »nicht richtig da« ist (Derealisation, Depersonalisation)
- Angst, die Kontrolle zu verlieren oder »wahnsinnig« zu werden
- Angst zu sterben
- Hitzewallungen oder Kälteschauer
- Taubheits- oder Kribbelgefühle

- Diese Panikattacken treten plötzlich auf und nehmen während ca. 10 Minuten an Stärke zu
- Dauer: 10 Minuten bis 2 Stunden, meist 30 Minuten
- Häufigkeit der Attacken: zwischen wenigen Attacken pro Jahr und mehrmals täglichen Attacken
- Angst vor der Angst: ausgeprägte Erwartungsangst vor der nächsten Panikattacke.

 Meist befürchten die Patienten das Vorliegen einer organischen Krankheit oder gar des unmittelbar bevorstehenden Todes. Sie suchen daher häufig Ärzte auf oder nehmen Notfalldienste in Anspruch.

Auch die früher als »Herzneurose« oder »Hyperventilation« bezeichneten Fälle fallen unter diese Kategorie.

Hyperventilation: Durch empfundene Luftnot unphysiologische Steigerung der Atmung mit respiratorischer Alkalose. Symptome: Angst, erhöhte Atemfrequenz, Parästhesien der Akren; Muskelspasmen, die sich in Karpfenmund, Lidkrämpfen und Karpopedalspasmen (Pfötchenstellung) äußern; Chvostek-Zeichen (Zuckungen im Fazialisgebiet bei Beklopfen der Parotisgegend), Trousseau-Zeichen (Druck auf Armnerven führt zu tonischen Muskelkrämpfen).

Agoraphobie
Die Panikattacken können aus heiterem Himmel auftreten – in der Mehrzahl der Fälle ist jedoch die Panikstörung mit einer Agoraphobie verbunden. Bei der Panikstörung mit Agoraphobie tritt zu den beschriebenen Panikattacken die Angst vor Orten hinzu, an denen im Falle des Auftretens einer Panikattacke eine Flucht schwer möglich wäre oder peinliches Aufsehen erregen würde oder keine ärztliche Hilfe verfügbar wäre:
- Menschenmengen (Kaufhäuser, Fußgängerzonen, Parties, Großveranstaltungen)
- Öffentliche Verkehrsmittel
- Enge Räume (z. B. Fahrstühle, Tunnel)
- Angst vor dem Alleinsein bzw. Angst weit weg von Zuhause zu sein (z. B. auf Reisen).

Die Anwesenheit von Begleitpersonen reduziert die Angst. Das Vermeiden der Angst auslösenden Situationen führt nicht selten zu erheblichen Einschränkungen in der Bewegungsfreiheit und Lebensqualität.

> Die ICD-Einteilung in »Agoraphobie mit oder ohne Panikattacken« und »Panikattacken ohne Agoraphobie« ist unglücklich; in den meisten Fällen beginnt die Erkrankung mit Panikattacken; im Durchschnitt entwickelt sich bei 66% eine Agoraphobie ein halbes Jahr später als Folge der Panikattacken. Eine Agoraphobie ohne Panikattacken ist selten. Die DSM-Einteilung (»Panikstörung mit Agoraphobie«) ist logischer.

Differenzialdiagnose

- Auch im Rahmen einer ängstlich-agitierten Depression können Panikattacken auftreten. In der Anamnese müssen daher die typischen Symptome einer Depression (wie z. B. depressive Stimmung, Interessenverlust, Schuldgefühle, Suizidgedanken u. a.) erfragt werden
- Panikattacken können auch bei der Sozialphobie auftreten (s. u.)
- Zum komplexen Symptombild einer emotional instabilen Persönlichkeitsstörung (»Borderline-Störung«) gehören ebenfalls Angstanfälle und Phobien
- Die psychotische Angst schizophrener Patienten lässt sich meist leicht abgrenzen
- Das Vorliegen internistischer und neurologischer Erkrankungen (koronare Herzerkrankung, Epilepsie) sollte durch entsprechende Untersuchungen ausgeschlossen werden.

> Bei einer Panikattacke kommt es *nicht* zu einer Bewusstlosigkeit (auch wenn manche Patienten das Gefühl haben, sie könnten in Ohnmacht fallen).

Häufigkeit

- Lebenszeitprävalenz ca. 5%
- Bei Frauen doppelt so häufig wie bei Männern.

Verlauf

- Beginn im Durchschnitt mit 29 Jahren, Hauptausprägung mit 36 Jahren. Beginn nach dem 50. Lebensjahr selten
- Der Verlauf ist meist chronisch mit gesunden und kranken Episoden.

Therapie

Medikamente

Bei akuten Panikanfällen hilft oft schon ein beruhigendes Gespräch. In schweren Fällen können schnellfreisetzende Benzodiazepin-Präparate, wie z. B. Lorazepam-Sublingualplättchen, eingesetzt werden. Bei starker Hyperventilation kann die CO_2-Rückatmung in eine Plastiktüte durchgeführt werden.

Für die Dauerbehandlung werden eingesetzt:
- SNRI (Venlafaxin)
- SSRI (wie Escitalopram oder Paroxetin)
- Bestimmte TZA (Clomipramin, Imipramin); wegen der etwas höheren Nebenwirkungsrate sind TZA allerdings 2. Wahl
- Bei Therapieresistenz können Benzodiazepine verwendet werden, wenn sich in der Anamnese keine Hinweise auf eine Abhängigkeitsentwicklung finden. Sie können auch zur Überbrückung der Zeit bis zum Wirkungseintritt der Antidepressiva kurzfristig gegeben werden.

Verhaltenstherapie
- Expositionstherapie bei Agoraphobie (Fahrstuhl fahren, in Kaufhäuser gehen, Bus fahren)
- Panikattacken, die »aus heiterem Himmel«, d.h. nicht in den typischen Agoraphobie-Situationen, auftreten, können mit Hilfe der kognitiven Verhaltenstherapie behandelt werden.

Psychoanalytische Therapie
- Eine einzige kontrollierte Studie zeigte im Vergleich mit einem Entspannungsverfahren eine bessere Wirkung; es fehlen allerdings Vergleiche mit Verhaltenstherapie oder medikamentöser Therapie.

Fallbeispiel: Panikstörung mit Agoraphobie

Die 31-jährige Fleischereifachverkäuferin Karin S. berichtet: »Ich war gestern im neuen Einkaufszentrum ›Kaufpark‹ unterwegs. Es war Freitagnachmittag, und es war ziemlich voll. Plötzlich hatte ich das Gefühl, dass ich keine Luft mehr bekam. Ich atmete schneller. Meine Kehle schnürte sich zu. Mir wurde schwindelig, und ich glaubte, dass ich gleich in Ohnmacht fallen würde. Ich setzte mich auf einen Stuhl, aber es wurde nicht besser. Ich hatte das Gefühl, dass die Luft im Kaufpark schlecht war und sah zu, dass ich möglichst schnell ins Freie kam. Aber draußen wurde es auch nicht besser; mein Herz klopfte bis zum Hals, ich hatte das Gefühl, dass es gleich aussetzt. Ich kam mir vor wie in einem Traum. Mein Gesicht fühlte sich wie taub an.

Zufällig sah ich eine Frau, die ich nur flüchtig kannte. Ich sprach sie an und erzählte, was mit mir los ist. Sie wollte mich nach Hause fahren, aber ich meinte, es wäre besser, den Notarztwagen zu rufen. Ich wurde mit Blaulicht in die Klinik gefahren. Kaum hatte ich mit dem Arzt gesprochen, ging es mir schon besser. Ich wurde mehrere Stunden lang untersucht. Dann teilte man mir mit, dass sie nichts gefunden hätten. Den Rest des Tages war ich völlig fertig, wie gerädert.«

Bald fing Frau S. an, nicht mehr allein einkaufen zu gehen, sie mied Menschenansammlungen, öffentliche Verkehrsmittel und Alleinreisen.

Es wird eine Therapie mit Venlafaxin (Trevilor retard) 150 mg/Tag begonnen. Karin S. hat außerdem wöchentliche Sitzungen bei einer Verhaltenstherapeutin, die auch praktische Übungen wie Fahrstuhlfahren usw. umfassen. Nach 12 Wochen leidet sie kaum noch unter den Symptomen ihrer Panikstörung.

6.1.2 Generalisierte Angststörung

Quick Start

Generalisierte Angststörung: Frei flottierende Angst sowie ständige Besorgnisse und Vorahnungen (z. B. dass Verwandten etwas zustoßen könnte). Therapie: Verhaltenstherapie und Medikamente (Antidepressiva u. a.).

Symptome

- Körperliche Symptome: Herzrasen, Zittern, Schwitzen, Schwindel, Oberbauchbeschwerden u. a.
- Angst, Schreckhaftigkeit, Konzentrationsstörungen
- Angst meist nicht attackenförmig, sondern Dauerzustand
- Frei flottierende Angst (Patient weiß nicht, wovor er eigentlich Angst hat)
- Nicht situationsgebunden
- Ständige Besorgnisse und Vorahnungen (z. B. dass Verwandten etwas zustoßen könnte)

▌ Differenzialdiagnose

- Im Gegensatz zur Panikstörung treten die Symptome allerdings meistens nicht gleichzeitig in Form eines Anfalls, sondern in wechselnder Kombination als unterschwelliger Dauerzustand auf. Während Patienten mit einer Panikstörung sich Sorgen um die eigene Gesundheit machen, beziehen sich die Befürchtungen von Menschen mit einer generalisierten Angststörung meist auf Verwandte oder Partner. Zusätzlich Metasorgen: Sorgen, dass die eigene ständige Besorgtheit negative Folgen haben könnte
- Die generalisierte Angststörung lässt sich manchmal schwer von einer Depression unterscheiden, da Symptome wie Konzentrationsstörungen, Schlafstörungen u. a. bei beiden Erkrankungen vorkommen.

Komorbidität

- Die generalisierte Angststörung tritt noch häufiger als bei anderen Angsterkrankungen (zu ca. 5%) komorbid mit einer Depression auf
- Auch andere Angststörungen liegen oft gleichzeitig vor.

Therapie

Medikamente
- SNRI (Venlafaxin)
- SSRI (wie Escitalopram oder Paroxetin)
- Kalziummodulator Pregabalin
- TZA (z. B. Imipramin)
- Buspiron
- Bei Therapieresistenz können Benzodiazepine, Opipramol (sedierendes trizyklisches Medikament) oder das Antihistaminikum Hydroxyzin verwendet werden.

Verhaltenstherapie
Im Bereich der psychotherapeutischen Behandlung wird die kognitive Verhaltenstherapie eingesetzt. Die Sorgen sind Fokus der kognitiven Umstrukturierung.

Fallbeispiel: Generalisierte Angststörung

Frau Sabine S., 41 Jahre, als Pflegerin in einem Altenheim halbtags tätig, litt seit mehreren Jahren unter körperlichen Symptomen, die sich überwiegend auf den Verdauungstrakt bezogen, wie Übelkeit, abdominelle Schmerzen, Diarrhoe, Stuhldrang, Meteorismus und Flatulenz, aber auch unter Muskelverspannungen, Hitzewallungen, Schwitzen, Herzrasen, unregelmäßigem Herzschlag und Enge in der Brust. Diese Symptome traten nicht alle gleichzeitig und anfallsartig auf wie bei Panikattacken, sondern in wechselnder Kombination und mehr oder weniger als Dauerzustand. Sie begannen typischerweise gleich nach dem Aufstehen. Außerdem fiel der Familie eine übergroße Schreckhaftigkeit und Besorgtheit auf. Wenn sich die Rückkehr des Ehemannes von der Arbeit um 20 Minuten verzögerte, rief Frau S. sofort bei der Arbeitsstelle an, ob ein Unfall passiert sei. Ständig fragte sie ihre Kinder, die sich bester Gesundheit erfreuten, ob sie krank seien. Schon viele Monate vor einer geplanten Mallorca-Reise ihrer Tochter befürchtete die Mutter einen Flugzeugabsturz.

6.1.3 Spezifische (isolierte) Phobie

> **Quick Start**
>
> **Spezifische Phobie:** Furcht vor einzelnen Objekten oder Situationen. Therapie: Verhaltenstherapie mit Konfrontation

❚ Symptome

> - Furcht vor einzelnen Situationen oder Objekten, die meist Vermeidungsreaktionen zur Folge hat. Früher auch »einfache Phobie« genannt
> - Objekte der Phobie sind meist Gegebenheiten der Natur (Spinnen, Insekten, Hunde, Katzen, Höhen, tiefes Wasser, Dunkelheit, Unwetter), die heute zum Teil ihre Gefährlichkeit verloren haben – so gibt es in Deutschland keine gefährliche Spinne
> - Krankhaft nur bei massiver Behinderung durch den Angstzustand. Beispiele: Betroffene mit Arachnophobie suchen jeden Raum, den sie betreten, zunächst einmal nach Spinnen ab oder gehen deswegen nicht mehr in den eigenen Keller; manche können wegen einer Höhenangst kein mehrstöckiges Gebäude betreten oder verlassen bei Dunkelheit das Haus nicht mehr

❚ Formen

- Eine Sonderform ist die **Blut-** und **Verletzungsphobie** (Angst, Blut bei sich oder anderen zu sehen). Während die meisten Menschen mit einer isolierten Phobie ihre angstauslösenden Situationen vermeiden können, ohne sich massiv in ihrer Lebensqualität einzuschränken, können bei Patienten mit einer Blut- und Verletzungsphobie ernsthafte Komplikationen oder Gesundheitsgefährdungen auftreten (wenn z. B. über Jahre kein Zahnarzt oder Arzt aufgesucht wird). Problematisch ist auch, wenn Betroffene Verletzten aufgrund ihrer Phobie keine Hilfe geben können (z. B. den eigenen Kindern).

> Die Blut- und Verletzungsphobie ist die einzige Angststörung, bei der es zu einer echten Synkope (Bewusstlosigkeit) kommen kann.

Möglicherweise ist die Synkope eine (übertriebene) physiologische Reaktion, die bei einer schweren Verletzung die Blutgerinnung und Kreislaufzentralisation fördern soll.

6.1 · Angststörungen (F40/F41)

▌ Therapie

- Eine Verhaltenstherapie, bei der der Patient mit dem angstauslösenden Stimulus konfrontiert wird (**Exposition**), ist bei spezifischen Phobien sehr oft erfolgreich. Die Patienten kommen allerdings fast nie zur Behandlung.
- Nur in seltenen, schwer ausgeprägten Fällen ist eine Pharmakotherapie (z. B. Paroxetin) erforderlich.
- Bei einer Zahnarztphobie können vor der Behandlung Benzodiazepine gegeben werden.

Fallbeispiel: Blut- und Verletzungsphobie

Herr Oliver F. (23 J.) stellt sich in der Angstambulanz vor. Anlass sei ein Ohnmachtsanfall während einer Blutentnahme gewesen. Ein hinzu gerufener Arzt habe bis auf eine Bradykardie, Hypotonie, Kaltschweißigkeit und Übelkeit keine weiteren vegetativen Symptome feststellen können. Daneben hätten ausgeprägte Angstgefühle bestanden. Im Erstgespräch berichtet der Patient von Ängsten beim Anblick von Blut und Verletzungen seit seiner Kindheit. Er habe sich immer vor Blutentnahmen hinlegen müssen. Auch habe er Panikgefühle (Unruhe, vermehrtes Schwitzen, Übelkeit) vor einem Arztbesuch gehabt. Wenn der Arztbesuch überstanden war, klang die Symptomatik spontan ab. Während des Medizinstudiums sei es zu ähnlichen Situationen gekommen (Präparation einer Ratte, Präp-Kurs, Videofilme, usw.). Es sei ihm bis heute gut gelungen, die Anzahl von Blutentnahmen und Impfungen gering zu halten. Seine Ängste kommen ihm selbst übertrieben vor.

Nach Stellung der Diagnose Blut- und Verletzungsphobie wurde der Patient verhaltenstherapeutisch behandelt. Ziel der Therapie war die Reduktion des Vermeidungsverhaltens durch Konfrontation mit diesen Situationen. Daneben wurden immer wieder Situationen seines Studiums durchgesprochen, in denen solche Symptome auftraten. Die Habituation an die vegetativen Reaktionen bildete einen weiteren Pfeiler der Therapie. Der Patient spürte ein Abklingen der vegetativen Symptomatik im Verlauf der dauerhaften Konfrontation mit dem phobischen Reiz. Eine dauerhafte Psychopharmakotherapie war nicht notwendig; lediglich in den ersten Wochen führte der Patient ein kurzwirksames Benzodiazepin mit sich, um im Ernstfall gegen die massiven Ängste ansteuern zu können. Inzwischen stellt die Betrachtung von Wunden, Verletzungen und auch von fremdem Blut keine Beeinträchtigung mehr dar, lediglich bei Abnahme seines eigenen Blutes verspüre er noch »weiche Knie«. Dies sei jedoch mit keiner wesentlichen Einschränkung seiner Lebensqualität verbunden.

6.1.4 Soziale Angststörung (soziale Phobie)

> **Quick Start**
>
> **Soziale Angststörung:** Extreme Schüchternheit und Angst vor kritischer Beurteilung. Therapie: Verhaltenstherapie und Medikamente

▌ Symptome

> - Furcht vor oder Vermeidung von Situationen, in denen man im Zentrum der Aufmerksamkeit stehen oder sich peinlich oder erniedrigend verhalten könnte (Sprechen in der Öffentlichkeit, vor Vorgesetzten, Behördengängen oder vor Kontakten mit dem anderen Geschlecht)
> - Befürchtung, sich peinlich oder ungeschickt zu verhalten oder negativ bewertet zu werden
> - Angstsymptome (Herzrasen, Schwitzen, Zittern, Mundtrockenheit usw.) in oder im Vorfeld von sozialen Situationen
> - Erröten oder Zittern
> - Angst zu erbrechen
> - Miktions- oder Defäkationsdrang (oder Angst davor)

Die Übergänge von der Schüchternheit zur behandlungsbedürftigen Sozialphobie sind fließend. Vom individuellen Leidensdruck oder Komplikationen wie Substanzmissbrauch oder Suizidgedanken muss abhängig gemacht werden, ob die Störung Krankheitswert hat.

▌ Differenzialdiagnose

- Extreme Schüchternheit: keine klare Abgrenzung, Sozialphobie ist die schwerere Störung
- Ängstliche (vermeidende) Persönlichkeitsstörung: keine klare Abgrenzung, Sozialphobie ist leichtere Störung
- Agoraphobie mit oder ohne Panikstörung: bei Sozialphobie Angst in kleineren Menschenmengen (meist Bekannte), bei Agoraphobie dagegen Angst vor großen, anonymen Menschenmengen
- Panikstörung: bei Panikstörung Angst zu sterben; bei sozialer Phobie dagegen keine Angst, an einer organischen Erkrankung zu leiden
- Depression: auch bei Depression Meidung von Außenkontakten, aber wegen Verlust der Freude; bei Sozialphobie dagegen wegen Befürchtung der kritischen Bewertung durch andere
- Psychotische Störungen (z. B. Schizophrenie): bei Psychosen auch Befürchtung, beobachtet zu werden, allerdings meist wegen paranoider Ideen.

Therapie

Medikamente
- SSRI (wie Escitalopram oder Paroxetin)
- SNRI (Venlafaxin)
- Moclobemid (Studien inkonsistent).

Verhaltenstherapie bei sozialer Angststörung
- Kognitiv-behaviorale Erklärung der Sozialphobie entwickeln
- Problematische Kognitionen erkennen
- Simulation angstauslösender Situationen in der Gruppensitzung (Social Skills Training)
- Kognitive Restrukturierung der maladaptiven Gedanken
- In-vivo-Exposition
- Selbst angewendete kognitive Restrukturierung.

> **Fallbeispiel: Soziale Angststörung**
>
> Herr W., 50 Jahre, Lehrer, hat Ängste in Situationen, bei denen er im Mittelpunkt steht und von seinen Mitmenschen kritisch beurteilt werden könnte.
>
> Herr W. kann sich erinnern, dass seine Probleme bereits in der Schule mit etwa dreizehn Jahren angefangen haben. Wenn er aufgerufen wurde, an die Tafel gehen oder ein Referat halten musste, löste dies immer große Ängste aus. Auch später im Berufsleben trat immer in Situationen, in denen er durch andere negativ beurteilt werden könnte, Angst auf. Einen Vortrag vor anderen Menschen zu halten wäre ihm unmöglich erschienen. Wenn er in der Lehrerkonferenz etwas vorlesen sollte, zitterte seine Stimme; er musste das Vorlesen abbrechen und aus dem Konferenzzimmer herauslaufen. Bei allen Gesprächen in kleinen Gruppen oder bei Unterredungen mit dem Direktor litt er unter Angstschweiß, Zittern, Erröten und dem Drang, auf die Toilette gehen zu müssen. Die Ängste führten schließlich soweit, dass er frühzeitig pensioniert wurde.
>
> Alle Anrufe bei Behörden, Ärzten usw. sind eine Qual, da er immer Angst hat, er könne sich ungeschickt oder peinlich verhalten. Herr W. vermeidet, in einem Restaurant zu essen, aus Angst, es könne etwas Peinliches passieren (er könnte beim Essen kleckern oder die Suppe umwerfen). Wenn ihn jemand beim Schreiben beobachtet (z. B. beim unterschreiben eines Formulars auf der Bank oder in allen anderen Situationen), verkrampft sich die Hand. Beim Kaffeetrinken hat er Angst, er könnte mit der Kaffeetasse zittern; er muss sie mit beiden Händen festhalten. Eine Beziehung zu einer Freundin ging zu Bruch, da er immer wieder Verabredungen absagte, aus Angst, er könne sich dabei falsch oder peinlich verhalten.
>
> Herr W. fing an zu trinken und Valium zu nehmen. Nach mehreren Jahren entwickelte sich eine ausgeprägte Alkoholabhängigkeit.

6.1.5 Angst und depressive Störung gemischt

— Dieses Krankheitsbild wird in der Allgemeinarztpraxis häufig angetroffen. Dabei sind depressive und Angstsymptome gleichzeitig vorhanden, ohne dass allerdings die Symptomatik ausgeprägt genug ist, um für die Diagnose einer Depression oder Angststörung auszureichen.
— Therapie: Die Erfahrungen mit der Behandlung dieses Störungsbildes sind begrenzt; kontrollierte Studien liegen nicht vor. Am ehesten kommen für die medikamentöse Behandlung die bei den anderen Angststörungen genannten Antidepressiva in Frage, vor allem SSRI.

6.2 Zwangsstörung (F42)

Synonym: anankastische Störung

> **Quick Start**
>
> **Zwangsstörung:** Patienten stehen unter Zwang, bestimmte Handlungen durchführen zu müssen (Zwangshandlungen) oder werden durch wiederkehrende Zwangsgedanken gequält. Therapie: Verhaltenstherapie, Medikamente u. a.

Symptome

Zwangshandlungen:
Patienten müssen zwanghaft bestimmte Handlungen durchführen, die sie meist als sinnlos empfinden und zu unterdrücken versuchen. Beispiele:
— **Waschzwang:** sich mehr als 50-mal am Tag die Hände waschen, stundenlanges Duschen
— Angst vor **Kontamination** durch Bakterien, menschliche Körperflüssigkeiten usw.
— **Kontrollzwang:** Lichtschalter, Herdplatten, abgeschlossene Türen 5-mal kontrollieren
— **Ordnungszwang:** Bleistifte der Länge nach penibel zu ordnen, Badezimmer aufräumen, mehrfach am Tag staubsaugen
— Streben nach **Symmetrie:** Gehwegplatten müssen nach einem bestimmten Muster betreten werden
— **Zählzwänge:** Gegenstände der Umwelt müssen gezählt werden (Fenster einer Fassade, Autos)
— **Horten:** Unnütze Dinge, z. B. alte Zeitungen, werden gesammelt und jahrelang aufbewahrt
— **Zwangsrituale:** Das Anziehen dauert eine Stunde lang

6.2 · Zwangsstörung (F42)

> **Zwangsgedanken**
> Sich ständig wiederholende, als unerträglich und sinnlos empfundene Gedanken, die man vergeblich zu ignorieren oder zu unterdrücken versucht. Beispiele:
> - Eine Mutter, die ihr Kind über alles liebt, wird von dem Gedanken gequält, das Kind in der Wiege zu erwürgen oder mit dem Messer zu erstechen (solche Gedanken werden allerdings nie in die Tat umgesetzt)
> - Gedanken, jemanden überfahren zu haben, ohne es gemerkt zu haben
> - Gedanken, dass man in der Lage wäre, unkontrollierte oder ungewöhnliche Sexualpraktiken durchzuführen
> - Gedanken, man könnte Suizid begehen (impulsiv vom Balkon springen)

- Wenn der Patient willentlich versucht, von der Zwangshandlung Abstand zu nehmen, leidet er unter unerträglichen Ekel- oder Angstgefühlen. Die Zwangshandlung wird zur Spannungsreduktion durchgeführt (das Symptom reduziert Angst)
- Auffällig ist, dass die Zwangssymptome bei vielen Patienten recht gleichförmig bzw. stereotyp auftreten. So berichten immer wieder Patienten, dass sie mit dem Auto fünfmal die gleiche Strecke abfahren, weil sie befürchten, jemanden überfahren zu haben, ohne es zu merken
- Manche Patienten haben *magisch-mystische Vorstellungen*, z. B. dass eines ihrer Kinder krank werden könnte, wenn sie bestimmte Zwangshandlungen nicht ausüben
- Diese Zwangshandlungen sind nicht selten so zeitraubend, dass sie zu erheblichen beruflichen Schwierigkeiten führen. Manche Patienten sind arbeitsunfähig und verbringen die meiste Zeit des Tages mit der Ausübung ihrer Zwangshandlungen. Auch körperliche Beeinträchtigungen sind möglich (z. B. wenn die Hände mit einer Bürste bis zur blutigen Hautabschürfung gerieben werden)
- Viele Patienten behalten ihre »Geheimnis« lange für sich und begeben sich nicht in Behandlung. Manche befürchten, man könnte ihnen die Zwänge nehmen.

> **Aggressive Zwangsimpulse werden praktisch nie in die Tat umgesetzt.**

> **In der Regel haben die Patienten Einsicht in die Unsinnigkeit ihrer Handlungen und Gedanken.**

Differenzialdiagnose

- Zwänge im Rahmen einer Depression (»anankastische Depression«) – diese bessern sich meist vollständig nach Besserung der Depression
- Zwangsstörung im Rahmen einer Borderline-Persönlichkeitsstörung (entspricht von der Symptomatik her den reinen Zwangsstörungen)
- Zwänge im Rahmen einer Schizophrenie: bei Schizophrenie erscheinen die Zwangssymptome bizarr; dabei Gefühl des Gemachten; der Patient ist nicht der Überzeugung, dass die Zwangssymptome krankhaft sind und hält sie für normales Verhalten
- Gedanken, das eigene Kind zu töten, kommen bei Wochenbettpsychosen und schweren Depressionen vor; hier besteht die Gefahr, dass die Gedanken in die Tat umgesetzt werden!
- Zwänge bei organischen Psychosen
- Zwanghafte Persönlichkeit.

> Eine Zwangsstörung unterscheidet sich deutlich von einer zwanghaften Persönlichkeit.

Während Patienten mit einer Zwangskrankheit durch ihre Krankheit oft schwer beeinträchtigt sind, handelt es sich bei »zwanghaften Persönlichkeiten« um Menschen, die sehr ordentlich, gewissenhaft, perfektionistisch, manchmal übergenau, penibel oder »pingelig« sind. Auf der anderen Seite fehlt es diesen Persönlichkeiten an Phantasie und Aufgeschlossenheit für Neues. Ihr Verhalten ist oft rigide. Hierbei handelt es sich nicht um eine Krankheit, sondern ein Persönlichkeitsmerkmal, das sogar gewisse Vorteile haben kann, da in manchen Berufen große Genauigkeit verlangt wird (Finanzamt, Verwaltung, Kassiererin im Supermarkt, Lehrer, Mediziner, Wissenschaftler). Zwanghafte Menschen sind, finanziell gesehen, oft erfolgreich (manchmal geizig). Die betroffenen Personen halten – im Gegensatz zu den Zwangspatienten – ihr Verhalten meist nicht für wesensfremd (egodyston), sondern für angemessen und gerechtfertigt. Sie empfinden es aber manchmal auch anstrengend, dass sie zwanghaft Ordnung halten müssen. Sie entwickeln nicht selten Depressionen und Somatisierungsstörungen.

Patienten mit einer Zwangsstörung (Zwangskrankheit) dagegen kommen oft im Beruf nicht zurecht. Sie bekommen zum Beispiel Schwierigkeiten, wenn sie wegen Waschzwängen Stunden zu spät zur Arbeit kommen oder bei der Arbeit alles mehrfach kontrollieren, so dass das Pensum nicht geschafft wird. Während sie stundenlang im Badezimmer alles genau ordnen, kann es sein, dass in ihrem eigenen Zimmer das totale Chaos herrscht (stapelweise alte Zeitungen, unnütze Dinge, die aufgehoben wurden, benutztes Geschirr, verschimmelte Lebensmittel, ungeöffnete Post – »Messie-Syndrom«).

Komorbidität

- Depression
- Essstörungen
- Im Kindes- und Jugendalter mit Ticstörungen/Tourette-Syndrom und ADHS.

Verlauf

- Beginn meist in der Adoleszenz oder im frühen Erwachsenenalter; im Durchschnitt mit 23 Jahren. Auch im Kindesalter gibt es nicht selten Zwangsstörungen (Beginn bereits ab dem 3. Lebensjahr möglich). Beginn nach dem 40. Lebensjahr selten
- Der Verlauf ist meist chronisch. Da durch die Behandlung oft nur Teilerfolge erzielt werden, kann es zu jahrelangen schweren Beeinträchtigungen der Lebensqualität kommen.

Häufigkeit

- Lebenszeitprävalenz 2%
- Bei Frauen etwas häufiger als bei Männern.

Ursachen

Viele Befunde weisen auf eine wichtige Rolle neurobiologischer Faktoren für die Entstehung von Zwangsstörungen hin.
- Hierfür sprechen das Auftreten von Zwangsphänomenen bei hirnorganischen Erkrankungen wie z. B. Encephalitis lethargica, Chorea minor Sydenham (durch Streptokokken bedingte Basalganglien-Erkrankung) oder Gilles-de-la-Tourette-Syndrom
- Bildgebung: Störung der Basalganglien, im Striatum und im orbitofrontalen Cortex
- Beteiligung des Serotoninsystems: hierfür spricht die Wirksamkeit serotonerger Medikamente
- Beteiligung des Dopaminsystems: hierfür spricht das Auftreten von Zwangssymptomen nach chronischem Kokainmissbrauch
- Genetik: höhere Konkordanzrate bei eineiigen als bei zweieiigen Zwillingen
- Psychoanalytische Annahmen: »Fixierung auf die anale Phase«, rigide Sauberkeitserziehung (keine Belege).

Therapie

Zwangsstörungen lassen sich schwerer behandeln als die übrigen Angsterkrankungen. Oft muss man sich mit einer nur partiellen Reduktion der Symptome zufrieden geben.

Medikamente
Die Wirklatenz der Antidepressiva kann manchmal besonders lang sein. In der Regel ist die Behandlungsdauer sehr lang. In einigen Fällen ist eine erheblich höhere Dosis erforderlich als bei der Behandlung von Depressionen. Stark serotonerg wirkende Antidepressiva scheinen die beste Wirkung zu haben.
- Trizyklisches Antidepressivum Clomipramin (hohe Dosis bis 300 mg/Tag)
- SSRI (wie Escitalopram oder Paroxetin)

- In therapieresistenten Fällen oder in Fällen, in denen sich der Patient ungenügend von den Zwangssymptomen distanziert, oder bei bizarren Zwangssymptomen kann eine Kombination eines SSRI mit einem Neuroleptikum (z. B. Risperidon oder Olanzapin) versucht werden.

Verhaltenstherapie
- Exposition (Patient muss schmutzigen Toilettensitz anfassen)
- Reaktionsverhinderung (häufiges Händewaschen wird verhindert).

Weitere Therapien
- Lithium ist nicht wirksam
- Die Elektrokonvulsionstherapie war nach Fallberichten bei manchen Patienten wirksam
- In verzweifelten Fällen, die leider nicht allzu selten sind, wurden bei Zwangskranken stereotaktische Gehirnoperationen (Zingulotomie oder Kapsulotomie) versucht; das Nutzen/Risiko-Verhältnis wird kontrovers diskutiert, daher werden solche Eingriffe nicht mehr durchgeführt
- Eine neue Methode ist die Deep Brain Stimulation (Capsula interna, ventrales Striatum): Eine Sonde wird operativ implantiert. An verschiedenen Abschnitten der Sonde können elektrische Stimuli verabreicht werden. Die Wirkung wird kontrovers diskutiert. In 3 kleinen Studien wurde die Mehrzahl der Patienten gebessert. Nebenwirkungen: affektive und kognitive Störungen, Enthemmung, Suizidalität.

Fallbeispiel: Zwangsstörungen mit Zwangshandlungen

Herr L. (29 J.) studiert im 14. Semester Biologie und berichtet, dass er seit ca. 2 Jahren unter Reinigungs- und Kontrollzwängen leide. Aufgrund der Zwänge sei er derzeitig nicht in der Lage, sein Studium fortzuführen bzw. zu beenden. Die Symptomatik entwickelte sich während eines Laborpraktikums, als bei Herrn L. in zunehmendem Ausmaß der Gedanke auftrat, dass er mit toxischen Substanzen in Kontakt kommen und gesundheitlichen Schaden nehmen könnte. Um die mit diesen Gedanken einhergehende starke Angst und Anspannung zu reduzieren, entwickelte er Kontrollrituale, mittels derer er seine Kleidung und seine Arbeitshandschuhe auf Unversehrtheit überprüft, vermehrt auf Flecken an seiner Kleidung achtet und diese gründlich untersucht. Hinzu kam das häufige und intensive Waschen der Hände. Kurze Zeit nach Beginn der Störung begann Herr L., auch außerhalb des Labors die Umgebung nach Verunreinigungen abzusuchen und seine Kleidung auf Flecken zu kontrollieren. Die Kontrollzwänge nahmen bald mehrere Stunden täglich in Anspruch; zusätzlich verwendete er viel Zeit auf die Reinigung seines Körpers, seiner Kleidung und seiner Wohnung. Herr L. berichtet, dass die seit sechs Jahren bestehende Beziehung zu seiner Freundin mittlerweile stark belastet sei, da er inzwischen die meiste Zeit zu Hause verbringe, ein Ende seines Studiums derzeitig nicht absehbar sei und eine gemeinsame Zukunftsplanung im Moment kaum möglich sei.

Nach dem Beginn einer medikamentösen Behandlung mit Clomipramin (Anafranil) 150 mg zeigte sich eine Besserung der Symptomatik. Der Schwerpunkt einer im Anschluss begonnenen kognitiven Verhaltenstherapie liegt auf einer möglichst vollständigen Reduktion der Zwangshandlungen mittels Exposition und Reaktionsverhinderung und einer kognitiven Umstrukturierung hinsichtlich der Kontaminationsängste. Die therapeutischen Maßnahmen dienen der Erreichung des von Herrn L. formulierten Ziels, sein Studium beenden zu können und seine derzeitig unbefriedigende Lebenssituation langfristig zu verbessern.

6.3 Reaktionen auf schwere Belastungen und Anpassungsstörungen (F43)

Reaktionen auf außergewöhnlich belastende Lebensereignisse (Verlust eines Angehörigen, Unfall, Krankheit, Verbrechen, Katastrophen, Krieg, Scheidung, Arbeitsplatzverlust).

6.3.1 Akute Belastungsreaktion

- Tritt nach schweren emotionalen Belastungen auf und klingt nach mehreren Stunden oder Tagen ab
- Therapie: stützende Gespräche, kurzfristig Benzodiazepine.

6.3.2 Posttraumatische Belastungsstörung (PTBS)

> **Quick Start**
>
> **Posttraumatische Belastungsstörung:** Langdauernde, oft mit mehrmonatiger Latenz auftretende Reaktion auf starke emotionale Belastungen und traumatische Erlebnisse. Therapie: Verhaltenstherapie, Antidepressiva

▎ Symptome

- Tritt oft mit mehreren Wochen oder Monaten Verzögerung (bis zu 6 Monate) nach dem Ereignis auf
- Manchmal chronischer Verlauf über viele Jahre
- Sich aufdrängende Nachhallerinnerungen (Flashbacks)
- Albträume
- Vermeidung von Situationen, die Erinnerung an Trauma wachrufen können (Intrusionen)
- emotionale Stumpfheit; Gleichgültigkeit gegenüber anderen Menschen, Gefühl des Betäubtseins

- Anhedonie, **emotionaler Rückzug**
- Depressive Symptome
- Suizidgedanken
- Angst, Panik
- Vegetative Übererregbarkeit
- Alkohol- und Substanzmissbrauch
- Aggression (selten)

 Die bei der PTBS auftretenden Flashbacks (Nachhallerinnerungen) sollten nicht mit den beim Gebrauch von Halluzinogenen auftretenden Flashbacks (Echopsychosen) verwechselt werden.

Risikofaktoren

- Bei vielen Betroffenen bestanden schon vor dem traumatischen Ereignis psychische Auffälligkeiten
- Nur etwa 15% der Menschen, die ein vergleichbar schweres Trauma erlitten haben, entwickeln eine PTBS
- Häufigkeit des Auftretens ist nicht nur von der Schwere, sondern auch von der Art des Traumas abhängig (Vergewaltigung 50%, Katastrophen 30–40%, Kriegshandlungen 19%; niedriger bei Unfällen)
- Das Ausmaß der posttraumatischen Belastungsstörung steht manchmal im Missverhältnis zu dem tatsächlich erlebten Trauma (z. B. jahrelange Arbeitsunfähigkeit einer Lehrerin, nachdem sie mit einem Stuhl zusammenbrach, den die Schüler angesägt hatten)
- Intensive, dauerhafte, unkontrollierbare, unregelmäßig und unerwartet auftretende Belastungen erhöhen das Risiko für PTBS
- Mehrere Zwillingsstudien sprechen für eine genetische Disposition
- Weitere Risikofaktoren sind: frühere psychiatrische Erkrankung, Geschlecht (bei Frauen häufiger als bei Männern), Persönlichkeit, niedriger sozialer und Bildungsstatus, frühere Traumata, wahrgenommenes Fehlen sozialer Unterstützung nach dem Trauma.

Therapie

- Die Behandlung ist oft sehr schwierig. Psychotherapie und Antidepressiva (SSRI) können manchmal nur Teilerfolge erzielen
- In der Psychotherapie wird davon ausgegangen, dass eine Konfrontationsbehandlung (z. B. das Zeigen von Kriegsfilmen, um die PTBS bei Ex-Soldaten zu behandeln) nicht nur ineffektiv ist, sondern die Störung durch Sensitivierung sogar verschlimmern kann

- Eine oft geforderte »prophylaktische« Psychotherapie (Frühintervention, »debriefing«) bei allen Opfern von Katastrophen wird nicht als sinnvoll angesehen; sie kann nach einer Cochrane-Analyse sogar schädliche Folgen haben.

6.3.3 Anpassungsstörungen

 Eine depressive Reaktion auf emotional belastende Ereignisse wurde früher als »reaktive Depression« bezeichnet, heute als »Anpassungsstörung«.

- Beginn innerhalb eines Monats nach einem stark belastenden Ereignis
- Depressive Stimmung
- Angst, Besorgnis
- Gefühl, nicht zurecht zu kommen
- Dauer: nicht länger als 6 Monate (außer: längere depressive Reaktion – bis zu 2 Jahren)
- Therapie: Psychotherapie und Antidepressiva (z. B. SSRI).

Der Begriff »Anpassungsstörung« ist eine etwas unglückliche Übersetzung von »adjustment disorder«. Gemeint ist nicht, dass jemand »unangepasst« (im Sinne von non-konformistisch) ist, vielmehr handelt es sich hier um Patienten, die aufgrund von emotional belastenden Lebensereignissen unter Krankheitssymptomen leiden, da ihre Ressourcen zu deren Bewältigung nicht ausreichen.

6.4 Somatoforme Störungen (F45)

> **Quick Start**
>
> **Somatoforme Störungen:** Zahlreiche wechselnde Symptome ohne organische Ursache; Patienten beharren dennoch auf organischer Abklärung und Behandlung. Therapie: Verhaltenstherapie, Antidepressiva u. a. Insgesamt schwer zu behandeln

6.4.1 Somatisierungsstörung

Symptome

- Häufig wechselnde körperliche Symptome ohne organische Begründung (Kopf-, Brust-, Gelenk-, Glieder-, Bauchschmerzen, Aufstoßen, Erbrechen, Übelkeit, Blähungen, Jucken, Brennen, häufiges Wasserlassen, Schmerzen beim Geschlechtsverkehr, menstruelle Störungen, Herzrasen, unregelmäßiger Herzschlag, Luftnot)
- Pseudoneurologische Symptome (Lähmungen, Schluckbeschwerden, Sensibilitätsstörungen, Doppelbilder, Hypakusis u. a.)
- Hartnäckige Weigerung, die Versicherung mehrerer Ärzte anzunehmen, dass für die Symptome keine körperliche Erklärung zu finden ist
- In Fällen, bei denen tatsächlich organisch begründete Störungen vorliegen, überschreitet die beklagte Symptomatik die objektiven Befunde deutlich
- Weigerung, eine psychische Genese bzw. Mitbeteiligung zu akzeptieren
- Häufig Zurückführung der Symptome auf angebliche ärztliche Kunstfehler oder Umweltbelastungen (Amalgam, Wandfarben, Wasseradern unter dem Haus, Mobilfunkantennen, usw.); Abwertung ärztlicher Tätigkeit
- Häufige Arztbesuche; Drängen auf weitere organmedizinische Untersuchungen, Behandlungen oder Operationen, dabei forderndes Auftreten. Die Abklärung und Behandlung der vermuteten Krankheitssymptome kann zu einem wesentlichen Lebensinhalt werden
- Häufige Krankschreibungen; die Patienten sehen sich nicht in der Lage zu arbeiten und schonen sich
- Depressive Verstimmungen, die auf die vermeintliche organische Erkrankung oder Schmerzen zurückgeführt werden
- Angstsymptome
- Häufig Benzodiazepin- oder Schmerzmittelabhängigkeit
- Oft Störung des sozialen Verhaltens

> Die Patienten bringen oft einen Aktenordner mit (meist unauffälligen) Facharztbefunden in die Sprechstunde (»big file patient«).

6.4 · Somatoforme Störungen (F45)

▍ Differenzialdiagnose

> Unterschied zwischen Somatisierungsstörung und hypochondrischer Störung: bei hypochondrischer Störung keine wechselnden Beschwerden wie bei Somatisierungsstörung – eher auf eine oder zwei Krankheiten fixiert; bei hypochondrischer Störung außerdem oft bizarre und wahnhafte Vorstellungen.

- Hypochondrische Störung (s. u.)
- Zönästhetische Symptomatik bei Schizophrenie (hier oft auch bizarre Vorstellungen, wie »meine Gedärme verfaulen« oder »Kalzium sammelt sich im Gehirn und drückt meinen Schädel auseinander«)
- Leibhalluzinationen bei Schizophrenie. Hier werden die Symptome oft als von außen gemacht erlebt
- Wahnhafte Störung
- Hypochrondrischer Wahn bei psychotischer Depression (z. B. Angst vor Krebs)
- Angststörungen: Patienten mit einer Panikstörung, die auch das Vorliegen einer schweren körperlichen Erkrankung befürchten, sind oft leichter durch physiologische Erklärungen zu beruhigen
- Vorübergehende hypochondrische Ängste von Medizinstudenten, die bei sich die Symptome einer schweren Krankheit wahrnehmen, die sie gerade in einem Lehrbuch gelesen haben.

▍ Komorbidität

- Depressionen
- Angststörungen
- Suchterkrankungen (insbesondere Benzodiazepine und Analgetika).

▍ Verlauf

- Beginn im frühen Erwachsenenalter (vor dem 30. Lebensjahr)
- Chronischer Verlauf; oft haben die Patienten eine lange Patientenkarriere hinter sich, bis sie beim Psychiater vorstellig werden.

▍ Häufigkeit

- Die Patienten haben die höchste Inanspruchnahme medizinischer Dienste aller psychiatrischen Erkrankungen. In hausärztlichen Praxen machen sie einen nicht unerheblichen Teil der Klientel aus
- Weitaus häufiger bei Frauen.

Ursachen

Es gibt kein einheitliches, belastbares Modell zur Erklärung der Störung. Zu den Risikofaktoren gehören:
- Moderater Erbfaktor
- Traumatische Erfahrungen (körperliche Gewalt, sexueller Missbrauch, Arbeitsplatzverlust oder subjektiv wahrgenommene ungerechte Behandlung)
- Neurobiologische Störungsmodelle sind noch hypothetisch.

Therapie

- Psychotherapie und Antidepressiva (SSRI und SNRI), nach vorläufigen Daten auch Opipramol. Die Zahl der kontrollierten Therapiestudien ist gering
- Die Therapie ist oft schwierig; chronische, unbeeinflussbare Verläufe sind nicht selten
- Die Psychotherapie oder Behandlung mit Psychopharmaka wird massiv dadurch erschwert, dass die Patienten das Gefühl haben, beim falschen Facharzt zu sein. Die Einnahmecompliance ist niedrig; häufig werden Nebenwirkungen als Grund für das Absetzen angegeben, auch solche, die nicht mit dem Medikament in Verbindung gebracht werden können.

 Auf keinen Fall organmedizinische Medikamente (wie z. B. Herzmittel), Schmerzmittel oder Benzodiazepine verordnen, wenn keine Notwendigkeit dafür gegeben ist.

Fallbeispiel: Somatisierungsstörung

Herr Dirk P. K., 33 Jahre alt, Krankenpfleger, seit 8 Monaten krank geschrieben, kommt mit seiner Freundin in die Ambulanz, wirkt unruhig, klagsam bis reizbar und sagt, er wisse nicht, was er beim Psychiater solle. Er habe seit Jahren Gesundheitsprobleme – aber, wie er sagt, ausschließlich körperliche. Diese wechselten in Lokalisation und Intensität, seien aber immer vorhanden: Kopfschmerzen und Rückenschmerzen, Schmerzen auch in Muskeln und Gelenken, Zittern in Armen und Beinen, oft verbunden mit Kribbelgefühlen, ständiges Völlegefühl im Magen, oft mit Übelkeit und Druck im Unterbauch, immer entweder Obstipation oder Diarrhoe. Auch habe er den Eindruck, er schmecke und rieche nicht mehr so gut wie früher. Die meiste Zeit fühle er sich müde und erschöpft, er könne nur liegen und schlafen. Bei Anstrengungen verkrampfe sich der ganze Brustkorb. Er habe häufig Brennen beim Wasserlassen und um den After; seit 1 Jahr habe er keine Erektion mehr bekommen.

Probleme bestehen seit 8–9 Jahren, seit dem Ende seiner Ausbildung. Er hat bereits Ärzte aus allen Fachbereichen gesehen. Darmspiegelungen, CCT,

EEG, Blutuntersuchungen, sogar drei Klinikaufenthalte inklusive einer Laparoskopie sind ohne pathologischen Befund verlaufen. Er habe zunehmend den Eindruck, man nehme ihn nicht ernst und denke, er simuliere. Oft werde er ignoriert, wenn er mit konkreten Untersuchungswünschen zum Arzt gehe. Zuhause müsse inzwischen seine Freundin fast alles für ihn machen. Oft denke er, er habe etwas Schlimmes wie Krebs. Seine Mutter sei vor 11 Jahren an einem Hirntumor gestorben. Er nimmt verschiedene Vitaminpräparate und homöopathische Beruhigungsmittel. Er versucht sich selbst durch medizinische Fachlektüre zu helfen und schont sich.

Nach dem dritten ambulanten Kontakt ist der Patient unter Zuspruch seiner Partnerin zu einer stationären Behandlung bereit. In der Verhaltenstherapie kann der Patient lernen, körperliche Signale anders wahrzunehmen, Schonungsverhalten abzubauen und sein Verständnis von Gesundheit zu ändern. Er findet zunehmend Freude an anderen Tätigkeiten und verringert seine somatische Selbstbeobachtung. Seine Gedanken an eine schlimme Erkrankung werden weniger angstbesetzt. Mit einer medikamentösen Unterstützung mit Opipramol (Insidon) kann er mehr Tagesaktivitäten zeigen und empfindet Schmerzen geringer und seltener. Durch viele positive Reaktionen aus seinem Umfeld plant er nun eine Umschulung zum Landschaftsgärtner und hat wieder angefangen, Sport zu treiben.

6.4.2 Somatoforme autonome Funktionsstörung

- Ähnelt der Somatisierungsstörung
- Symptome beziehen sich auf Organe oder Systeme, die weitgehend oder vollständig vegetativ inniviert sind, z. B. Herz (»Herzneurose«), Lunge, Magen, Darm (»nervöser Durchfall«).

6.4.3 Anhaltende somatoforme Schmerzstörung

- Nicht durch körperliche Erkrankung erklärbarer Schmerz
- Ablehnung einer psychogenen Ursache wie bei Somatisierungsstörung
- Mindestens 6 Monate Dauer
- Wahrscheinlich verbergen sich hinter den meisten Fällen einer »**Fibromyalgie**« (unerklärbare Schmerzen an Muskeln und Sehnenansätzen; Druckschmerzempfindlichkeit bei mindestens 11 von 18 genau definierten »tender points«) somatoforme Schmerzstörungen
- Therapie: Verhaltenstherapie; Antidepressiva wie Duloxetin oder Venlafaxin; Pregabalin; Opipramol.

Die Schmerzen werden als authentische Empfindung wahrgenommen; es handelt sich also nicht um eine Simulation.

6.4.4 Hypochondrische Störung

Symptome

- Beharrliche Annahme, an einer (oder höchstens zwei) schweren und fortschreitenden körperlichen Erkrankungen (z. B. Krebs, AIDS, Tuberkulose oder Syphilis) zu leiden
- Häufig unkorrigierbare Krankheitsüberzeugung, die einen wahnhaften Charakter annehmen kann
- Hartnäckige Weigerung, die Versicherung der Ärzte anzunehmen, dass für die vermuteten Symptome keine körperliche Erklärung zu finden ist
- Häufige Arztbesuche; Drängen auf weitere organmedizinische Untersuchungen
- Weigerung, eine psychische Genese der Beschwerden zu akzeptieren
- Starke Beschäftigung mit der Erkrankung (Lesen von Fachliteratur usw.)
- Depression
- Angst
- Patienten dominieren und manipulieren ihre Familie oder ihr Umfeld
- Dauer mindestens 6 Monate, bevor die Diagnose gestellt werden kann

 Beginn selten nach dem 50. Lebensjahr.

Therapie

- Verhaltenstherapie, SSRI, bei wahnhaften Vorstellungen Neuroleptika. Die Therapie ist oft extrem schwierig; chronische, unbeeinflussbare Verläufe sind nicht selten.

6.4.5 Dysmorphophobie

Sonderform der hypochondrischen Störung
- Patienten sind felsenfest davon überzeugt, dass ihr Gesicht, ihre Nase, ihr Kinn oder andere Körperteile hässlich oder entstellt aussehen – trotz ständiger Versicherungen anderer Menschen, dass sie normal oder sehr gut aussehen
- Oft sind es Menschen, die fast perfekte, ebenmäßige Gesichtszüge haben

- Häufige Versuche der Patienten, Schönheitsoperationen durchführen zu lassen
- Patienten betreiben erheblichen Aufwand, um ihre vermeintlichen Makel oder Asymmetrien mit Haarlocken, Schminke usw. zu verbergen
- Sie betrachten sich häufig in Spiegeln oder glatten Flächen – oder vermeiden Spiegel gänzlich
- Häufig depressive Grundstimmung und Suizidversuche.

Nimmt die Überzeugung, entstellt auszusehen, wahnhafte Formen an, so ist eine wahnhafte Störung (F22.0) zu diagnostizieren.

6.5 Dissoziative Störungen (Konversionsstörungen) (F44)

Definition

- Lähmungen, Sensibilitätsstörungen, Blindheit, Anfälle usw. ohne organisches Korrelat. Es handelt sich aber auch nicht um eine Simulation (z. B. wegen eines Rentenbegehrens), da die Patienten tatsächlich davon überzeugt sind, an diesen Gesundheitsstörungen zu leiden. Die Patienten lassen sich durch objektive Normalbefunde wie eine normale Nervenleitgeschwindigkeit usw. nicht beeinflussen
- Für diese Störungen wurden früher Begriffe wie »Konversion« (Umwandlung eines unbewussten Konflikts in ein körperliches Symptom) oder »Hysterie« verwendet
- Oft auch bei tatsächlich bestehenden organischen Störungen, die aber aggraviert werden
- Dauer: wenige Minuten bis mehrere Monate
- Die Patienten zeigen häufig eine »belle indifférence«, d. h. ein kragloses Annehmen ihrer vermeintlichen Behinderung (dieses Phänomen ist allerdings nicht pathognomonisch, da es auch bei psychisch stabilen Personen mit echten Behinderungen vorkommt)
- Fremdanamnese und vorherige Arztbefunde sollten unbedingt bei der Befunderhebung berücksichtigt werden, um eine Doppeldiagnostik zu vermeiden
- Hohe Komorbidität mit Borderline-Störungen, somatoformen Störungen und Angsterkrankungen
- Ursachen: genetische Disposition, psychische Traumata, gestörte Beziehungen. Versuch, die Aufmerksamkeit und Anteilnahme der Umwelt zu erreichen (sekundärer Krankheitsgewinn).

Formen

- Dissoziative Amnesie: Erinnerung an bestimmte Ereignisse, z. B. Kampfhandlungen oder Missbrauchserlebnisse, werden ausgeblendet
- Dissoziative Fugue (fr. für Flucht): planloses Reisen, meist für wenige Tage; dabei wird manchmal eine neue Identität angenommen. Die Selbstversorgung (Kauf von Fahrkarten und Essen) wird aufrechterhalten. Zu unterscheiden von der postiktalen Fugue bei Temporallappenepilepsie
- Dissoziativer Stupor. Patient liegt oder sitzt bewegungslos, ist aber nicht bewusstlos. Er reagiert nicht auf Außenreize. Zu unterscheiden von Katatonie oder depressivem Stupor
- Trance- und Besessenheitszustände: Patient verhält sich, als sei er von einem Geist besessen

- Dissoziative Bewegungsstörungen. Dissoziative Lähmung: Patient kann Körperteile nicht bewegen; Unfähigkeit, aufzustehen oder bizarrer Gang. Bei Stehversuchen übertriebenes Zittern
- Dissoziative Krampfanfälle: »psychogene Anfälle« ohne echte Bewusstlosigkeit; hier meist normale Lichtreaktion der Pupillen; kein seitlicher Zungenbiss, keine Zyanose, keine schweren Sturzverletzungen, kein Urinabgang, kein Terminalschlaf. Diagnose durch Video-EEG. Beachte: Auch Patienten mit echten Krampfanfällen haben nicht selten zusätzlich auch psychogene Anfälle
- Arc de cercle: Starke Dorsalflexion des Körpers. Diese dissoziative Störung war zu Freuds Zeiten häufig, wird aber heute kaum noch beobachtet
- Dissoziative Störungen der Sinnesempfindung, z. B. Klagen über Schmerzunempfindlichkeit oder Parästhesien (Grenzen anästhetischer Hautareale entsprechen nicht den Dermatomen); auch Sehschwäche oder »Blindheit«
- Ganser-Syndrom: seltene, komplexe Störung mit demonstrativem Versagen, »Vorbeiantworten« und anderen dissoziativen Symptomen. Patient versucht sich absichtlich als »verrückt« oder dement darzustellen
- Multiple Persönlichkeitsstörung (Vorhandensein von verschiedenen Persönlichkeiten in einem Individuum). Beispiel: Eine Person schlüpft in verschiedene Identitäten. Während Eleonore mit Widerwillen, aber pünktlich zum Job geht, schläft Daniela gerne lange. Eleonore verlässt plötzlich ihre Arbeitsstelle, tritt eine Reise an und kann sich nachher an nichts erinnern. – Es wird diskutiert, ob diese Störung überhaupt existiert. Patienten mit einer Borderline-Störung geben manchmal an, unter diesem Phänomen zu leiden. Einige Straftäter versuchen, diese Unsicherheit über die Existenz oder Nicht-Existenz der multiplen Persönlichkeitsstörung auszunutzen, indem sie behaupten, zur Tatzeit in einem anderen Persönlichkeitszustand und somit nicht schuldfähig gewesen zu sein – wie bei Dr. Jekyll und Mr. Hyde. Es soll auch Fälle geben, in denen besonders suggestible Patienten durch bestimmte Psychotherapieformen dahingehend beeinflusst werden, dass sie bei sich selbst dieses Phänomen wahrzunehmen glauben.

Therapie

- Viele dissoziative Störungen bilden sich spontan zurück
- Allerdings: Patienten, bei denen dissoziative Zustände bereits mehrere Jahre bestanden, bevor sie in eine Therapie gelangten, sind oft therapierefraktär
- Die Patienten lehnen oft psychiatrische Behandlungen ab oder sind nicht compliant. Angebotene Medikamente werden nach kurzer Zeit wieder abgesetzt, wobei oft ungewöhnliche Nebenwirkungen angegeben werden. Bisherige Psychotherapieversuche werden meist als unwirksam abgewertet. Das Versprechen einer neuen Therapie löst in der Regel keine hoffnungsvolle Haltung – wie bei echten Kranken – aus, sondern Skepsis oder Ablehnung
- Kontrollierte Studien zur Behandlung fehlen weitgehend.

> **Fallbeispiel: Dissoziative Bewegungsstörung**
>
> Eine 49-jährige Frau, die jahrelang ihre bettlägerige Schwiegermutter und ihren schwerkranken Vater bis zu deren Tod gepflegt hat, gibt an, seit einem Bandscheibenvorfall nicht mehr gehen zu können. Sie sitzt im Rollstuhl und sagt, ihr rechtes Bein sei gelähmt und schmerzunempfindlich. Sie ist aber auch nicht in der Lage, auf dem »gesunden« linken Bein zu stehen. Alle neurologischen Untersuchungen sind normal (Reflexe, MRT, EMG, NLG usw.).
>
> Wird sie damit konfrontiert, dass keine organische Ursache gefunden worden sei und die Ärzte davon ausgehen, dass sie nicht gelähmt sei und gehen könne, zuckt die Patientin mit den Schultern und sagt: »Irgendwo muss die Lähmung ja herkommen«. Die Patientin war bereits in zahlreichen psychiatrischen und psychotherapeutischen Einrichtungen, ohne dass ihr geholfen werden konnte. Nach anfänglichen Therapieerfolgen, wobei sie demonstrierte, dass sie auch kurze Strecken laufen konnte, zog sie sich wieder in ihren Rollstuhl zurück.

6.6 Neurasthenie (F48)

- Unscharf definiertes Krankheitsbild; eher selten diagnostiziert
- Ständige Müdigkeit und Erschöpfung nach kleineren geistigen und körperlichen Anstrengungen ohne körperliche Ursache
- Schlafstörungen, Benommenheit, Muskelschmerzen, Spannungskopfschmerzen
- Unruhe, Reizbarkeit
- Keine eindeutigen Zeichen von Depressionen oder Angsterkrankungen
- Wahrscheinlich ist das »Chronic Fatigue Syndrome« zur Neurasthenie zu rechnen.

7 Verhaltensauffälligkeiten in Verbindung mit körperlichen Störungen und Faktoren (F5)

7.1 Essstörungen (F50)

7.1.1 Anorexia nervosa (Magersucht)

> **Quick Start**
>
> **Anorexie:** Tief verwurzelte überwertige Idee, zu dick zu sein. Suchtartige bzw. zwanghafte Versuche, abzunehmen – trotz schädlicher Folgen. Therapie: Verhaltenstherapie, Antidepressiva u. a. Insgesamt schwer zu behandeln

■ **Definition**

Die Anorexia nervosa (psychogene Magersucht) ist eine schwere psychische Krankheit mit oft chronischem Verlauf und gelegentlich tödlichem Ausgang. Die Patientinnen sind überzeugt, zu dick zu sein und führen das Untergewicht absichtlich herbei. Sie sind extrem dünn (30–40 kg).

■ **Symptome**

 Untergewicht von mindestens 15% bzw. Body-Mass-Index von ≤17,5.

Im Durchschnitt haben die Patientinnen nur 45% des Normalgewichts. Body-Mass-Index (BMI, Körpermasse- oder Quetelet-Index):

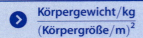
$$\frac{\text{Körpergewicht/kg}}{(\text{Körpergröße/m})^2}$$

- **Körperschemastörung:** tief verwurzelte überwertige Idee, zu dick zu sein
- Herbeiführen des Gewichtsverlusts durch spärliches und kalorienbewusstes Essen, selbst induziertes Erbrechen, Diuretika- und Abführmittelmissbrauch (Kaliumverlust möglich), übertriebene körperliche Aktivität, Leistungssport
- Versuch, weibliche Formen durch weite Kleidung zu kaschieren
- Ritualisiertes Essverhalten; die Patientinnen brauchen lange für kleine Nahrungsmengen und weigern sich manchmal, am gemeinsamen Essen teilzunehmen
- Auch Heißhungerattacken wie bei Bulimie sind möglich
- Obstipation
- Gesteigerte Kälteempfindlichkeit (Hypothermie)
- Trockene Haut
- **Lanugo-Behaarung** (flaumartige Behaarung im Gesicht, an den Armen oder am Rücken, entsteht durch hormonelle Dysbalance)
- Haarausfall
- Häufig sehr ehrgeizige Mädchen oder Frauen mit guten Leistungen in Schule, Beruf oder Sport

Komplikationen

- Primäre/sekundäre **Amenorrhoe** (Suppression der LH-Freisetzung)
- Elektrolytmangel (Hypokaliämie)
- Leukopenie
- Erhöhte Transaminasen
- Wachstumshormon erhöht
- Kortisolspiegel erhöht
- Schilddrüsenhormonstörungen (T3 vermindert)
- Gestörte Glucose-Toleranz
- Bradykardie
- Herzmuskelschädigung
- Hypotonie
- Ödeme
- Osteoporose
- Bei extrem niedrigem Körpergewicht (25–35 kg bei Erwachsenen) lebensbedrohliche Folgen.

Komorbidität

- Depressionen
- Zwangsstörungen
- Angststörungen
- Borderline-Persönlichkeitsstörungen (10%).

Anorexien treten nicht selten im Rahmen einer (beginnenden) emotional instabilen Persönlichkeitsstörung auf.

Verlauf

- Die Erkrankung führt in etwa 5% der Fälle zum Tode. Todesursachen sind extreme Unterernährung, Elektrolytstörungen (mit der Folge von Herzrhythmusstörungen) oder Suizid
- Bei 20% Übergang in Bulimie.

 Die Suizidrate bei Anorexie ist die höchste aller psychiatrischen Erkrankungen.

Häufigkeit

- Rund 90% der Betroffenen sind Frauen
- Lebenszeitprävalenz bei Frauen: 0,5%.

Ursachen

- Genetik: Konkordanzraten 50% bei eineiigen gegenüber nur 10% bei zweieiigen Zwillingen
- Neurobiologische Ursachen bisher nicht ausreichend abgeklärt. Leptin-Konzentrationen sind erniedrigt, bessern sich aber nach ausreichender Ernährung
- Umweltfaktoren (traumatische Kindheitserlebnisse, Erziehung); allerdings fehlen abgesicherte einheitliche Theorien zur Entstehung
- Bei 4% sexueller Missbrauch; häufiger als in der Normalbevölkerung
- Es ist nicht geklärt, ob die Strukturen, die in Familien von Anorexie-Patientinnen gefunden werden (hoher Leistungsanspruch, überbehütender Erziehungsstil), Ursache oder Folge der Erkrankung sind
- Es gibt keinen Beleg, dass aktuelle Schönheitsideale (dünne Fotomodels) an der Erkrankung schuld sind.

Therapie

- Die Krankheit ist geeigneten Psychotherapien zugänglich, die ambulant oder stationär erfolgen können. Insgesamt gilt die Behandlung allerdings als extrem schwierig, da die Compliance der Patientinnen oft gering ist. Die Patientinnen scheinen keinen Leidensdruck und keine Einsicht in

die Bedrohlichkeit der Erkrankung zu haben; sie sind in Hinblick auf eine Gewichtszunahme ambivalent eingestellt
- Ein strenges verhaltenstherapeutisches Regime mit starker Kontrolle (Überprüfung des Gewichts, der Nahrungsmenge usw.) hat sich als vorteilhaft erwiesen, da oft Absprachen nicht eingehalten werden
- Auch familientherapeutische Ansätze können hilfreich sein
- Die Behandlung vor allem der begleitenden Symptome (Zwanghaftigkeit, Ängstlichkeit, Depressivität) mit Antidepressiva (z. B. SSRI wie Paroxetin) in höherer Dosierung kann in Einzelfällen erfolgreich sein; eine kontrollierte Studie zeigte jedoch keinen Unterschied zwischen Fluoxetin und Placebo
- In Einzelfällen half Naltrexon (Opiatantagonist)
- Bei vitaler Gefährdung ist ggf. stationäre Zwangsernährung auf einer Intensivstation zur Lebensrettung erforderlich. Die Zwangsernährung kann per Sonde oder PEG erfolgen
- Elektrolytsubstitution, Eiweiß- und Vitaminpräparate, Östrogensubstitution.

Fallbeispiel: Anorexia nervosa

Die 23-jährige Jennifer Z. leidet seit mehreren Jahren unter einer Anorexie. Ihr Frühstück besteht zum Beispiel aus einem Viertel Apfel, 100 ml fettarmem Yoghurt und einem Stück Knäckebrot mit 20 g Käse. Alle Nahrungsmittel werden genau abgemessen und der Kaloriengehalt notiert. Sie meint, sie esse normal, vielleicht nur etwas zu wenig. Sie räumt ein, dass die meisten Verwandten und Bekannten sie für zu dünn halten, teilt jedoch diese Meinung nicht.

Bei einer Körpergröße von 168 cm wiegt sie 36 kg. Sie fühlt sich schwach und ermüdet sehr schnell bei geringster körperlicher Alltagsbelastung. In letzter Zeit hat sie das Gefühl, nicht mehr richtig durchatmen zu können, weil ihre Atemmuskulatur versage. Seit Jahren ist ihre Menstruation ausgeblieben. Ihr Studium hat sie trotz sehr guter Noten abbrechen müssen, da sie der körperlichen Belastung nicht mehr gewachsen war. Früher hat sie versucht, durch Joggen das Gewicht weiter zu reduzieren. Wegen des Schwächegefühls wagt sie jetzt kaum mehr, die Wohnung zu verlassen. Jetzt kommt sie in die Klinik, weil sie eine ambulante psychotherapeutische Behandlung beginnen möchte, das dafür erforderliche Mindestgewicht jedoch nicht hat.

Sie erhält Paroxetin 40 mg morgens und nimmt an einem verhaltenstherapeutischen Programm teil: Teilnahme an den gemeinsamen Mahlzeiten mit den Mitpatienten, gestufte Aktivitäten je nach Gewichtszunahme zuerst nur auf der Station, dann auch außerhalb. Zusätzlich finden Einzelgespräche statt. Die Behandlung kann nach 8 Wochen erfolgreich abgeschlossen werden. Frau Z. wird mit 45 kg in die ambulante psychotherapeutische Weiterbehandlung entlassen.

7.1.2 Bulimia nervosa

> **Quick Start**
>
> **Bulimie:** Essanfälle, gefolgt von Erbrechen; Normalgewicht oder Übergewicht. Therapie: Verhaltenstherapie, Antidepressiva u.a. Insgesamt schwer zu behandeln

Definition

Die Patientinnen haben im Gegensatz zur Anorexie oft Normalgewicht oder Übergewicht. Sie leiden unter Essanfällen, die sie danach bereuen und meist durch selbstinduziertes Erbrechen kompensieren wollen.

Symptome

- Heißhunger, Essattacken
- Zeitweilige Hungerperioden
- Angst vor Gewichtszunahme, Selbstwahrnehmung als zu dick
- Übertriebene Beschäftigung mit Körpergewicht und Figurproblemen
- Kälteempfindlichkeit
- Starke Schamgefühle nach Essattacken
- Magenfunktionsstörungen
- Ödeme
- Erbrechen; Folgen:
    - Ösophagitis
    - Elektrolytstörungen
    - Metabolische Alkalose
    - Tetanie
    - Epileptische Anfälle
    - Kardiale Arrhythmien
    - Muskelschwäche
    - Massive Kariesschäden durch Magensäure

Komorbidität

- Emotional instabile Persönlichkeitsstörung
- Substanzmissbrauch; manchmal Delinquenz
- Depressionen
- Angststörungen.

Verlauf

- Die Erkrankung führt in 2% der Fälle zum Tode. Todesursachen sind Elektrolytstörungen (Herzrhythmusstörungen) oder Suizid
- Heilungsrate etwa 60%.

Häufigkeit

- Prävalenz 1–2%
- Rund 90% der Betroffenen sind Frauen.

> Der Übergang einer Bulimie in eine Anorexie ist selten.

Ursachen

- Genetik: Konkordanzraten 50% bei eineiigen gegenüber nur 10% bei zweieiigen Zwillingen
- Neurobiologische Ursachen sind bisher nicht ausreichend geklärt; eine Fehlfunktion des Serotoninsystems erscheint wahrscheinlich
- Umweltfaktoren (traumatische Kindheitserlebnisse, Erziehung); allerdings fehlen abgesicherte einheitliche Theorien zur Entstehung
- Übergewicht vor Erkrankungsbeginn oder Übergewicht in der Familie sind Risikofaktoren.

Therapie

- Verhaltenstherapie, SSRI.

7.1.3 Binge-Eating-Störung

> Die häufigste Essstörung ist die Binge-Eating-Störung, die eine der wichtigsten Ursachen für die Adipositas ist.

- Vermehrte Nahrungsaufnahme
- Kontrollverlust beim Essen, Essanfälle
- Sehr schnelles Essen
- Essen bis zu einem unangenehmen Völlegefühl
- Essen ohne Hungergefühl
- Allein essen, um nicht beobachtet zu werden
- Ekel- und Schuldgefühle
- *Nicht:* Fasten, Erbrechen, Abführmittel oder exzessive körperliche Betätigung.

7.2 Schlafstörungen (F51)

Schlafstörungen sind ein Symptom zahlreicher somatischer und psychischer Erkrankungen. So haben fast alle Depressiven Schlafstörungen (Früherwachen, zerhackter Schlaf). Auch Patienten mit Herzrhythmusstörungen schlafen schlecht; sie klagen dann manchmal über die Schlafstörung, nicht aber über die Herzrhythmusstörung.

Im Zentrum der schlafmedizinischen Praxis steht das Schlaflabor, in dem u. a. eine Polysomnographie durchgeführt wird, in der viele Schlafstörungen identifizierbar sind.

Beim Schlaf gibt es eine große Schwankungsbreite der individuellen Norm. Durchschnitt: 6,9 Stunden Schlaf an Werktagen und 7,5 an Wochenenden.

Definitionen: Insomnie und Hypersomnie

- Einschlafstörungen: Verlängerung der Zeit bis zum Einschlafen (über 30 Minuten)
- Durchschlafstörungen: Der Patient wacht mehrmals wieder auf, registriert diese Störung, kann jedoch wieder einschlafen. Bei schwererer Ausprägung stehen Patienten zwischendurch für einige Zeit auf und vertreiben sich die Zeit mit Fernsehen oder Hausarbeit
- Zerhackter Schlaf: mehrfaches Erwachen pro Nacht mit subjektivem Leiden
- Verkürzung der Schlafdauer: Vom Patienten empfundene Verkürzung der Gesamtschlafdauer in der Nacht. Meist unangenehm bis quälend. Nur bei Manien wird die Schlafverkürzung vom Patienten lediglich registriert oder lustvoll genossen
- Früherwachen: deutliche Vorverlegung des Aufwachzeitpunktes (z. B. von 7:00 auf 4:00 Uhr). Unmöglichkeit, wieder einschlafen zu können. Vorkommen bei Depression mit somatischem Syndrom
- Manche Patienten haben das Gefühl, überhaupt nicht geschlafen zu haben – im Schlaflabor stellt sich dann oft heraus, dass sie doch einige Stunden Schlaf haben

- Hypersomnie: verlängerte Schlafdauer. Vorkommen: bei Depressionen (obwohl Insomnien hier häufiger sind), häufig bei saisonaler Depression. Oft aber auch durch organische Schlafstörungen verursacht, z. B. Schlafapnoe, Hypoventilation bei Adipositas, Upper-airway-resistance-Syndrom (Schnarchen mit Anstrengung bei der Einatmung), Narkolepsie oder Restless-Legs-Syndrom
- Chronische Insomnie: über 6 Monate bestehend.

7.2.1 Nichtorganische Schlafstörungen

Dyssomnien

Dauer, Qualität oder Zeitpunkt des Schlafs sind gestört.
- Nichtorganische Insomnie. Häufig ist die psychophysiologische Insomnie: nichtorganische Schlafstörung, die weder durch eine körperliche noch durch eine psychische Erkrankung zu erklären ist
- Nichtorganische Hypersomnie
- Nichtorganische Störung des Schlaf-Wach-Rhythmus.

Parasomnien

Parasomnien sind abnorme Episoden während des Schlafes, die auch Arousalstörungen genannt werden.

Symptome

- Somnambulismus (Schlafwandeln): Patient verlässt das Bett und geht umher, kehrt danach ins Bett zurück; leerer, starrer Gesichtsausdruck; meist während des ersten Drittels des Nachtschlafs; tritt aus den tiefsten Schlafstadien heraus auf; niedrige Schwelle des Bewusstseins; erhebliches Verletzungsrisiko; keine Erinnerung; in der Kindheit häufiger
- Pavor nocturnus: Auftreten im ersten Drittel des Nachtschlafes; Erwachen mit einem Panikschrei, heftige Angst, Körperbewegungen, vegetative Übererregbarkeit mit Herzklopfen, schneller Atmung, Schwitzen, Desorientiertheit, perseverierende Bewegungen. Dauer einige Minuten. Während der Episode sind die Betroffenen schwer zu beruhigen. Keine oder wenig Erinnerung an den Trauminhalt. Durch Schlaflabor abzugrenzen von nächtlichen Panikattacken
- Albträume (Angstträume): angstvolles Traumerleben. Nach dem Erwachen rasche Wiederorientierung; Erinnerung an den Trauminhalt. Oft Furcht vor erneuten Albträumen. Häufig bei Kindern
- Zirkadiane Schlafstörungen (durch Schichtarbeit oder Jet-Lag bei Flugreisen von Ost nach West oder umgekehrt)

Therapie

Diese Behandlungsvorschläge beziehen sich vor allem auf die psychophysiologische Insomnie.

Nichtmedikamentöse Maßnahmen:
- Erst bei Müdigkeit ins Bett gehen
- Nicht auf die Uhr sehen
- Für eine angenehme Schlafumgebung sorgen (kein Lärm, Verdunkelung, gutes Bett, gute Lüftung, angenehme Temperatur)
- Kein längerer Mittagsschlaf. Allerdings: »power naps« (10–30 min) 7–9 Stunden nach dem Aufwachen sind produktiv und stören den Nachtschlaf nicht
- Keine stressreichen Tätigkeiten 1 Std. vor dem Schlafengehen
- Kein Sport 4 Std. vor dem Schlafengehen
- Keine schwere Mahlzeit vor dem Schlafengehen, nicht nachts essen
- Kein Alkohol kurz vor dem Schlafengehen (Alkohol erleichtert zwar das Einschlafen, fördert aber in der 2. Nachthälfte das Aufwachen)
- Manche Menschen sind empfindlich für Koffeineffekte (Halbwertszeit: 6–8 Std)
- Nikotin/Nikotinentzug fördern Schlafstörungen.

▶ Medikamente siehe Kap. 19.5.

7.2.2 Organische Schlafstörungen

Diese Störungen werden hier aufgeführt, da sie vom Psychiater erkannt werden müssen.

Schlafapnoe-Syndrom

- So genannte schlafbezogene Atmungsstörung
- Vorübergehende Atemstillstände im Schlaf
- Meist mit Schnarchen verbunden
- Häufig bei Adipositas
- Behandlung: CPAP-Gerät.

Restless-Legs-Syndrom (Syndrom der unruhigen Beine)

- Periodische Beinbewegungen im Schlaf, die von den Partnern bemerkt werden
- Abends Kribbeln und starke Unruhe in den Beinen
- Ein- und Durchschlafstörungen, kein erholsamer Schlaf, nächtliches Aufstehen und Umherlaufen
- Tagesmüdigkeit
- Kann durch verschiedene Psychopharmaka verstärkt werden (z. B. solche mit serotonerger Wirkkomponente)
- Behandlung: Restex (Wirkstoff: Levodopa und Benserazid).

Narkolepsie

- Imperative Tagesschläfrigkeit: Die Betroffenen schlafen am Tage mehrmals plötzlich ein, z. B. bei der Arbeit, besonders bei Langeweile auslösenden Situationen
- Kataplexie (»Lachschlag« – Patient bricht plötzlich zusammen, wenn jemand einen Witz erzählt)
- Hypnagoge Halluzinationen (vor dem Einschlafen auftretende Wahrnehmungsstörungen)
- Hypnagoge und hypnopompe (beim Aufwachen auftretende) Schlaflähmungen
- Automatisches Verhalten
- Durchschlafstörungen
- Das zentrale Problem besteht in den sozialen Beeinträchtigungen
- Verlauf: Dauer lebenslang, Beginn von Kindheit bis Senium (bei frühem Beginn schwererer Verlauf)
- Häufigkeit: 6–50 Fälle je 100 000 Einwohner
- Ätiologie: Autoimmunerkrankung mit Unterfunktion im Hypocretin-(Orexin-)System des lateralen Hypothalamus
- Differenzialdiagnosen: Epilepsie, hyperkinetisches Syndrom, Schlafapnoe
- Therapie: Modafinil (Vigil), zentral wirksame Sympathomimetika, Koffein, trizyklische Antidepressiva, MAO-Inhibitoren.

> Kataplexie sollte nicht mit Katalepsie (einem Symptom der Katatonie) verwechselt werden.

Fallbeispiel: Narkolepsie

Herr N. berichtet über eine seit vielen Jahren bestehende übermäßige Tagesmüdigkeit, einhergehend mit plötzlichen Einschlafattacken, die vornehmlich in monotonen Ruhesituationen auftreten. So sei er bereits mehrfach in seiner Tätigkeit als Lehrer bei der Beaufsichtigung von Klassenarbeiten eingeschlafen. Aber auch beim Autofahren oder Essen habe sich Derartiges schon ereignet. Die Müdigkeit trete in der zweiten Tageshälfte vermehrt auf, weswegen er regelmäßige Tagesschlafphasen einlege: Von 12.00 bis 12.30 Uhr, mehrfache kurze Schlafphasen am Nachmittag, von 18.30 bis 19.00 Uhr und in der Nacht von 3.00 bis 4.00 bzw. von 2.00 bis 6.00 Uhr.

Außerdem komme es unter großer Anspannung oder bei heftigen Emotionen wie Freude oder Trauer häufig vor, dass er eine plötzliche Schwäche in Armen oder Beinen bemerke. Auch sei er bereits einige Male zusammengesunken, ohne sich bewegen zu können. Diese Zustände dauerten in der Regel zwischen 5 und 15 Sekunden und träten mit einer Häufigkeit von 15-mal pro Tag bis 1-mal in drei Wochen auf. Er leide unter regelmäßig auftretenden Albträumen und oft unter merkwürdigen Halluzinationen, die vornehmlich während des Einschlafens und manchmal während des Erwachens auftreten. Am unangenehmsten sei es jedoch, dass er manchmal erwache, ohne sich bewegen zu können. Ein derartiger Zustand habe in einem Fall mehrere Stunden lang bestanden.

7.3 Sexuelle Störungen

7.3.1 Nichtorganische sexuelle Funktionsstörungen (F52)

Formen

- Mangel oder Verlust an sexuellem Verlangen (Alibidinie) – kann auch bei Depressionen, Angststörungen und anderen psychischen Erkrankungen vorkommen
- Sexuelle Aversion und mangelnde sexuelle Befriedigung
- Versagen genitaler Reaktionen – hier sollten organische Ursachen ausgeschlossen werden (Diabetes, M. Addison, Hypothyreose, Akromegalie, Alkohol, Psychopharmaka wie SSRI/SNRI oder Neuroleptika, Antiandrogene, Prostatektomie, bilaterale Orchiektomie)
- Orgasmusstörung
- Ejaculatio praecox (frühzeitiger Samenerguss)
- Nichtorganischer Vaginismus (krampfhafte, schmerzhafte Kontraktion des Beckenbodens und der Vaginalmuskulatur der Frau beim Geschlechtsverkehr)
- Nichtorganische Dyspareunie (auch Algopareunie; brennende oder krampfartige Schmerzen beim Geschlechtsverkehr). Ausschluss organischer Störungen wie Adnexitis, Kolpitis, Endometriose, Bartholinitis
- Gesteigertes sexuelles Verlangen.

Therapie

- Psychotherapie (z. B. systematische Desensibilisierung), Paartherapie
- Tadalafil (Cialis), Sildenafil (Viagra), Vardenatil (Levita)
- Apomorphin.

▶ Näheres zur Pharmakotherapie: siehe S. 275.

7.3.2 Störungen der Geschlechtsidentität (F64)

Transsexualismus

- Wunsch, als Angehöriger des anderen Geschlechts zu leben und anerkannt zu werden (meist »Mann-zu-Frau«) und den Körper durch hormonelle und chirurgische Maßnahmen dem Wunschgeschlecht weitestgehend anzupassen
- Tragen gegengeschlechtlicher Kleidung (Cross-dressing)
- Streben nach Änderung des Vornamens und des Personenstands
- Mann-zu-Frau-Transsexuelle, bei denen die Transsexualität bereits in der Kindheit empfunden wurde, fühlen sich meist sexuell zu Männern hingezogen. Sie würden sich aber nicht als »homosexuell« bezeichnen. Andere, bei denen die Transsexualität sich erst nach der Kindheit zeigt, fühlen sich zu Frauen hingezogen
- Von Frau-zu-Mann-Transsexuellen werden meist weibliche Partner bevorzugt
- Eine Hormonbehandlung und geschlechtsverändernde Operation ist erst nach 2 Jahren psychiatrischer Betreuung möglich
- Transsexuelle haben hohe Suizidraten (50% sterben vor dem 30. Lebensjahr).

▌ Transvestitismus

– Unter Beibehaltung beider Geschlechtsrollen Bekleidung des anderen Geschlechts tragen, um sich vorübergehend dem anderen Geschlecht zugehörig zu fühlen, aber kein Wunsch nach Geschlechtsumwandlung
– Tritt praktisch nur bei Männern auf.

▌ Störungen der Geschlechtsidentität des Kindesalters

– Starkes Unbehagen über das angeborene Geschlecht mit Beginn vor der Pubertät
– Beschäftigung mit Kleidung und Aktivitäten des anderen Geschlechts
– Beginn meist im Vorschulalter
– Cross-dressing erzeugt keine sexuelle Erregung wie beim fetischistischen Transvestitismus (s. u.)
– Die Kinder sind Hänseleien ausgesetzt
– Ein bis zwei Drittel entwickeln später Homosexualität, wenige einen Transsexualismus.

7.3.3 Störungen der Sexualpräferenz (F65)

Störungen der Sexualpräferenz werden auch Paraphilien genannt.

▌ Formen

– Fetischismus (tote Objekte als Stimuli, z. B. Damenschuhe, Unterwäsche, Gegenstände aus Leder oder Gummi)
– Fetischistischer Transvestitismus (Bekleidung des anderen Geschlechts tragen; dabei sexuelle Erregung)
– Exhibitionismus (s. u.)
– Voyeurismus (Drang, anderen beim Entkleiden oder sexuellen Aktivitäten zuzusehen)
– Pädophilie (s. u.)
– Sadomasochismus (Sadismus: sexuelle Erregung durch Zufügen von Schmerzen, Erniedrigung und Fesseln. Masochismus: Wunsch nach Erleiden dieser Stimulation)
– Multiple Störungen der Sexualpräferenz (häufig: Kombination aus Fetischismus, Transvestitismus und Sadomasochismus)
– Frotteurismus (sich im Gedränge an andere Personen pressen, um sich sexuell zu erregen)
– Sodomie (sexuelle Handlungen an Tieren)
– Nekrophilie (sexuelle Erregung durch Leichen).

Sexualdelinquenz

Ein Viertel der Sexualstraftäter hat nach Schätzungen eine Störung der Sexualpräferenz. Ein Viertel der Täter im Maßregelvollzug haben Sexualstraftaten begangen.

Pädosexuelle Störung (Pädophilie)
Sexuelle Präferenz für Kinder in der Vorpubertät:
- Interesse an Mädchen, Knaben oder beiden Geschlechtern (Päderastie: Interesse erwachsener Männer an Knaben)
- Auch die eigenen Kinder können belästigt werden
- Bei manchen Personen ist die Pädophilie die Hauptpräferenz, während andere auch zugleich altersadäquate Sexualität aufweisen
- Sehr selten bei Frauen (1%)
- Nicht alle Pädosexuellen werden straffällig; manche leben ihre Sexualpräferenz nur in der Phantasie aus
- Rückfälle mit Sexualdelikten bei unbehandelten Kindesmissbrauchern: 16–42% je nach Studie (Katamnesezeiträume: 4–24 Jahre). Patienten mit pädosexuellen Störungen stellen allerdings eine sehr heterogene Gruppe mit hoher Variabilität in der Rückfallquote dar
- Ursachen: weitgehend unbekannt.

Exhibitionismus
Neigung, das Genitale vor meist gegengeschlechtlichen Fremden in der Öffentlichkeit zu entblößen, ohne zu einem näheren Kontakt aufzufordern oder diesen zu wünschen:
- Täter entblößen sich in der Öffentlichkeit vor erwachsenen oder heranwachsenden Frauen und behalten dabei meist einen sicheren Abstand bei
- Es handelt sich oft um heterosexuelle, verheiratete Männer mit ausgeprägter Selbstunsicherheit gegenüber sexuellen Kontakten mit Frauen
- Meist wird das Zeigen von sexueller Erregung begleitet, und es kommt zur Masturbation

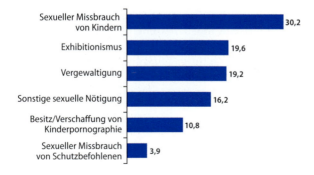

◘ Häufigkeit von Straftaten gegen die sexuelle Selbstbestimmung in % (Statistik des Bundeskriminalamts, 2006)

- Wenn das Opfer erschrocken, ängstlich oder beeindruckt ist, erhöht dies häufig die Erregung des Exhibitionisten
- Diese Neigung kann eventuell nur in Zeiten emotionaler Belastung oder in Krisensituationen manifest werden; dazwischen können lange Perioden ohne solches Verhalten vorkommen
- Für einige ist der Exhibitionismus die einzige sexuelle Betätigung, während andere zur gleichen Zeit ein aktives Geschlechtsleben mit lang dauernden Beziehungen haben; allerdings kann sich der innere Drang bei Konflikten in diesen Beziehungen verstärken
- Die meisten Exhibitionisten erleben ihren Drang als unkontrollierbar und ich-dyston; sie empfinden oft Schuldgefühle nach ihren Handlungen
- Hohe Rückfallquoten
- Exhibitionismus ist bei Männern nach § 183 StGB (Erregung öffentlichen Ärgernisses) strafbar: Freiheitsstrafe bis zu einem Jahr oder Geldstrafe.

Vergewaltigung und sexuelle Nötigung
- Häufig liegen bei den Tätern Persönlichkeitsstörungen vor (dissoziale oder Borderline-P.)
- Schuldunfähigkeit bei 1%, Schuldverminderung bei 11%. Von diesen Tätern kommt ein Viertel in den Maßregelvollzug
- Ursachen: sozial schwaches oder verrohtes Umfeld, Gewalterfahrungen in der Kindheit, genetische Ursachen
- In 25% der Fälle stand der Täter unter Alkoholeinfluss
- Spezifische Rückfallrate unbehandelter Vergewaltiger 20–30% je nach Studie in Katamnesezeiträumen bis zu 14 Jahren
- Opfer und Täter kennen sich in 50% der Fälle
- Opfer sind am häufigsten zwischen 14 und 21 Jahren alt.

Therapie der Sexualdelinquenz
- In begründeten Fällen Antiandrogen Cyproteron (Androcur) oral oder als Depot i.m. (▶ siehe S. 274)
- Verhaltenstherapie
- Selbsthilfegruppen

7.3.4 Psychische und Verhaltensprobleme in Verbindung mit der sexuellen Entwicklung und Orientierung (F66)

In dieser Rubrik werden die durch die sexuelle Präferenz ausgelösten sekundären psychischen Belastungen zusammengefasst:
- Sexuelle Reifungskrise (Ängste und Depressionen aufgrund Unsicherheit bezüglich der sexuellen Orientierung)
- Ich-dystone Sexualorientierung (Person hat eine eindeutige sexuelle Präferenz, wünscht aber, dies wäre anders)
- Sexuelle Beziehungsstörung (Person hat wegen ihrer sexuellen Präferenz Probleme in Partnerschaften).

8 Persönlichkeits- und Verhaltensstörungen (F6)

■ **Definition**

Was ist der Unterschied zwischen einer Persönlichkeitsstörung und einer Krankheit? Während Krankheiten kommen und gehen, geht man davon aus, dass eine Persönlichkeitsstörung mehr oder weniger das ganze Leben lang besteht – mit Beginn in der Kindheit oder Jugend. Allerdings ist diese Einteilung künstlich. So wird diskutiert, ob es sich bei der »emotional instabilen Persönlichkeitsstörung (Borderline-Störung)« nicht eher um eine Krankheit handelt.

Charakteristisch für Persönlichkeitsstörungen ist:
- Andauerndes abnormes Verhaltensmuster, das nicht auf Episoden psychischer Krankheiten begrenzt ist
- Tief verwurzelte, anhaltende Verhaltensmuster, die in vielen persönlichen und sozialen Situationen eindeutig unpassend sind
- Starre Reaktionen auf unterschiedliche persönliche oder soziale Lebenslagen
- Wahrnehmen, Fühlen, Denken oder Beziehungen zu anderen Menschen sind gestört
- Erhebliches Leiden für die Person oder die Umwelt
- Abweichendes Verhalten wird von der betroffenen Person manchmal nicht als krankhaft erlebt
- Beginn immer in Kindheit oder Jugend, Manifestation auf Dauer im Erwachsenenalter.

Die Übergänge zwischen Persönlichkeitszügen und Persönlichkeitsstörungen sind fließend; erst wenn eindeutige Normabweichungen und krankhafte Symptome bestehen, darf von einer Persönlichkeits-»Störung« gesprochen werden.

In der Regel sind die therapeutischen Einflussmöglichkeiten begrenzt, auch wenn die Symptome durch eine Psychotherapie oder Medikamente abgemildert werden können. Im klinischen Alltag sind vor allem die spezifischen Persönlichkeitsstörungen relevant.

8 · Persönlichkeits- und Verhaltensstörungen (F6)

▪ Spezifische Persönlichkeitsstörungen nach ICD-10 (F60)

- Paranoide Persönlichkeitsstörung
- Schizoide Persönlichkeitsstörung
- Dissoziale Persönlichkeitsstörung
- Emotional instabile Persönlichkeitsstörung, impulsiver Typ
- Emotional instabile Persönlichkeitsstörung, Borderline-Typ
- Histrionische Persönlichkeitsstörung
- Anankastische (zwanghafte) Persönlichkeitsstörung
- Ängstlich-vermeidende Persönlichkeitsstörung
- Abhängige (asthenische) Persönlichkeitsstörung.

Der Terminus »spezifische Persönlichkeitsstörung« ist weitgehend synonym mit den früheren Termini »Psychopathie«, »Kernneurose« und »Charakterneurose«.

▪ Häufigkeit

- Am häufigsten sind in der Bevölkerung zwanghafte und ängstlich-vermeidende Persönlichkeitsstörungen
- In klinischen Stichproben sind allerdings ängstlich-vermeidende und emotional instabile Persönlichkeitsstörungen vom Borderline-Typ am häufigsten (siehe Graphik)
- In Haftanstalten und Krankenhäusern für forensische Psychiatrie sind dissoziale Persönlichkeitsstörungen häufig anzutreffen (vorwiegend männliche Patienten).

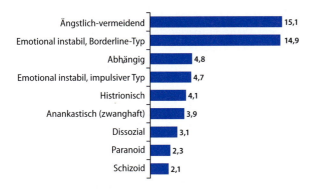

◘ Prävalenz (in %) von Persönlichkeitsstörungen bei 716 ambulanten oder stationären Patienten der Universitätspsychiatrie Göttingen (Mehrfachnennung möglich; irgendeine Persönlichkeitsstörung: 40%)

8.1 Paranoide Persönlichkeitsstörung (F60.0)

Diese Persönlichkeitsstörung wird auch »expansive« oder »sensitive« Persönlichkeitsstörung genannt.
- Neutrale oder freundliche Handlungen anderer Menschen werden als feindlich oder verächtlich aufgefasst
- Misstrauen
- Wittert überall Verschwörungen; vermutet Gerede hinter seinem Rücken (Beispiel: die Annahme eines Patienten, das ganze Dorf wisse von seinen »Doktorspielen« als kleiner Junge)
- Kränkbarkeit, Streitsucht
- Selbstgerechtigkeit, mangelnde Selbstkritik, Überheblichkeit
- Neigung zu pathologischer Eifersucht
- Neigung zu fanatischen politischen oder religiösen Ansichten
- Auch die querulatorische Persönlichkeit fällt hierunter: Personen, die ständig Beschwerdebriefe wegen vermeintlichen Unrechts an Behörden schreiben oder Rechtsstreitigkeiten endlos weiterverfolgen
- Dieser Gruppe sind manche Amok-Läufer zuzuordnen, die wegen vermeintlicher Ungerechtigkeit mehrere Menschen töten. Häufig haben sie über Jahre große Waffensammlungen angelegt.

Fallbeispiel: Amoklauf bei paranoider Persönlichkeitsstörung

Der 19-jährige Schüler Gottfried K. ist ein Einzelgänger. Er beschäftigt sich in seiner Freizeit mit brutalen Computerspielen und war zeitweilig Mitglied einer rechtsradikalen Jugendgruppe. Im Keller seines Elternhauses hat er eine Sammlung illegaler Waffen. In der Schule fühlt er sich von seinen Mitschülern ungerecht behandelt, ausgegrenzt, verhöhnt und verachtet. Er sieht sich als Opfer einer Verschwörung der Lehrer und der anderen Schüler. Nachdem er wegen ständiger aggressiver Angriffe der Schule verwiesen werden soll, erschießt er eine Lehrerin und verletzt mehrere Mitschüler schwer. Als sich ihm mehrere Polizisten mit gezogener Waffe entgegenstellen, greift er sie in aussichtsloser Lage an und wird in Notwehr erschossen.

8.2 Schizoide Persönlichkeitsstörung (F60.1)

- Anhedonie (vermindertes Empfinden von Freude)
- Emotionale Kühle; unnahbar
- Reagiert weder auf Lob oder Kritik angemessen
- Wirkt starr, hölzern
- Mangelndes Gespür für soziale Regeln und Normen; unabsichtliches Ignorieren von Höflichkeitsregeln
- Einzelgänger; in sich gekehrte Zurückhaltung; Mangel an engen Freunden und vertrauensvollen Beziehungen (aus Desinteresse, nicht aus Furcht)
- Wenig Interesse an sexuellen oder Liebesbeziehungen

- Verzicht auf Kooperation
- Misstrauen gegenüber anderen
- Exzentrisches, schrulliges, verschrobenes Verhalten
- Übermäßige Vorliebe für Phantasie.

Schizoide Menschen sind manchmal in der Lage, überragende Leistungen auf bestimmten Gebieten zu entwickeln, wie philosophische Theorien, mathematische Gleichungen oder Computerprogramme.

8.3 Narzisstische Persönlichkeitsstörung

Die narzisstische Persönlichkeitsstörung wird im DSM-IV aufgeführt, nicht jedoch in der ICD-10.
- Überschätzung der Bedeutung der eigenen Person, verzweifeltes Bemühen um Anerkennung
- Übertreibt die eigenen Leistungen, erwartet Bewunderung auch ohne entsprechende Errungenschaften
- Ist von Phantasien von grenzenlosem Erfolg, Brillianz, Schönheit oder idealer Liebe besessen
- Will allen gefallen (wird manchmal von anderen tatsächlich geliebt oder bewundert)
- Glaubt, einzigartig zu sein und nur von bestimmten Menschen verstanden zu werden
- Sucht die Nähe hochgestellter oder prominenter Persönlichkeiten
- Arroganz, Egoismus, Selbstgerechtheit
- Leicht kränkbar; neigt aber selbst dazu, andere zu kränken und abzuwerten
- Nutzt andere für die eigenen Zwecke aus
- Missachtet Gefühle anderer, Mangel an Empathie
- Neidisch auf andere; denkt, dass andere ihn beneiden
- Legt Wert auf geschmackvolle bzw. auffallende Kleidung, ausführliche Körperpflege
- Sucht Gelegenheiten, im Mittelpunkt zu stehen und sich zu profilieren; nicht selten herausragende künstlerische Tätigkeiten
- Oft kein Leidensdruck, keine Behandlungseinsicht, daher psychotherapeutisch schwer zu beeinflussen.

Auch Hochstapler, die sich als Heiratsschwindler, Finanzjongleure oder falsche Ärzte betätigen, leiden oft unter einer narzisstischen Störung. Diesen Personen geht es nicht nur um den finanziellen Gewinn oder die Ehre durch akademische Titel, sondern darum, zu beweisen, dass sie intelligenter und raffinierter sind als ihre Opfer.

Viele narzisstische Menschen haben auch positive Eigenschaften. Sie werden von anderen Menschen als engagiert, interessant, brilliant und anziehend empfunden. Positiven Narzissten sind viele Errungenschaften in der Kunst, der Musik, der Wissenschaft, der Technik oder der Politik zu verdanken. Dann kann man nicht von einer »Störung« sprechen, sondern von einer Persönlichkeitseigenschaft oder »Persönlichkeitsakzentuierung«.

8.4 Histrionische Persönlichkeitsstörung (F60.4)

- Theatralisches und dramatisches Verhalten, übertriebener Ausdruck von Gefühlen
- Egozentrik, Selbstmitleid
- Manipulatives Verhalten zur Befriedigung eigener Bedürfnisse
- Ständiges Verlangen nach aufregenden Ereignissen und Spannung
- Verlangen nach Anerkennung; will immer im Mittelpunkt stehen, missachtet dabei Bedürfnisse anderer
- Oft sexuell aufreizend und kokett, um Ziele zu erreichen, aber weniger Interesse an wirklichen Intimkontakten
- Missachtet selbst die kleinen Regeln des mitmenschlichen Zusammenseins, erwartet aber die Einhaltung durch andere
- Oberflächliche, labile Affektivität
- Neigung zu auffälliger Gestaltung des Äußeren, dabei nicht unbedingt guter Geschmack (»aufgedonnert«, knallroter Lippenstift, gefärbte Haare, mit Schmuck behängt – bzw. grellbunte Schlipse oder Goldkettchen bei Männern)
- Oft kein Leidensdruck und keine Behandlungseinsicht, daher psychotherapeutisch schwer zu beeinflussen
- Neigung zu psychosomatischen Beschwerden, Krankschreibungen und manchmal Rentenbegehren
- Maßlos übersteigerte Schilderung von Befindlichkeitsstörungen wie Muskelverspannungen oder Kopfschmerzen (»Ich habe unerträgliche, unvorstellbare, wahnsinnige Schmerzen«)
- Suggestibilität (vertrauen oft auf Wunderheiler und Scharlatane).

Der Begriff »Hysterie« wird heute nicht mehr verwendet. Hippokrates dachte, dass dieses Verhalten nur bei Frauen auftritt und mit der Gebärmutter (*hystera*) zusammenhängt. Da es durchaus auch bei Männern auftreten kann, sagt man heute »histrionisch« (von »*histrio*« = Schauspieler). Dies trifft auch den Kern besser – die schauspielerisch überzogene Darstellung der eigenen Gefühle.

Unterscheidung zwischen »narzisstisch« und »histrionisch«: Wenn ein Narzisst gekränkt wird, versucht er sich zu bessern, während histrionische Personen keine Konsequenzen aus Kritik ziehen, sondern im Gegenzug den Kritiker verleumden.

Histrionische Menschen wirken aber auch zum Teil positiv auf andere Menschen; sie werden als spritzig, charmant, unterhaltsam oder erfrischend respektlos empfunden.

8.5 Dissoziale (antisoziale) Persönlichkeitsstörung (F60.2)

- Verantwortungslosigkeit, Rücksichtslosigkeit
- Mangel an Empathie und Mitgefühl
- Missachtung von ethischen Normen, Regeln, Verpflichtungen
- Geringe Frustrationstoleranz
- Lügen
- Hohe Risikobereitschaft
- Aggressives Verhalten, Reizbarkeit
- Störung des Sozialverhaltens oder Delinquenz oft schon vor dem 15. Lebensjahr
- Man schätzt, dass 80% der Insassen von Haftanstalten eine antisoziale Persönlichkeit haben

- Mangelndes Schuldbewusstsein, lernt nicht durch Erfahrung (wie z. B. Haftstrafe), hohe Rückfallquote bei Straftaten (48%)
- Neigung zu Suchterkrankungen (oft bereits in der Adoleszenz)
- Komorbidität: Borderline-Störung, Aufmerksamkeitsdefizit-Hyperaktivitätsstörung (ADHS).

8.6 Emotional instabile Persönlichkeit, Borderline-Typus (F60.31)

> **Quick Start**
>
> **Borderline-Störung:** Impulskontrollstörung, Probleme in zwischenmenschlichen Beziehungen, Leeregefühle, Selbstverletzung, Suizidideen, oft Polytoxikomanie. Therapie: Verhaltenstherapie, verschiedenste Medikamente. Insgesamt schwer zu behandeln

Definition
Schwere Erkrankung mit Impulskontrollstörung, Störung der emotionalen Regulation, Selbstverletzung und zahlreichen anderen, typischen Symptomen. Sie wird oft kurz als Borderline-Störung bezeichnet.

Symptome

- **Impulskontrollstörung** (Aggressivität, Kriminalität, dissoziales Verhalten, Hochrisikoverhalten z. B. beim Autofahren oder Sport, Ausbildungsabbrüche, Therapieabbrüche)
- Suchtentwicklung (z. B. **Polytoxikomanie** – z. B. Opioide + Benzodiazepine + Alkohol)
- Unfähigkeit zur Selbstkritik, ausgeprägter Egoismus
- Neigung zu intensiven, aber unbeständigen Beziehungen, häufige Beziehungsabbrüche, Bindungsstörung mit **Nähe/Distanz-Konflikt**, trotzdem panische Angst vor dem Alleinsein
- Chronische »**Leeregefühle**«; Gefühl, nicht zu existieren (**Derealisation**)
- Stark schwankende, launenhafte Stimmung, dabei meist Niedergeschlagenheit (die sich allerdings von echten Depressionen unterscheidet), aber manchmal auch gute Laune und Ideenreichtum
- Frustrationsintoleranz
- Suiziddrohungen, -gedanken, -versuche und Suizide
- **Autoaggression** (selbstverletzendes Verhalten). Typisch: Unterarmschnittwunden (»Grillmuster«), Kopf gegen die Wand schlagen; Zigaretten auf dem Körper ausdrücken; führt zu Euphorisierung (»Kicks«) oder Spannungsabbau. Borderline-Patienten fügen sich selbst mit Messern oder Rasierklingen Schnittwunden am Unterarm zu. Sie äußern meistens, während des Schneidens keinen Schmerz zu verspüren und sich nach dem Schnei-

den erleichtert zu fühlen. Die Patienten geben an, sie müssten sich schneiden, um »sich zu spüren«, da sie unter einem unerträglichen Leeregefühl oder unerträglichen Spannungszuständen leiden. Anlass ist manchmal eine belastende Situation. Oft ist es auch ein ausgeprägter Selbsthass, der zu Selbstverletzungen führt. Obwohl auch Suizidversuche bei Borderline-Patienten häufig sind, darf diese Autoaggression nicht mit Suizidversuchen verwechselt werden
— Identitätsstörung (ausgeprägte Instabilität des Selbstbildes)
— Oft gestörte sexuelle Beziehungen oder Instabilität der sexuellen Orientierung
— Verschiedenste Ängste (Phobien, Panikattacken)
— Manchmal zusätzlich Zwangsstörung
— Bei Frauen manchmal Anorexie/Bulimie (Magersucht/Esssucht)
— **Narzissmus** (»Underground-Chic«, Piercing, Tätowierungen, künstlerische Tätigkeit)
— **»Agieren«:** Versuche, die Aufmerksamkeit anderer zu erzwingen, z. B. durch Suizid- oder Gewaltandrohungen
— **Vorübergehende paranoide** oder **dissoziative Symptome**

Die starken Stimmungsschwankungen bei dieser Erkrankung (»himmelhoch jauchzend – zu Tode betrübt«) werden oft fälschlicherweise als »manisch-depressiv« bezeichnet. Während bei der Borderline-Störung die Stimmung innerhalb eines Tages stark schwankend sein kann und von den jeweiligen Umständen abhängig ist, ändert sich bei einer manisch-depressiven Erkrankung die Stimmung erst nach Wochen bis Monaten.

 Der Begriff »Borderline«-Störung entstand aus der heute nicht mehr haltbaren Vorstellung, dass es sich um eine Erkrankung im Grenzgebiet (»borderline«) zwischen »Neurose« und »Psychose« handelt – wegen der vorübergehenden paranoiden oder dissoziativen Symptome. Aus heutiger Sicht hat die emotional instabile Persönlichkeit mit schizophrenen Psychosen wenig gemeinsam.

Verlauf

— Etwa 10% der Patienten suizidieren sich
— Höchstes Suizidrisiko bei zusätzlicher Substanzabhängigkeit
— Beginn in der frühen Adoleszenz oder im frühen Erwachsenen-Alter. Die meisten Patienten, die sich in eine Behandlung begeben, sind daher zwischen 20 und 30 Jahre alt. Stärkste Symptomatik um das 27. Lebensjahr herum
— Nachlassen der Intensität ab dem mittleren Erwachsenenalter; nach 6 Jahren sind ca. 70% in Remission.

8.6 · Emotional instabile Persönlichkeit, Borderline-Typus (F60.31)

Häufigkeit

Patienten mit einer emotional instabilen Persönlichkeit werden häufig in psychiatrischen Kliniken behandelt (vor allem auch im Notdienst).
- Geschlechterverhältnis Frauen zu Männern ca. 7:3
- Punktprävalenz in der Bevölkerung 1,1–1,8%
- 80% der Patienten suchen Behandlung
- Häufigkeit unter ambulanten Psychotherapiepatienten ca. 10%
- Häufigkeit unter stationären Psychiatriepatienten 10–20%.

Ursachen

- Emotional belastende traumatische Ereignisse in der Kindheit und zerrüttete Familienverhältnisse: 65% der Patienten berichten über sexuellen Missbrauch in der Kindheit oder Jugend; 60% über körperliche Gewalt; 40% über Vernachlässigung. Oft sind Suchterkrankungen der Eltern nachweisbar
- Eine genetische Komponente wird aufgrund von Zwillingsuntersuchungen angenommen
- 50% der Patienten berichten über ADHS-Syndrom in der Kindheit (Aufmerksamkeitsdefizit-Hyperaktivitätsstörung), die als hirnorganisch verursacht angenommen wird
- Es gibt Hinweise dafür, dass die Störung durch neurobiologische Veränderungen mitbedingt wird. Es ist nahe liegend, dass eine Störung des so genannten Belohnungssystems bzw. des damit gekoppelten endogenen Opiatsystems vorliegt, denn viele der pathologischen Verhaltensweisen lassen sich als ein Versuch erklären, diese Systeme »um jeden Preis« zu stimulieren, trotz der oft schädlichen Folgen: Opiatabhängigkeit, häufige Sexualkontakte, Essanfälle, Selbstverletzungen (dabei werden Endorphine ausgeschüttet), »sensation-seeking behaviour«, Vermeiden eines Belohnungsaufschubs, Agieren, Aggressivität. Auch die Wirksamkeit von Naltrexon spricht für diese Theorie.

Therapie

Insgesamt gilt die Therapie als sehr schwierig, da die verfügbaren Therapiemethoden manchmal unzureichend wirken und die Compliance der Patienten begrenzt ist.
- Psychotherapie: Dialektisch-behaviorale Therapie (DBT) nach Linehan (als einzige Psychotherapiemethode nachgewiesen). Enthält wöchentliche Einzeltherapie und Fertigkeitstraining (Verbesserung von Spannungstoleranz, Emotionsregulation und zwischenmenschlichen Beziehungen; Reduktion parasuizidaler Handlungen, Eingrenzung der Selbstverletzung – z.B. Verwendung von Eiswürfeln statt Selbstverletzung)

- 85% aller stationären Borderline-Patienten erhalten Psychopharmaka. Es gibt kein Medikament, das für alle Patienten generell geeignet ist; es werden – individuell auf die Situation abgestimmt – spezielle Syndrome behandelt (wobei sich der Therapieerfolg oft in Grenzen hält):
    - SSRI und andere Antidepressiva bei: Angst, Depression, Selbstverletzung, Wut, raschem Stimmungswechsel
    - atypische Neuroleptika (z. B. Olanzapin, Quetiapin, Aripiprazol) bei: Angst, Wut, Feindseligkeit, Misstrauen, interpersonellen Schwierigkeiten, vorübergehenden paranoiden Symptomen
    - Antikonvulsiva/Stimmungsstabilisierer (z. B. Carbamazepin, Valproinsäure) bei: Wut, Feindseligkeit, Aggression, interpersonellen Schwierigkeiten
    - Opioidrezeptor-Antagonist Naltrexon bei: Alkohol- und Drogenabhängigkeit, dissoziativen Symptomen, bulimischen Anfällen und selbstverletzendem Verhalten
- Die Behandlung von komorbiden Suchterkrankungen ist von großer Bedeutung.

Die Patienten neigen dazu, in der Psychotherapie die Therapeuten abwechselnd zu idealisieren und abzuwerten. Nicht selten kommt zu einer Art Abhängigkeit vom Therapeuten, die sich z. B. in einer Dekompensation äußern kann, wenn der Therapeut in den Urlaub fährt. Oft spielen die Patienten mehrere Therapeuten gegeneinander aus und sorgen für Streit im Team.

> **Fallbeispiel: Emotional instabile Persönlichkeitsstörung**
>
> Nicole K. (24 Jahre) wird in Abständen von wenigen Wochen immer wieder auf die Notfallstation eingeliefert, entweder weil sie sich multiple Unterarmschnittwunden zugefügt hat oder weil sie nach Einnahme verschiedener Drogen und Medikamente als »hilflose Person« aufgefunden wurde. Im Gespräch ist sie abweisend und unkooperativ. Als Grund für ihre Selbstverletzung gibt sie ein »Leeregefühl« an, aber auch oft seelische Belastungen (Streit mit ihrer lesbischen Freundin, emotionale Belastungen durch Psychotherapiegespräche). Sie leidet unter Depressionen und Panikattacken. Drei schwerwiegende Suizidversuche sind bekannt.
>
> Sie hat keine Berufsausbildung. In den letzten Jahren befand sie sich zum größten Teil zur Psychotherapie in einer psychosomatischen Klinik oder in der geschlossenen Psychiatrie zur Krisenintervention.
>
> Sie ist in einem Heim aufgewachsen. Mit 11–13 Jahren war sie von Freiern ihrer Mutter (die als Prostituierte arbeitete) mehrfach missbraucht worden. Im Alter zwischen 16 und 19 bestand eine Magersucht.
>
> Therapeutisch wird eine Dialektisch-behaviourale Therapie (DBT) begonnen. Zur Behandlung ihrer Ängste und Panikattacken erhält sie Sertralin (SSRI) 1×100 mg, zur Behandlung der Selbstverletzungen Naltrexon 1×100 mg.

8.7 Emotional instabile Persönlichkeitsstörung, impulsiver Typus (F60.30)

- Emotionale Instabilität
- Mangelnde Impulskontrolle
- Übergänge zur dissozialen Persönlichkeitsstörung.

8.8 Artifizielle Störung (Münchhausen-Syndrom)

Die artifizielle Störung wird zu den »anderen Persönlichkeitsstörungen« gerechnet.
- Vortäuschung einer Krankheit
- Person fügt sich Schnitte, Schürfwunden oder andere Verletzungen zu
- Wiederholtes Drängen auf Untersuchungen oder sogar Operationen
- Wiederholtes Aufsuchen von Krankenhäusern (»hospital hopper«)
- Oft »Einmietebetrug« – Nichtbezahlung von Krankenhaus- oder Hotelrechnungen
- Person nimmt falsche Namen an
- Nicht selten Personen mit Heilberuf (Krankenpfleger, Altenpflegerin, Arzt) mit medizinischem Fachwissen
- Meist bestehen auch andere Symptome einer Persönlichkeitsstörung.

> **Fallbeispiel: Artifizielle Störung**
>
> Herr P., 34 Jahre, erscheint, von seiner Frau im Rollstuhl geschoben, in einer neurologischen Klinik und gibt an, er sei in der ehemaligen DDR als politischer Dissident gefoltert worden. Er habe als Krankenpfleger in einer psychiatrischen Klinik gearbeitet und habe dort gegen die Behandlung von Dissidenten als psychisch Kranke opponiert und sei deshalb von der Stasi verhaftet worden. Man habe ihm Nadeln ins Rückenmark gestochen und abgebrochen, wodurch es zu einer Querschnittslähmung gekommen sei. Recherchen ergeben, dass der Patient sich selbst dünne Insulinnadeln in die Muskulatur neben das Rückenmark gestochen hatte. Das Rückenmark war komplett intakt. Er hatte sich mehrfach unter falschem Namen in Krankenhäusern »eingemietet«.

Münchhausen-Stellvertreter-Syndrom (»Münchhausen by proxy«): Mütter täuschen Krankheit ihrer Kinder vor oder führen sie z. B. durch Vergiften herbei, um eine medizinische Behandlung zu veranlassen.

8.9 Anankastische (zwanghafte) Persönlichkeitsstörung (F60.5)

- Ordnungsliebend bis pedantisch, penibel, perfektionistisch, Haften an Details
- Regelkonform, pflichtbewusst
- Fordert Unterordnung anderer bezüglich seiner Ansichten
- Phantasielosigkeit, Unflexibilität
- Mangel an Großzügigkeit; Geiz
- Angst vor Kontrollverlust (Personen mit zwanghafter Persönlichkeit meiden daher oft Alkohol)
- Genussunfähigkeit
- Neigung zu Depressivität
- Im Gegensatz zur Zwangskrankheit wird das eigene pedantische Verhalten nicht als unsinnig oder übertrieben angesehen.

8.10 Ängstlich-vermeidende Persönlichkeitsstörung (F60.6)

- Andauernde Anspannung und Besorgtheit (übertriebene Angst vor alltäglichen Gefahren)
- Unsicherheit, Minderwertigkeitsgefühle
- Sehnsucht nach Zuneigung und Akzeptiertwerden
- Gehemmtheit bei Aufnahme von Beziehungen
- Diese Persönlichkeitsstörung ist schwer von der sozialen Phobie bzw. von der generalisierten Angststörung abzugrenzen.

8.11 Abhängige (asthenische) Persönlichkeitsstörung (F60.7)

- Überlassung der Verantwortung an andere
- Unterordnung der eigenen Bedürfnisse, Nachgiebigkeit
- Selbstwahrnehmung als hilflos und schwach
- Angst vor dem Alleinsein
- Bei Missgeschicken neigen diese Personen dazu, die Verantwortung anderen zuzuschieben.

8.12 Abnorme Gewohnheit und Störungen der Impulskontrolle (F63)

8.12.1 Pathologisches Spielen

- Suchtartiges Spielen (meist bei Spielen mit sofortigen Gewinnausschüttungen, wie Geldautomaten oder Roulette)
- Neurobiologisch: vermutlich Störung des Belohnungssystems
- Auch als mögliche Nebenwirkung einer Parkinson-Behandlung mit schnelllöslichem L-Dopa (Eingriff in das dopaminerge Belohnungssystem).

8.12.2 Pathologische Brandstiftung (Pyromanie)

- Die Patienten werden durch alles, was mit Feuer oder Brandbekämpfung zu tun hat, fasziniert; manchmal sind sie Mitglied der Freiwilligen Feuerwehr
- Nicht selten bei minderbegabten Personen (Brandstiftung z. B. nach einem Streit).

8.12.3 Pathologisches Stehlen (Kleptomanie)

- Suchtartiges Stehlen; dabei werden die gestohlenen Gegenstände nicht unbedingt benötigt, sondern gehortet
- Auch als Symptom bei schweren Depressionen im Rahmen eines Verarmungswahns.

8.12.4 Trichotillomanie

- Impuls, sich die Haare herauszureißen; dabei Gefühl der Entspannung
- Therapie sollte wie bei der Zwangsstörung erfolgen (Verhaltenstherapie, Antidepressiva)
- Bei Beginn vor dem 6. Lebensjahr besteht eine sehr hohe Spontanremissionsrate.

9 Intelligenzminderung (F7)

▌ Definition

- Unvollständige geistige Entwicklung
- Andere Begriffe: »Geistige Behinderung«, »Oligophrenie«
- IQ < 70.

> Der IQ-Bereich 70–85 wird als Lernbehinderung bezeichnet.

> Ein Verlust bereits vorhandener intellektueller Funktionen im Erwachsenenalter wird (in schweren Fällen) als Demenz bezeichnet. Bei Demenzen wird oft das frühere höhere Intelligenzniveau durch Fragmente früheren Wissens erkennbar.

▌ Symptome

- Schwere Lernbehinderung (Kognition, Sprache, Motorik)
- Mangelnde Anpassungsfähigkeit
- Unfähigkeit, Wichtiges von Unwichtigem zu unterscheiden
- Störung des Sozialverhaltens
- Bewegungsdrang
- Geringe Frustrationstoleranz
- Kurzschlusshandlungen
- Aggressivität
- Selbstverletzung
- Essen von nicht verzehrbaren Gegenständen und Substanzen (Pica)
- Häufig komorbide psychische Erkrankungen (z.B. psychotische Störung, früher als »Pfropfschizophrenie« bezeichnet)
- Häufig komorbide Anfallsleiden

Formen

- Leichte Intelligenzminderung (IQ 50–69)
- Mittelgradige Intelligenzminderung (IQ 35–49)
- Schwere Intelligenzminderung (IQ 20–34)
- Schwerste Intelligenzminderung (IQ unter 20).

> Definitionsgemäß entspricht ein IQ von 100 dem Durchschnittswert der Normalbevölkerung.

Frühere Bezeichnungen: Debilität für leichte, Imbezillität für mittlere, Idiotie für schwere Intelligenzminderung.

Diagnostik

- Standardmessmethoden: HAWIE (Hamburg-Wechsler-Intelligenztest für Erwachsene) oder HAWIK-III (Hamburg-Wechsler-Intelligenztest für Kinder)
- Chromosomenanalyse
- Organmedizinische Diagnostik (Bildgebung, EEG usw.)
- Spezifische Tests (z. B. Guthrie-Test auf Phenylketonurie).

Häufigkeit

- 2–3% (häufiger bei Jungen).

Ursachen

Bei 30–40% ist die Ursache der Intelligenzminderung unbekannt. Unter den Intelligenzminderungen bekannter Ursache zählen Chromosomenanomalien zu den häufigsten. Die Beeinträchtigung ist im Durchschnitt bei den häufigen Formen geringer als bei den seltenen.
- Pränatal
    - Chromosomenanomalien (z. B. Down-Syndrom, Klinefelter-Syndrom, Ullrich-Turner-Syndrom)
    - Genmutationen (z. B. Rett-Syndrom, Neurofibromatose, Phenylketonurie, M. Gaucher, M. Niemann-Pick, M. Tay-Sachs)
    - Retardierungssyndrome (z. B. Prader-Willi-Syndrom)
    - Infektionskrankheiten (z. B. Röteln, Zytomegalie)
    - Alkoholabhängigkeit der Mutter (fetales Alkoholsyndrom)
    - Strahlenschädigung

- Perinatal
    - Frühgeburt
    - Asphyxie
    - traumatische Schädigung (Zangengeburt)
- Postnatal
    - Entzündungen (z. B. Meningitis)
    - schwerer Icterus neonatorum
    - Schädel-Hirn-Traumata
    - kindliche Epilepsien
    - Tumoren u. a.

Down-Syndrom (Trisomie 21)
- IQ oft unter 50, aber hohe Variabilität in den Entwicklungsmöglichkeiten
- Minderwuchs
- Brachyzephalie, schrägstehende Lidachsen, dysplastische Ohren, Vierfingerfurche u. a. Missbildungen
- Herzfehler
- Neigung zu Demenz.

Therapie

- Ggf. Unterbringung in Spezialeinrichtungen
- Verhaltenstherapie (um den Erwerb basaler Fähigkeiten wie selbständiges Essen oder Anziehen zu erreichen)
- Sozialtherapeutische Maßnahmen, um Sekundäreffekte zu vermeiden
- Neuroleptika bei Hyperaktivität, Aggressivität oder Autoaggression.

10 Entwicklungsstörungen (F8)

Definition

Störungen der Entwicklung – meist in Hinblick auf:
- Sprache
- Visuell-räumliche Fertigkeiten
- Bewegungskoordination.

10.1 Umschriebene Entwicklungsstörungen des Sprechens und der Sprache (F80)

10.1.1 Artikulationsstörung

- Entwicklungsverzögerung bei der Lautbildung (Lallen).

10.1.2 Expressive Sprachstörung (entwicklungsbedingte expressive Dysphasie bzw. Aphasie)

- Mangelnde Fähigkeit, die expressive (also nicht die geschriebene Sprache) zu beherrschen (grammatikalische Fehler, eingeschränkter Wortschatz, kurze Satzlänge, syntaktische Fehler)
- Begleitstörungen: emotionale Störungen, Hyperaktivität, Unaufmerksamkeit.

10.1.3 Rezeptive Sprachstörung (entwicklungsbedingte rezeptive Dysphasie bzw. Aphasie)

- Sprachverständnis unterhalb des dem Intelligenzalter entsprechenden Niveaus.

10.1.4 Landau-Kleffner-Syndrom (erworbene Aphasie mit Epilepsie)

- Kind verliert bereits erworbene Sprachfertigkeiten, in der Regel im Alter von 3–7 Jahren, in einem Zeitraum von Tagen bis Monaten
- EEG-Veränderungen, fast immer im Temporallappen; meist auch epileptische Anfälle
- Ätiologie: nicht bekannt
- Verlauf: 40% behalten schweren rezeptiven Sprachdefekt, manche werden stumm; ca. 30% werden vollständig gesund.

10.2 Umschriebene Entwicklungsstörungen schulischer Fertigkeiten (F81)

 Umschriebene Entwicklungsstörungen werden nicht diagnostiziert, wenn eine Entwicklungsstörung auf einer erworbenen Hirnschädigung beruht oder lediglich ein Ausdruck einer allgemeinen Intelligenzminderung ist.

- Beruhen wahrscheinlich auf biologischen Fehlfunktionen
- Bei Jungen wesentlich häufiger
- Depression oder Zwangsstörung als Ursache schulischer Störungen sollten ausgeschlossen werden.

10.2.1 Lese- und Rechtschreibstörung

- Im Vordergrund steht Störung der Lesefertigkeiten (Legasthenie)
- Meist auch zusätzlich Rechtschreibstörung
- Oft mangelnde Teilnahme am Unterricht
- Überzufällig häufig Sprachentwicklungsstörungen in der Anamnese
- Soziale Anpassungsprobleme
- Begleitstörungen: depressive Verstimmungen, schulische Versagensangst, psychosomatische Störungen, Störungen der Eltern-Kind-Beziehung.

10.2.2 Isolierte Rechtschreibstörung

- Rechtschreibstörung ohne Legasthenie.

10.2.3 Rechenstörung (Dyskalkulie bzw. Akalkulie, Gerstmann-Syndrom)

- Diskrepanz zwischen schlechten Rechenfertigkeiten und guten Leistungen in anderen Schulfächern
- Defizite in den Grundrechenarten
- Rechenstörung sollte in einem standardisierten Test geprüft werden.

10.3 Tiefgreifende Entwicklungsstörungen (F84)

Die tiefgreifenden Entwicklungsstörungen werden wie folgt charakterisiert:
- Schwerwiegende Beeinträchtigung sozialer Fertigkeiten
- Bereits in frühester Kindheit auffällige Entwicklung
- Störung wird meist bis spätestens bis zum 5. Lebensjahr manifest.

10.3.1 Frühkindlicher Autismus (Kanner-Syndrom) (F84.0)

> **Quick Start**
>
> **Frühkindlicher Autismus:** Schwere Entwicklungsstörung mit Mutismus oder eingeschränkter und stereotyper Sprache, gestörter sozialer Interaktion, Intelligenzminderung, Veränderungsangst und stereotyper Motorik

▌ Definition

Der frühkindliche Autismus führt in der Regel zu einer lebenslangen schweren Beeinträchtigung des schulischen, kognitiven und sozialen Funktionsniveaus.

> Autismus im Sinne eines Kanner- oder Asperger-Syndroms sollte nicht mit dem Symptom »Autismus«, das bei Schizophrenie vorkommt, verwechselt werden.

Symptome

- Beeinträchtigung der Kommunikationsfähigkeit; in 50% der Fälle gar keine Sprache (**Mutismus**). In den übrigen Fällen verzögerte Sprachentwicklung; **Neologismen, pronominale Umkehr** (»du« statt »ich«), **Echolalie, Perseveration**, eintönige Sprache
- Beeinträchtigung der sozialen Interaktionen; insbesondere fehlt die **sozioemotionale Gegenseitigkeit**
- Kaum Blickkontakt zu anderen
- Meist Intelligenzminderung
- Wiederholte und stereotype Verhaltensweisen, eckige Bewegungen
- Hyperaktivität, Wutausbrüche, Ängstlichkeit, aggressives Verhalten
- Selbstverletzendes Verhalten (besonders bei Patienten mit schweren kognitiven Beeinträchtigungen)
- Rigides Verhalten; **Veränderungsangst** (z. B. Umstellen eines Möbelstücks führt zu starker, unbeherrschbarer Unruhe)
- Durch bestimmte Geräusche fasziniert (z. B. eine Schachtel auf und zu machen)
- Spezifisches Interesse an Teilaspekten von Objekten; schnuppert z. B. an Gegenständen
- Baut Spielzeuge auseinander und zusammen; stapelt Gegenstände
- Vermeidet Kontakt mit Gleichaltrigen; reagiert panisch, wenn ihm andere zu nahe kommen
- Störung des Imitationslernens
- Mit zunehmendem Alter können Depression, Zwänge, unangemessene soziale Interaktionen sowie gelegentlich eine psychotische Symptomatik auftreten

Komorbidität

- Häufig mit geistiger Behinderung (70–80%) assoziiert
- Bis zu 75% der Betroffenen zeigen eine Beeinträchtigung der allgemeinen Lern- und Leistungsmöglichkeiten (IQ < 70)
- Häufig bestehen abnorme EEG-Muster bzw. zerebrale Anfallsleiden.

Verlauf

- Die Symptome sind meist von der Geburt an vorhanden und werden im 1. Lebensjahr schon bemerkt. Eine reliable Diagnose ist dennoch bei sehr jungen Kindern (unter 2 Jahren) häufig schwierig
- Etwa 95% der Fälle werden vor dem 3. Lebensjahr zur Behandlung vorgestellt.

10.3 · Tiefgreifende Entwicklungsstörungen (F84)

▌ Häufigkeit

- 0,02–0,05%
- 4–5-mal häufiger bei Jungen als bei Mädchen.

▌ Ursachen

- Unklar; genetische Faktoren; möglicherweise spielen virale Infektionen oder vererbte Enzymdefekte eine Rolle
- Über sozioökonomische Schichten und ethnische Gruppen gleich verteilt.

▌ Therapie

- Ziele: Verbesserung der sozialen Kontakt- und Kommunikationsfähigkeit, Behandlung der Verhaltensstörungen
- Ein multimodaler Behandlungsansatz wird empfohlen: primär verhaltenssteuernde und ausbildungsunterstützende Interventionen. Symptombezogene medikamentöse Behandlung bei schweren Fällen.

> **Fallbeispiel: Frühkindlicher Autismus**
>
> Der 6-jährige Kai kommuniziert sprachlich kaum mit seiner Umgebung und ist lediglich in der Lage, Zwei-Wort-Sätze zu äußern und einige wenige Gegenstände zu benennen. Er erkennt lediglich Mitglieder seiner Familie, aber keine anderen Bekannten. Er wehrt sich gegen Körperkontakt wie Streicheln oder Umarmen. Er ist unruhig, läuft hin und her, berührt sämtliche Gegenstände und ist fasziniert von bestimmten Materialien. Sein Spielverhalten ist impulsiv und umtriebig. Er beschäftigt sich immer mit den gleichen Spielzeugen. Mit anderen Kindern kommuniziert er nicht; auf Annäherung reagiert er aggressiv. Manche Aufforderungen befolgt er, aber meist ist es kaum möglich, sein hyperaktives Verhalten einzugrenzen. Wenn er seinen Willen durchsetzen will, reagiert er äußert aggressiv. Für seine Familie ist sein Verhalten überaus anstrengend, da er ständig beobachtet werden muss.

10.3.2 Asperger-Syndrom (F84.5)

> **Quick Start**
>
> **Asperger-Syndrom:** Form des Autismus, bei der eine Diskrepanz zwischen den teilweise guten intellektuellen Fähigkeiten und den schweren Beeinträchtigungen im sozialen Bereich besteht

❚ Definition

Störung der sozialen Fähigkeiten, aber im Vergleich zum Kanner-Syndrom geringere Intelligenzbeeinträchtigung.

❚ Symptome

- Ausgeprägte Störung der Kommunikation und des Kontakts mit anderen Menschen
- Reduzierte Fähigkeit, Beziehungen zu Gleichaltrigen aufzubauen
- Reduzierte Fähigkeit, die Gefühle anderer zur erfassen und sich in einer sozialen Gemeinschaft einzuordnen
- Intelligenz oft normal; sogar Hochbegabung möglich
- Keine Verzögerung der Sprachentwicklung oder der intellektuellen Entwicklung
- Sprache eintönig
- Grammatisch und stilistisch manchmal ausgefeilte Sprache; oft pedantische Ausdrucksweise
- Fanatisch anmutende Beschäftigung mit abgegrenzten Bereichen wie Mathematik, Politik, Geschichte oder Musik
- Hochspezialisierte Sonderbegabungen
- Reduzierte Mimik und Gestik
- Seltener und flüchtiger Blickkontakt
- Stereotype Verhaltensmuster; Rituale
- Veränderungsängste
- Zwanghaft-pedantisches Verhalten
- Manchmal motorische Ungeschicklichkeit und Schwerfälligkeit

Unter »idiots savants« (oder weniger abwertend »savants«) versteht man Autisten mit speziellen Begabungen. Manche Patienten haben ein extrem gut ausgebildetes Gedächtnis für Zahlen, Landkarten, Flugpläne, Statistiken oder Kfz-Kennzeichen. Sie können extrem schnell rechnen, Primzahlen bestimmen, den Wochentag für jedes beliebige Datum der letzten zehntausend Jahre angeben, ohne Uhr die genaue Zeit angeben, Winkel auf 1 Grad genau schätzen, Lexika oder Telefonbücher auswendig lernen, die Zahl Pi 22000 Stellen nach dem Komma reproduzieren, Bilder photographisch genau abmalen oder Fremdsprachen in einer Woche lernen. Andererseits fehlen ihnen einfache soziale Fertigkeiten. Gefühle anderer Menschen können sie oft nicht interpretieren.

Blinde »savants« können komplexe klassische Klavierstücke, die man ihnen vorgespielt hat, ohne Noten nachspielen oder 10 000 Musikstücke auswendig spielen.

Man geht davon aus, dass bei Sonderbegabten durch eine massive Störung in der Hirnentwicklung diejenigen Strukturen geschädigt wurden, die kontrollieren, welche Gedächtnisinhalte wichtig und welche unwichtig sind, so dass Zugriffe auf ausgestanzte Gedächtnisinhalte funktionieren, auf viele andere jedoch nur eingeschränkt möglich sind. Es scheint so zu sein, dass diejenigen Gehirngebiete, in denen normalerweise soziale Verhaltensweisen abgespeichert und verarbeitet werden, nicht ihre Funktion ausüben, sondern mit großen Mengen »unnützen« Wissens gefüllt werden.

Unterschiede zwischen Kanner- und Asperger-Syndrom	
Kanner-Syndrom	**Asperger-Syndrom**
Meist geistige Behinderung	Mittlere bis gute Intelligenz
Starke Entwicklungsverzögerungen	Geringere Entwicklungsverzögerungen
Häufig keine Sprachentwicklung oder aber starke Auffälligkeiten	Gute Sprachentwicklung, aber Kommunikationsstörung oder auffällige Modulation
Vermeidet Kontakt mit Mitmenschen	Sinn für angemessene soziale Verhaltensweisen vorhanden, aber stark eingeschränkt
Macht sich vor dem 3. Lebensjahr bemerkbar	Macht sich nach dem 3. Lebensjahr bemerkbar

Verlauf

Die Verläufe sind recht unterschiedlich. Während manche der Betroffenen in Heimen leben müssen, gibt es Patienten, die das Abitur mit Auszeichnung bestehen oder sogar Mathematikprofessor werden.

Häufigkeit

— 0,01–0,03%.

Ursachen

— Genetische Faktoren
— Hirnschädigungen
— Biochemische Anomalien.

Therapie

— Verhaltenstherapie: Training sozialer und kommunikativer Fertigkeiten
— Ergotherapie
— Ggf. medikamentöse Therapie bei schweren Verhaltensauffälligkeiten, z. B. mit Neuroleptika.

> **Fallbeispiel: Asperger-Syndrom**
>
> Der 7-jährige Torben geht in die Realschule. Er ist ein durchschnittlicher Schüler. Obwohl er viel früher als andere Kinder habe lesen können, kann er das Gelesene oft nicht vollständig verstehen. Für manche schulischen Dinge ist sein Gedächtnis sehr schlecht; Rechnen gelingt ihm allerdings sehr leicht. Es fällt ihm äußerst schwer, abstrakte Sachverhalte zu verstehen. Veränderungen, zum Beispiel Umstellungen der Möbel in der Wohnung, kann er schwer ertragen. Er ist kontaktscheu und spielt meist allein. Man hat den Eindruck, dass er in einer eigenen Welt lebt. Er nimmt wenig Blickkontakt auf, zeigt kaum Mimik und kann Emotionen anderer Menschen nicht deuten. Seine Sprache ist einsilbig, sein Tonfall monoton und in der Lautstärke nicht moduliert. Im Sportunterricht bewegt er sich schwerfällig.
>
> Er kann die Texte seiner sämtlichen Hörspiel-CDs mühelos auswendig wiedergeben und alle Schlager-CDs seiner Eltern nachsingen.

10.3.3 Rett-Syndrom (F84.2)

- Nach scheinbar unauffälliger Entwicklung Verlust bereits erworbener Fähigkeiten; Beginn 7.–24. Monat
- Verlangsamung des Kopfwachstums
- Rückgang der Sprachentwicklung
- Ausgeprägte intellektuelle Beeinträchtigung
- Verlust zielgerichteter Handbewegungen; stereotype Handbewegungen; Händewringen, »Händewaschen«; Bespeicheln der Hände, »Sabbern«
- Choreoathetoide Bewegungen
- Ataktische Gangstörung, Apraxie, Rumpfataxie mit Skoliose oder Kyphoskoliose
- Breitbeinige Haltung
- Spinale Atrophien bei 50% im Jugend- oder Erwachsenenalter
- Epileptische Anfälle
- »Leeres« Lächeln
- Verlust des sozialen Interesses
- Bisher nur bei Mädchen beschrieben.

11 Verhaltens- und emotionale Störungen mit Beginn in der Kindheit und Jugend (F9)

11.1 Hyperkinetische Störungen (F90)

11.1.1 Aufmerksamkeitsdefizit- und Hyperaktivitätsstörung (ADHS)

> **Quick Start**
>
> **ADHS:** Verhaltensstörung mit Störung der Aufmerksamkeit, Hyperaktivität und Impulsivität, die schulische und soziale Probleme zur Folge hat. Therapie: Verhaltenstherapie, Psychostimulanzien wie Methylphenidat

■ Definition

- Verhaltensstörung mit den Kernsymptomen Aufmerksamkeitsstörung, Hyperaktivität und Impulsivität
- Der IQ ist im Normbereich (ansonsten müsste eine Intelligenzminderung diagnostiziert werden)
- Die ADHS wird auch als hyperkinetische Störung (HKS) bezeichnet.

■ Symptome

- Aufmerksamkeitsstörung (Kind bricht z. B. Aufgaben vorzeitig ab, wechselt häufig die Tätigkeit, beachtet bei Schularbeiten oder anderen Tätigkeiten häufig Einzelheiten nicht, macht Flüchtigkeitsfehler, scheint häufig nicht zuzuhören, lässt sich leicht ablenken)
- Hyperaktivität (zappelt z. B. häufig mit Händen oder Füßen, rutscht auf dem Stuhl herum, steht oft auf, wenn es sitzen bleiben soll, läuft herum oder klettert)
- Impulsivität (das Kind kann häufig nur schwer warten, bis es an der Reihe ist, unterbricht oder stört andere häufig, hört nicht zu, redet übermäßig viel, Störung des Unterrichts, Lärmen)
- Distanzlosigkeit, Verletzung sozialer Regeln, Einmischung in Aktivitäten anderer. Die Kinder sind bei Klassenkameraden oft unbeliebt und sozial isoliert

- Beachtet Anweisungen nicht
- Unbekümmertheit in gefährlichen Situationen; erhöhtes Unfallrisiko
- Verliert häufig Gegenstände
- Häufig motorische Ungeschicklichkeit
- Umschriebene Entwicklungsstörungen; Diskrepanz der Rechenleistung zu anderen Schulleistungen; Leseschwäche und andere Beeinträchtigung der Schulleistung
- Niedriges Selbstwertgefühl
- Stimmungsschwankungen

 Die Vorstellung der Kinder zur Behandlung erfolgt meist, wenn die Auffälligkeiten zu Problemen in der Schulsituation führen.

Komplikationen

- Schlechte Schulleistungen, vermindertes Selbstwertgefühl, häufige interpersonelle Konflikte
- Erhöhtes Risiko für Drogenmissbrauch und Entwicklung einer dissozialen Persönlichkeitsstörung
- Ausbildungs- und Arbeitsprobleme; häufige Verkehrsdelikte und Partnerschaftsprobleme.

Formen

1. Hyperaktiv-impulsiver Subtyp
2. Unaufmerksamer Subtyp
3. Kombinierter Subtyp.

Differenzialdiagnose

- Intelligenzminderung (z. B. Lernbehinderung); Entwicklungsverzögerung
- Schulische Über- oder Unterforderung
- Angststörungen
- Zwangsstörungen
- Affektive Störungen
- Hörstörung
- Neurologische Störungen
- Endokrine Störungen
- Schlafstörungen.

Komorbidität

- Störungen des Sozialverhaltens (s. u.)
- Lernstörungen (z. B. Dyskalkulie, Legasthenie)
- Affektive Störungen und Angststörungen
- Ticstörungen/Tourette-Syndrom (treten etwa bei 20% der betroffenen Kinder im Schulalter auf).

Verlauf

- Beginn der einzelnen Symptome häufig bereits vor dem 4. Lebensjahr
- Hyperaktive und impulsive Verhaltensweisen nehmen in der Regel mit zunehmendem Alter ab; Unaufmerksamkeit und Unruhegefühl persistieren häufig
- Etwa 70% der Kinder mit ADHS zeigen auch im Jugendalter noch Symptome; bei etwa 40% persistieren sie bis ins Erwachsenenalter (s. u.)
- Entwicklung von Dissozialität möglich, vor allem bei unbehandelten Fällen
- Bei Patienten mit einer Borderline-Persönlichkeitsstörung bestand im Kindes- und Jugendalter nicht selten ein ADHS.

Häufigkeit

- 3–5%
- 3–6-mal häufiger bei Jungen als bei Mädchen (möglicherweise bei Mädchen unterdiagnostiziert).

> Die ADHS ist in kinder- und jugendpsychiatrischen Einrichtungen eine der häufigsten Diagnosen.

Ursachen

- Genetische Faktoren
- Umweltfaktoren (wie mangelnde elterliche Steuerung, positive Verstärkung von Problemverhaltensweisen, Nikotin/Alkohol während Schwangerschaft).

Therapie

- Ein multimodaler Behandlungsansatz wird empfohlen, der eine Aufklärung über das Störungsbild, Erziehungsberatung, Pharmakotherapie und verhaltenstherapeutische Interventionen umfasst.
- Medikamente:
    - Methylphenidat (Ritalin, Medikinet, Concerta, Equasym)
    - Amphetaminsulfat
    - Atomoxetin (Strattera).

▶ Siehe auch Kap. 19.6 Psychostimulanzien

Fallbeispiel: Aufmerksamkeitsdefizit- und Hyperaktivitätsstörung (ADHS)

Der 8-jährige Kevin L. wird von seiner alleinerziehenden Mutter bei einem Kinderpsychiater vorgestellt. Die Schwangerschaft sei normal verlaufen. Kevin kann in der Schule nicht ruhig sitzen bleiben und stört den Unterricht. Schulaufgaben erledigt er unvollständig und fahrig. Beim Schreiben und Rechnen hat er große Schwierigkeiten; Legasthenie und Dyskalkulie wurden diagnostiziert. Manche Kinder haben Angst vor ihm, da er unberechenbar ist und seine Mitschüler schlägt. Er wurde mehrfach erwischt, als er anderen Kindern Süßigkeiten oder kleinere Geldbeträge entwendete. Die Situation eskalierte, nachdem er der Lehrerin gegen das Schienbein trat. Auch zu Hause kommt es zu Wutausbrüchen und Lügen. Kevin ist schon mehrfach mit dem Fahrrad verunfallt oder beim Klettern vom Baum gefallen. Häufig leidet Kevin unter Traurigkeit, da ihm selbst klar ist, dass er sein Verhalten nicht ausreichend kontrollieren kann.

Unter der Behandlung mit Verhaltenstherapie und Methylphenidat kommt es zu einer deutlichen Verbesserung der schulischen Leistungen, des Sozialverhaltens und der Zufriedenheit des Kindes.

ADHS im Erwachsenenalter

Die Symptome der ADHS persistieren nicht selten bis ins Erwachsenenalter. Für die Diagnosestellung müssen folgende Kriterien erfüllt werden:
- Die Kriterien einer ADHS müssen in Kindheit und Jugend erfüllt gewesen sein und müssen auch im Erwachsenenalter durchgehend erfüllt werden.

 Die Symptomatik darf nicht durch eine Borderline-Persönlichkeitsstörung besser erklärt werden.

Therapie
- Methylphenidat
- Atomoxetin (Strattera): nur wenn es auch schon vor dem 18. Lebensjahr verordnet worden war
- Psychotherapeutisch wird eine Verhaltenstherapie empfohlen.

11.2 Störungen des Sozialverhaltens (F91)

- Dissoziales, aggressives, impulsives oder aufsässiges Verhalten (Stehlen, Lügen, Schulschwänzen, Weglaufen von zu Hause, Streitsucht, grausames Verhalten gegenüber Menschen oder Tieren, Gewalt gegen Sachen)
- Jugendliche Aufmüpfigkeit oder kindlicher Unfug reichen für eine Diagnose nicht aus; es muss sich um grobe Verletzungen sozialer Regeln handeln
- Nicht selten Übergang in dissoziale Persönlichkeitsstörung im Jugend- oder Erwachsenenalter
- Erhöhtes Risiko für späteren Drogenmissbrauch
- Häufiger bei Jungen
- Häufige Überschneidung mit ADHS (= hyperkinetische Störung des Sozialverhaltens, F90.1).

11.3 Emotionale Störungen des Kindesalters (F93)

Es gibt folgende emotionale Störungen des Kindesalters:
- Emotionale Störung mit Trennungsangst des Kindesalters (s. u.)
- Phobische Störung des Kindesalters
- Störung mit sozialer Überempfindlichkeit des Kindesalters (über das normale Maß hinausgehende Angst vor Fremden oder vor neuen oder sozial bedrohlichen Situationen)
- Emotionale Störung mit Geschwisterrivalität

> Bestimmte Ängste sind für die Entwicklungsphasen von Kindern typisch. Sie treten in gewissem Grad bei der Mehrzahl der Kinder auf und sollten dann nicht als Störung diagnostiziert werden:
> - So haben einjährige Kinder Angst vor fremden Menschen, Höhen oder vor lauten Geräuschen wie Bohrmaschinen oder Staubsaugern
> - Die Zwei- bis Vierjährigen fürchten sich vor bestimmten Tieren und vor der Dunkelheit
> - Bei den Vier- bis Sechsjährigen kommt vielfach die Angst vor Gespenstern oder vor Donner und Blitz vor
> - In den ersten Schuljahren sind dagegen Blut- und Verletzungsphobien sowie Trennungsängste häufig
> - Ab dem achten Lebensjahr treten auch Ängste vor dem Versagen im Sport oder in der Schule hinzu
> - Ab dem zwölften Lebensjahr treten die ersten sozialen Ängste auf

- Die bei Erwachsenen häufig auftretenden Angsterkrankungen wie die Panikstörung oder die Generalisierte Angststörung sind im Kindes- und Jugendalter selten
- Auch zeigt die Mehrzahl der Kinder nach der Geburt eines unmittelbar nachfolgenden Geschwisters emotionale Störungen. Nur wenn das Ausmaß sehr ungewöhnlich ist, sollte eine »Emotionale Störung mit Geschwisterrivalität« diagnostiziert werden.

Emotionale Störung mit Trennungsangst des Kindesalters

Definition
- Dem Entwicklungsstand nicht angemessene, ausgeprägte Angst vor Abwesenheit der Eltern.

Symptome

- Schulverweigerung in 75% der Fälle
- Kinder haben häufig unrealistische Sorgen oder Ängste, dass den Eltern etwas zustoßen könnte, während sie nicht da sind
- Klagen über körperliche Symptome (z. B. Kopfschmerzen, Bauchschmerzen), sobald eine Trennungssituation bevorsteht. Manche Kinder entwickeln Panikattacken
- Manchmal manifestiert sich die Störung in dem Verlangen nach elterlicher Unterstützung bei einfachen Aufgaben (z. B. Hilfe beim Anziehen, Zähneputzen, Waschen)
- Wunsch, bei den Eltern zu schlafen; Albträume, die Trennung betreffend
- Unangemessene Angst davor, alleine oder ohne eine Hauptbezugsperson zu Hause zu sein

Bei Beginn des Kindergartenbesuchs im Alter von 3 Jahren ist eine Eingewöhnungsphase von etwa 2 Wochen als normal anzusehen.

Verlauf
- Alter 5–12 Jahre. Typischerweise wird die Diagnose selten vor dem Alter von 8–9 Jahren gestellt, da Trennungsangst im Alter zwischen 6 Monaten und etwa 4 Jahren als frühes Anpassungsphänomen betrachtet wird
- Nach Längsschnittuntersuchungen scheint Trennungsangst im Kindesalter einen Risikofaktor für spätere Angststörungen (z. B. Panikstörung) darzustellen.

Häufigkeit
- 3–5%; häufigste Angststörung im Kindesalter
- Bei Mädchen tendenziell etwas häufiger als bei Jungen.

Ursachen
- Häufiger bei Angststörungen oder Depressionen der Eltern
- 50–75% der Kinder, die von einer Angststörung mit Trennungsangst betroffen sind, stammen aus Familien mit niedrigem sozioökonomischen Status
- Eine Trennungsangst besteht bei etwa 80% der Kinder mit Schulverweigerung.

Komorbidität
- Depressive Störung
- Störung des Sozialverhaltens.

Therapie
- Die Mehrzahl der leichten bis mittelgradigen Fälle kann mit Verhaltenstherapie oder anderen Psychotherapieformen hinreichend behandelt werden
- Eine medikamentöse Behandlung ist bei schweren Formen oder beim Auftreten weiterer ernsthafter psychiatrischer Komplikationen wie Depression oder Suizidalität indiziert.

11.4 Störungen sozialer Funktionen mit Beginn in der Kindheit und Jugend (F94)

Es gibt folgende Störungen sozialer Funktionen mit Beginn in der Kindheit und Jugend:
- Elektiver Mutismus
- Reaktive Bindungsstörung
- Bindungsstörung mit Enthemmung.

Elektiver Mutismus

- Die Kinder reden praktisch gar nicht mehr mit fremden Menschen, obwohl sie mit ihren Eltern normal sprechen können. Eventuell reden sie auch mit dem Vater nur indirekt über die Vermittlung der Mutter
- Das Schweigen tritt meistens mit drei Jahren erstmals auf
- Bei Mädchen doppelt so häufig wie bei Jungen
- Oft sind Immigrantenkinder betroffen
- Durch mangelnde Sprecherfahrung kann die Entwicklung beeinträchtigt werden
- Die Hälfte der Kinder zeigt auch noch später Ängste beim Reden sowie emotionale Rückzugstendenzen
- In der Regel verfügen die Kinder über einen guten Wortschatz und gute grammatikalische Kenntnisse
- Als Ursache werden innerfamiliäre Spannungen oder andere psychosoziale Auslöser angesehen, aber auch genetische Faktoren.

11.5 Ticstörungen (F95)

> **Quick Start**
>
> **Ticstörungen:** Motorische Tics (z. B. Blinzeln, Schulterzucken) oder vokale Tics (z. B. Hüsteln, Koprolalie). Tourette-Syndrom: Kombination aus beidem. Therapie: Verhaltenstherapie, Psychostimulanzien wie Methylphenidat

▎ Symptome

- Unter einem Tic versteht man eine plötzliche, rasche, unwillkürliche, stereotype, nichtrhythmische, in Serien auftretende Bewegung oder Vokalisation. Formen:
    - Einfache motorische Tics: Blinzeln, Kopfwerfen, Schulterzucken, Grimassieren
    - Komplexe motorische Tics: Sich-selbst-Schlagen, Springen, Hüpfen, Echopraxie (Wiederholung von Gesten), Kopropraxie (obszöne Gesten)
    - Einfache vokale Tics: Räuspern, Hüsteln, Bellen, Schnüffeln, Zischen
    - Komplexe vokale Tics: Wiederholung bestimmter Wörter, Echolalie (zwanghaftes Nachsprechen), Koprolalie (Ausstoßen sozial unannehmbarer oder obszöner Wörter, auch in unpassenden Situationen, z. B. in der Kirche), Palilalie (Wiederholung eigener Laute und Wörter)
- Die Patienten sind häufig in der Lage, die Tics für eine gewisse Zeit zu unterdrücken, verspüren jedoch oft den Drang, Tics auszuführen, und ein Erleichterungsgefühl, wenn sie dem Drang nachgeben
- Tics werden oft durch Stress und emotionale Anspannung verstärkt und durch Konzentration oder Entspannung vermindert. Im Schlaf sind die Tics noch, wenn auch in abgemilderter Form, zu beobachten

▎ Formen

- **Vorübergehende Ticstörung:** Dauer der Symptomatik nicht länger als 12 Monate. Die Tics bestehen meist in Blinzeln, Grimassieren oder Kopfschütteln.
- **Chronische motorische** oder **vokale Ticstörung** (CTD): entweder motorische oder vokale Tics; Dauer mindestens 12 Monate
- **Gilles-de-la-Tourette-Syndrom** (kurz »Tourette-Syndrom«): Kombination aus vokalen und multiplen motorischen Tics:
    - die Diagnose wird gestellt, wenn mindestens 2 motorische Tics und mindestens 1 vokaler Tic über einen Zeitraum von mindestens 1 Jahr bestehen (nicht notwendigerweise gleichzeitig)

11.5 · Ticstörungen (F95)

- in der Regel multiple vokale Tics mit explosiven repetitiven Vokalisationen, Räuspern, Grunzen oder Koprolalie
- die Betroffenen empfinden die vokalen Tics als impulsiven Zwang, dem sie machtlos ausgeliefert sind
- Echopraxie.

»Solch ein schöner Name für eine schreckliche Krankheit« (eine Tourette-Patientin)

Komorbidität

- Am häufigsten mit ADHS und Zwangsstörung, auch mit oppositionell-verweigerndem Verhalten, Depression, Angststörungen, Störung der Impulskontrolle und aggressivem Verhalten assoziiert.

Verlauf

- Beginn zwischen 2 und 15 Jahren
- Häufig zunächst einfache motorische Tics (z. B. Zwinkern, Kopfrucken, Augenrollen), später weitere auch komplexere Tics (z. B. Hüpfen, Antippen von Gegenständen oder Personen) sowie Vokalisationen (z. B. Räuspern, Hüsteln)
- Beginn motorischer Tics durchschnittlich etwa mit 7 Jahren
- Beginn vokaler Tics durchschnittlich etwa mit 11 Jahren
- Die Ticsymptomatik zeigt einen phasenhaften Verlauf mit Tendenz zur Abnahme der Symptomausprägung im späten Jugendalter.

Häufigkeit

- Chronische Ticstörung: Jungen 3%, Mädchen 0,8%
- Tourette-Syndrom: Jungen 1%, Mädchen 0,3%.

Ursachen

- Genetische Faktoren
- Es wird eine Dysfunktion dopaminerger Neurone (am ehesten in den Basalganglien) angenommen.

Behandlung

Nicht die Ticsymptome per se, sondern die damit verbundene psychosoziale Beeinträchtigung (z. B. durch Behinderung des Schreibens und Lesens, Störung des Wohlbefindens, Hänselei oder Ausgrenzung) begründen die Behandlungsindikation. Meist kann durch die medikamentöse Behandlung nur eine deutliche Abnahme, nicht jedoch das vollständige Verschwinden der Ticsymptomatik erreicht werden. Die häufigen Begleitstörungen (ADHS, Zwangsstörung) stellen oft das größere Problem dar und bedürfen daher meist der vordringlichen Behandlung unter Berücksichtigung der Kombination mit der Ticstörung.

- Psychoedukation (in vielen Fällen ausreichend)
- Verhaltenstherapeutische Techniken (Reaktionsverhinderung)
- Atypische Antipsychotika (Risperidon, Aripiprazol)
- Typische Neuroleptika aus der Gruppe der substituierten Benzamide (Tiaprid, Sulpirid). Substituierte Benzamide und atypische Antipsychotika haben hinsichtlich der Nebenwirkungsrate Vorteile gegenüber den typischen Antipsychotika. Die Tic-hemmende Wirkung wird auf Blockade von Dopamin-2-Rezeptoren im Striatum zurückgeführt. Tiaprid ist ein Benzamid-Neuroleptikum, das im Wesentlichen nur bei Ticstörungen, nicht aber bei anderen psychiatrischen Erkrankungen wie Psychosen eingesetzt wird
- Andere typische Antipsychotika (Haloperidol, Pimozid)
- Adrenerge Agonisten (Clonidin)
- Bei komorbider Zwangsstörung: Monotherapie mit Sulpirid oder Kombination aus Antidepressiva (SSRI, Clomipramin) und Risperidon
- Bei komorbidem hyperkinetischem Syndrom: Psychostimulanzien (z. B. Methylphenidat) bei leichten Tics als Monotherapie oder in Kombination mit Risperidon bzw. Atomoxetin.

11.6 Andere Verhaltensstörungen mit Beginn in der Kindheit und Jugend (F98)

11.6.1 Enuresis

- Unwillkürliches Einnässen, das auch nach dem Alter auftritt, in dem Kinder normalerweise die Blasenkontrolle erlernt haben
- Enuresis nocturna 80%, diurna 5%, nocturna et diurna 15%
- Primäre Enuresis: Verlängerung der normalen infantilen Inkontinenz
- Sekundäre Enuresis: Auftreten nach bereits erworbener Blasenkontrolle, die mindestens ½ Jahr bestand (Beginn: 5.–7. Lebensjahr)
- Oft mit emotionalen und Verhaltensstörungen kombiniert
- Familiär gehäuftes Auftreten bekannt
- Therapie:
    - Verhaltenstherapie mit Belohnungsstrategien
    - Blasentraining
    - Unterlegen einer elektrischen Matte in Bett oder Unterhose, die das Kind beim Einnässen mit einem Klingelton weckt
    - Imipramin
    - Desmopressin.

11.6.2 Enkopresis

- Wiederholtes Absetzen von Faeces (auch in geringen Mengen) an Stellen, die im soziokulturellen Milieu nicht dafür vorgesehen sind
- Alter ab 4 Jahre (bis zum Alter von 3 Jahren sind Kinder meist stuhlsauber)
- Bei Jungen doppelt so häufig wie bei Mädchen
- Häufig kombiniert mit ADHS oder Störung des Sozialverhaltens
- Seltener als Enuresis
- Therapie: heilpädagogische Maßnahmen.

11.6.3 Fütterstörung im frühen Kindesalter

- Im frühen Kindesalter verweigern die Kinder die Nahrung
- Extrem wählerisches Essverhalten
- Rumination: Wiederholtes Heraufwürgen der Nahrung.

11.6.4 Pica

- Verzehr nicht essbarer Substanzen (Schmutz u. a.)
- Häufig bei intelligenzgeminderten Kindern
- Kann bei Autismus auftreten.

11.6.5 Stereotype Bewegungsstörung

- Willkürliche wiederholte stereotype Bewegungen, wie Körperschaukeln, Haarezupfen, Fingerschnippen oder Händeschütteln
- Selbstbeschädigendes Verhalten wie Kopfanschlagen, Ins-Gesicht-Schlagen, In-die-Augen-bohren und Beißen
- Schüttelbewegungen der Hände
- Häufig bei intelligenzgeminderten Kindern.

> Nägelkauen, Daumenlutschen und Nasebohren werden hier nicht eingeordnet, da bei diesen Verhaltensweisen kein deutlicher Zusammenhang mit psychopathologischem Verhalten erkennbar ist.

11.6.6 Stottern (Stammeln, Balbuties)

– *Symptome:*

- Wiederholung oder Dehnung von Silben und Wörtern
- Unterbrechung des rhythmischen Sprachflusses
- Mitbewegungen des Gesichts oder anderer Körperteile
- Flickwörter
- Störung der Inspiration
- Schluckgeräusche

– *Verlauf:* bei kindlichem Stottern liegt die Remissionsrate bei etwa 60–80%; Remission häufiger bei Mädchen; mit zunehmender Störungsdauer nimmt die Wahrscheinlichkeit der Remission ab; nach der Pubertät ist keine Remission mehr zu erwarten
– *Ursachen:* nach Zwillingsstudien genetische Mitbeteiligung. Nach Bildgebungsstudien wird eine Störung im rechten frontalen Operculum vermutet. Psychogene Ursachen sind nicht belegt
– *Therapie:* Verhaltenstherapie, Logopädie.

11.7 Störungen bei Kindern und Jugendlichen, die auch im Erwachsenenalter auftreten

Die Details zu diesen Störungen sind in den jeweiligen Erwachsenenkapiteln beschrieben; hier werden nur die Unterschiede zur Symptomatik bei Erwachsenen zusammengestellt.

11.7.1 Depressionen

❙ Symptome

Die Diagnosekriterien der Depression im Kindesalter sind nicht klar definiert. Besonders bei jungen Kindern kann die Abklärung depressiver Symptome schwierig sein; Kinder neigen allgemein zu Stimmungslabilität, was die Diagnose erschweren kann.

- Alter 3–4 Jahre: Verhaltensstörungen (Aggressionen, Wutanfälle, emotionaler Rückzug, Hyperaktivität und oppositionelles Verhalten), somatische Symptome (z. B. Kopfschmerzen, Bauchschmerzen), Enuresis und Enkopresis, Ess- oder Schlafstörungen und Trennungsprobleme

- Alter 5–8 Jahre: Traurigkeit, emotionaler Rückzug, niedriges Selbstwertgefühl, Schuldgefühle, somatische Symptome ohne organisches Korrelat, Enuresis und Enkopresis, Neigung zu Unfällen, Nachlässigkeit, Lügen, oppositionelles und aggressives Verhalten
- Alter 9–12 Jahre: Traurigkeit, körperliche Beschwerden, Konzentrationsschwierigkeiten, Schulprobleme, Trennungsangst, Isolation, Apathie, Lustlosigkeit, Hoffnungslosigkeit, Reizbarkeit und suizidale Gedanken
- Jugendliche: Verschlechterung der Schulleistungen, Reizbarkeit, Ängstlichkeit und Wut. Weitere Symptome entsprechen denen im Erwachsenenalter, z. B. Schlaf- und Appetitveränderungen, sozialer Rückzug, somatische Symptome, Lustlosigkeit, soziale Verhaltensstörungen und Substanzmissbrauch. Das Suizidrisiko depressiver Jugendlicher ist deutlich erhöht

Suizide sind bei Jugendlichen über 15 Jahren eine der häufigsten Todesursachen. Suizide unter 12 Jahren sind relativ selten. Bei Jugendlichen sind Suizidversuche – wie bei Erwachsenen – bei Mädchen häufiger, vollendete Suizide bei Jungen. Häufigste Methode: Intoxikation. Ort: häufig familiäre Wohnung.

Komorbidität

- Häufig kombiniert mit Trennungsangst, ADHS, Angststörungen, Störungen des Sozialverhaltens, Persönlichkeitsstörungen, Drogenmissbrauch.

Häufigkeit

- Depressionen beginnen in der Regel frühestens im Jugendalter
- Bei Kindern: 1–2%; Mädchen = Jungen
- Bei Jugendlichen: 8%; bei Mädchen doppelt so häufig wie bei Jungen
- 20–40% der Patienten entwickeln später eine bipolare affektive Störung
- Eine kindliche Depression erhöht deutlich das Risiko für spätere affektive Störungen (4-fach erhöhtes Risiko für Depressionen im Erwachsenenalter).

Therapie

- Bei leicht- bis mittelgradig ausgeprägten Depressionen sollten nichtmedikamentöse Behandlungsstrategien angestrebt werden (z. B. kognitive Verhaltenstherapie)
- Für schwerere bzw. refraktäre Depressionen wird ein multimodales Therapiekonzept mit psychosozialen Interventionen, Verhaltenstherapie und Psychopharmakotherapie empfohlen

- Die Ansprechrate auf eine Placebobehandlung bei Kindern ist sehr hoch (bis zu 50%), was die Bewertung von klinischen Studien erschwert
- Wegen des niedrigeren Körpergewichts der Kinder werden Antidepressiva in der Regel niedriger dosiert. Kinder metabolisieren Arzneimittel häufig schneller als Erwachsene, was unter Umständen zu niedrigeren Serumspiegeln führt (dies sollte in der Bewertung klinischer Wirksamkeitsstudien und Ansprechraten auf Antidepressiva berücksichtigt werden).

▶ Medikamentöse Behandlung: siehe Kap. 19.3 Antidepressiva

11.7.2 Bipolare Störungen

Symptome

- Bipolare Störungen werden häufig bis zum späten Jugendalter nicht erkannt. Kinder zeigen in der Regel ausgeprägtere Stimmungsschwankungen als Erwachsene, was die Diagnose erschweren kann (z. B. Wutanfall, auf den Niedergeschlagenheit, Reue und Traurigkeit folgen)
- Die erste Phase einer affektiven Störung ist eher eine depressive Episode
- Bei Kindern und jungen Heranwachsenden wird eine Manie wegen des untypischen Erscheinungsbildes häufiger fehldiagnostiziert. Oft stehen gesteigerte Reizbarkeit, Impulsivität und eine rasch wechselnde Stimmungslage (»Rapid Cycling«) im Vordergrund
- Manien werden häufig als Schizophrenie (schwere Fälle), ADHS, Störung des Sozialverhaltens oder auch als Persönlichkeitsstörung (z. B. Borderline-Störung) fehldiagnostiziert
- Hohes Suizidrisiko

Komorbidität

- Häufig kombiniert mit Störungen des Sozialverhaltens, Angststörungen, ADHS oder mit Substanzmissbrauch.

Häufigkeit

- Bei Kindern selten; atypische Symptomatik möglich
- Prävalenz bei Jugendlichen ca. 1%; Erstmanifestation oft um das 18. Lebensjahr herum (gelegentlich auch vor der Pubertät).

Therapie

- Empfohlen wird ein multimodaler Behandlungsansatz mit Aufklärung und Beratung, psychotherapeutischer Intervention, Pharmakotherapie und psychosozialen Maßnahmen
- Unter einer medikamentösen Behandlung mit Psychostimulanzien oder Antidepressiva kommt es manchmal zu einer Verstärkung der klinischen Symptomatik.

11.7.3 Schizophrenie

Symptome

Kinder:
- Die Symptome entwickeln sich eher schleichend als akut
- In vielen Fällen einer Schizophrenie im Jugendalter kann man eher unspezifische Verhaltensauffälligkeiten im Kindesalter als Vorläufer der Störung erkennen
- Die im Vergleich zu Erwachsenen geringere Fähigkeit zu Introspektion und Schilderung erschwert die Diagnosestellung
- Akustische Halluzinationen und Wahn sind häufig
- Das Auftreten eindeutig psychotischer Symptome vor dem Alter von 12 Jahren deutet auf eine schwere Form der Schizophrenie hin
- Genetische Aberrationen sowie progressive Veränderungen der Gehirnmorphologie scheinen bei Kindern mit früh auftretender Schizophrenie häufiger zu sein

Jugendliche:
- Die Manifestation der Störung kann schleichend nach einem mehrmonatigen Prodromal-Stadium erfolgen
- Manche Patienten leiden vorwiegend unter einer Negativsymptomatik, die eine bestehende Positivsymptomatik maskiert. Bei anderen kommt es zum plötzlichen Auftreten einer akuten psychotischen Episode (z.B. ausgelöst durch den Missbrauch psychotroper Substanzen)

Komorbidität

- Affektive Störungen, Zwangsstörungen, Störungen durch psychotrope Substanzen.

Differenzialdiagnose

- Tiefgreifende Entwicklungsstörungen
- Nichtpsychotische Verhaltensstörungen
- Bipolare affektive Störung (z. B. manische Episode)
- Schizotype Störung
- Schizoide Persönlichkeitsstörung
- Borderline-Persönlichkeitsstörung
- Drogeninduzierte psychotische Symptomatik
- Weitere organische Ursachen wie Tumoren, Infektionen, Stoffwechselstörungen oder zerebrale Anfallsleiden.

Häufigkeit

- Selten bei Kindern: < 0,2% bei unter 15-Jährigen
- Tritt bei Jungen zweimal häufiger auf als bei Mädchen
- Beginn typischerweise im späten Jugendalter oder im frühen Erwachsenenalter (Alter 15 bis 30 Jahre); Lebenszeitprävalenz 1%.

Behandlung

- Empfohlen wird ein multimodaler Therapieansatz mit Aufklärung und Beratung, psychotherapeutischer, pharmakotherapeutischer und psychosozialer Intervention. Stationäre Behandlungen sind häufig notwendig; in einigen Fällen ist eine außerfamiliäre Unterbringung indiziert.

▶ Medikamentöse Therapie siehe Kap. 19.2

11.7.4 Zwangsstörung

Symptome

- Kontrollzwänge
- Wasch- und Duschzwänge: stundenlanges Einschließen im Bad
- Furcht vor Bakterien
- Ordnungszwänge: Kontrollieren von Heften, Briefen und zwanghaftes Überschreiben von Zahlen, Wiederholen von Schularbeiten
- Berührungszwänge (Möbel, Wände)
- Rituale beim Anziehen
- Zählzwänge, Autonummern ablesen
- Vermeidungsängste (Ritzen auf Gehsteigen dürfen nicht betreten werden)
- Horten von Zeitungen, Müll usw.
- Zwangsgedanken: blasphemische oder obszöne Gedanken
- Zwangsrituale (Beten)

Komorbidität

- Ticstörungen/Tourette-Syndrom
- ADHS
- Depression
- Essstörungen.

Verlauf

- Kann bereits bei 3- bis 4-jährigen Kindern auftreten
- Die Unterscheidung zwischen vorübergehenden entwicklungstypischen ritualisierten Verhaltensweisen und Zwangssymptomen kann bei Kindern schwierig sein
- Die Symptomatik wird von Kindern und Jugendlichen nicht selten verheimlicht, weil sie Sorge haben, dass andere schlecht über sie denken könnten.

Häufigkeit

- Bis zu 3%.

Behandlung

- Verhaltenstherapie und Pharmakotherapie.

11.7.5 Panikstörung mit oder ohne Agoraphobie

Verlauf

- Eine Panikstörung beginnt in den meisten Fällen erst im Erwachsenenalter, gelegentlich auch schon in der späten Adoleszenz.

Komorbidität

- Depression, andere Angsterkrankungen.

Häufigkeit

- Im Kindesalter selten, im Jugendalter ca. 1%.

Behandlung

- Leicht ausgeprägte Fälle im Kindes- und Jugendalter können mit Verhaltenstherapie behandelt werden
- Bei schweren Fällen Kombination aus verhaltenstherapeutischen und medikamentösen Maßnahmen.

11.7.6 Generalisierte Angststörung

Symptome

- Übermäßige Sorgen, z. B. um Eltern
- Die Symptomatik kann aus Schulverweigerung oder somatischen Beschwerden wie dem Gefühl der Ruhelosigkeit, Müdigkeit bzw. Erschöpfung, verspannter Muskulatur und Schlaflosigkeit bestehen

Komorbidität

- Depression, soziale Phobie, ADHS, Substanzmissbrauch.

Häufigkeit

- Im Kindes- und Jugendalter sehr selten.

Behandlung

- Die Mehrzahl der leicht ausgeprägten Fälle kann mit Verhaltenstherapie behandelt werden
- Medikamentöse Intervention bei mittelgradigen und schweren Fällen.

11.7.7 Soziale Angststörung

Symptome

- Intensive Furcht vor Situationen, in denen die Person einer negativen Bewertung oder Bloßstellung ausgesetzt sein könnte
- Übergroße Angst vor Blamagen und Bloßstellungen im Unterricht und im Sport

Komorbidität

— Depression, Panikstörung und generalisierte Angststörung.

Verlauf

— Kommt bereits bei Kindern im Vorschul- und Schulalter vor, häufiger jedoch im Alter von 13–18 Jahren; über 50% der Patienten sind bereits im Jugendalter betroffen.

Ursache

— Nach Zwillingsstudien genetische Mitverursachung (bis zu 50%)
— Traumatisierung oder frühkindlicher Missbrauch werden als mögliche Mitverursachungsfaktoren diskutiert
— Kann durch elterliche Umgehensweise mit kindlichen sozialen Ängsten mitbedingt sein; der Einfluss scheint jedoch gering zu sein
— Häufige »blamable« Situationen in der Kindheit scheinen nicht Auslösefaktoren einer sozialen Angststörung zu sein.

Häufigkeit

— 1–2%.

Behandlung

— Die Mehrzahl der weniger ausgeprägten Fälle kann verhaltenstherapeutisch behandelt werden
— Die Daten zu wirksamen medikamentösen Behandlungen bei Kindern sind begrenzt; eine pharmakologische Intervention ist bei mittleren und schweren Fällen angezeigt.

Psychiatrische Notfälle

Nach internistischen und chirurgischen Notfällen sind psychiatrische Notfälle der dritthäufigste Grund für Notarzteinsätze (15–20% aller Einsätze). Die häufigsten Fälle:
- Panikattacken
- Erregungszustände
- Intoxikationen und Entzugssyndrome
- Suizidalität

12   Erregungszustände   – 196

13   Das suizidale Syndrom   – 200

14   Intoxikationen in suizidaler Absicht   – 203

15   Selbstverletzungen   – 205

12 Erregungszustände

Im Notfalldienst müssen Psychiater häufig verschiedenste Erregungszustände behandeln.

Symptome

- Psychomotorische Erregtheit, Unruhe
- Desorientiertheit
- Personenverkennungen, Halluzinationen
- Aggressivität
- Misstrauen
- Angst
- Suizidalität u.a.

Ursachen

- Alkoholentzugsdelir
- Alkohol-Vollrausch
- Pathologischer Alkoholrausch
- Schizophrener Erregungszustand, Katatonie
- Manischer Erregungszustand
- Agitierte Depression
- Erregungszustand bei hirnorganischen Psychosyndromen
- Medikamenteninduziertes Delir
- Erregungszustand bei Demenz
- Erregungszustand bei Persönlichkeitsstörung (z. B. Borderline-P.)
- Panikattacke
- Akute Belastungsreaktion (z. B. nach Autounfall)
- Drogenrausch (vor allem Kokain und Psychostimulanzien)
- Postparoxysmaler Dämmerzustand bei Epilepsie.

Tabelle 12.1. Faustregeln zur Differenzialdiagnose einiger Erregungszustände (Symptome und wahrscheinliche Krankheiten)

Symptome	Naheliegende Diagnose
Gut gelaunt, Größenideen, Logorrhoe im Wechsel mit Reizbarkeit	Manie
Wahnideen	Schizophrenie, organisches Psychosyndrom
Angst	Panikstörung
Unruhe, Schwitzen, Tachykardie, Tremor, Nesteln, optische Halluzinationen	Alkoholentzugsdelir
Wechsel zwischen Erregung und Stupor	Katatonie
Akustische Halluzinationen	Schizophrenie, selten Alkoholhalluzinose oder Psychostimulanzienpsychose
Optische Halluzinationen, Personenverkennung	organische Psychose, Alkoholentzugsdelir, medikamenteninduziert (Anticholinergika, Kortison, L-DOPA)
CK-Erhöhung (mit Verzögerung), EEG-Allgemeinveränderung	postparoxysmaler Dämmerzustand nach epileptischem Anfall
Wechsel zwischen Erregung und Bewusstlosigkeit, Foetor alcoholicus	pathologischer Rausch

Behandlung

- »Talking-down« (beruhigender Zuspruch)
- Sedierende Medikation
- »Time-out« (Verbringen in einen ruhigen Raum)
- Fixierung unter Verwendung von für den Patienten schonenden Fixierungsmitteln (nur in Ausnahmefällen, wenn medikamentöse Maßnahmen nicht ausreichen; juristische Vorbedingungen beachten).

Medikamentöse Behandlung
► Näheres zu den Psychopharmaka siehe Kap. 19

Benzodiazepine
Alle Benzodiazepine wirken antikonvulsiv, daher sind sie immer dann besonders indiziert, wenn ein Krampfanfall droht oder am Erregungszustand ein epileptisches Geschehen beteiligt ist. Bei Demenzen kann es allerdings zu paradoxer Erregung kommen.
- Diazepam (Valium) langsam i.v., oral, i.m., rektal
- Alprazolam (Tafil) oral
- Lorazepam (Tavor Expidet) sublingual
- Midazolam (Dormicum) langsam i.v.

> **Achtung: Atemdepression bei schneller i.v.-Gabe möglich.**

Neuroleptika
- Hochpotente Neuroleptika, z. B. Haloperidol (Haldol). Achtung: starke extrapyramidale Wirkungen bei Jugendlichen. Geeignet nicht nur für psychotische Erregungszustände. Geeignet für ältere Patienten (niedrig dosiert)
- Atypische Antipsychotika, z. B. Olanzapin (als Zyprexa Velotab-Sublingualtabletten), Risperidon (als Risperdal Quicklet-Schmelztabletten)
- Niedrig potente Neuroleptika, z. B. Laevomepromazin (Neurocil).

> **Achtung: Niedrig potente Neuroleptika können eine orthostatische Dysregulation mit massivem Blutdruckabfall verursachen.**

> Olanzapin, Risperidon und andere Antipsychotika können nach Berichten das Schlaganfallrisiko bei älteren dementen Patienten bzw. Patienten mit entsprechendem Risiko erhöhen.

> Alle Neuroleptika senken die Krampfschwelle, erhöhen also das Krampfrisiko.

Clomethiazol (Distraneurin)
Nur bei Alkoholentzugsdelir und Status epilepticus, i.v.-Gabe nur auf der Intensivstation (Gefahr von Atemstillstand und Kammerflimmern). Die Clomethiazoltherapie ist nur in Mitteleuropa bekannt. In angloamerikanischen Ländern stattdessen wird meist Diazepam in hohen Dosen (oder Diazepam + Haloperidol) verwendet.

Tabelle 12.2. Differenzialtherapie von Erregungszuständen

Syndrom	Behandlung
Alkoholentzugsdelir	Clomethiazol, Haloperidol mit antikonvulsivem Schutz durch Diazepam
Alkoholvollrausch mit Aggressivität	Talking down, Fixierung, ev. Haloperidol hochdosiert. Achtung: Wenn Haloperidol verabreicht wurde, muss ev. beim Abklingen des Rausches einer akuten Dyskinesie entgegen gewirkt werden, z.B. mit Biperiden (Akineton). Keine Benzodiazepine: Gefahr der Atemdepression
Pathologischer Rausch	Diazepam, Fixierung. Talking down meist nutzlos
Schizophrener Erregungszustand	Haloperidol hochdosiert
Katatone Erregung	Lorazepam, Haloperidol, in Ausnahmefällen Fixierung, EKT
Extrapyramidale Störungen durch Neuroleptika	Biperiden
Malignes Neuroleptikasyndrom	Amantadin, Bromocriptin, Dantrolen
Manischer Erregungszustand	Haloperidol hochdosiert, Benzodiazepine, ev. auch die Kombination
Agitierte Depression	Diazepam (für Dauerbehandlung Antidepressiva)
Erregung bei organischen Psychosen	Haloperidol, Levomepromazin
Erregung bei seniler Demenz vom Alzheimer-Typ	Haloperidol, Exsikkose behandeln
Erregung bei Persönlichkeitsstörung	Levomepromazin, Haloperidol, Olanzapin
Paniksyndrom	Talking down, Alprazolam
Psychoreaktive Erregungszustände	Talking down, Diazepam/Alprazolam
Postparoxysmaler Dämmerzustand bei Epilepsie	Haloperidol + Antikonvulsiva

13 Das suizidale Syndrom

Definitionen

- **Suizid:** vollendete Selbsttötung
- **Suizidversuch:** versuchte Selbsttötung
- **Parasuizid:** suizidale Handlung, die nicht unbedingt auf eine Selbsttötung angelegt ist. Darunter versteht man einen nicht ernst gemeinten, appellativen Suizidversuch, um die Aufmerksamkeit auf die seelische Not des Patienten zu lenken. Cave mit der Bezeichnung »demonstrativer Suizidversuch«; sie ist abwertend, verharmlosend und oft falsch. Dahinter steht oft eine Ambivalenz (Lebensüberdruss ohne eigentlichen Todeswunsch)
- **Suizidalität:** Neigung zur Selbsttötung
- **Erweiterter Suizid:** Patient tötet sich und andere Personen ohne deren Einverständnis (z.B. Mutter mit schwerer psychotischer Depression denkt, dass ihre Kinder verhungern müssen, und tötet daher erst ihre Kinder und dann sich)

Einschätzung der Schwere der Suizidalität

Für die Abschätzung der Suizidgefahr bzw. der Wiederholungsgefahr nach Suizidversuch sind die folgenden Merkmale sinnvoll (allerdings ist jede Form der Suizidalität ernstzunehmen!):

- Diagnose: bei bestimmten Krankheiten bzw. Persönlichkeitsstörungen ist die Suizidgefahr besonders hoch, z.B. bei schweren depressiven Störungen (besonders mit psychotischem Syndrom), Anorexie, Borderline-Persönlichkeitsstörungen oder Suchterkrankungen (siehe Graphik)
- Fortbestehende geäußerte oder beobachtete Suizidalität (80% der Suizide wurden vorher angekündigt)
- Bereits getroffene Vorbereitungen (Strick im Kofferraum, Sammeln von Tabletten, Abschiedsbrief, Testament)
- Treffen von Vorkehrungen, damit Suizidversuch erfolgreich wird (z.B. Suizid mit Tabletten im Wald, um nicht gefunden zu werden)

- Suizidversuche in der Vorgeschichte (bei 30–40% der Suizide ging ein Suizidversuch voraus)
- Suizidversuche in Gegenwart anderer Menschen
- Planung oder frühere Suizidversuche mit »harten« oder grausamen Methoden (Erhängen, Erschießen, vom Balkon springen, Kehle durchschneiden, sich verbrennen usw.) im Gegensatz zu »weichen« Methoden (Schlaftabletten)
- Suizide in der Familie
- Lebensalter (z. B. erhöht bei älteren Menschen)
- Geschlecht (Suizide häufiger bei Männern)
- Aktuelle soziale Situation (Alleinstehende, Arbeitslose)

Häufigkeit

- Die Prävalenz des vollendeten Suizides ist weltweit und auch innerhalb Deutschlands sehr ungleich verteilt. Sie ist aus ungeklärten Gründen in Ungarn extrem hoch. Auch in Deutschland sind die Suizidraten im Vergleich zu anderen europäischen Ländern relativ hoch; deutlich niedrigere Raten finden sich z. B. in Italien und Spanien (allerdings rückläufige Tendenz in Deutschland, vor allem seit der Wiedervereinigung)
- Frauen begehen häufiger Suizidversuche, während vollendete Suizide bei Männern mehr als doppelt so häufig sind (Männer verwenden häufiger die »harten« Methoden, die häufiger zum Tod führen)
- Häufigste Methode bei vollendeten Suiziden in Deutschland: Erhängen
- Häufigste Methode bei Suizidversuchen in Deutschland: Tablettenintoxikation
- Viele Suizidversuche enden oft mit schwersten Verletzungen oder Schädigungen (z. B. vor den Zug werfen, vom Balkon springen oder Tablettenvergiftungen)
- 10% aller Suizidversuche enden tödlich
- Über 90% der Suizide und Suizidversuche sind Folge einer psychischen Störung und können durch eine geeignete Therapie verhindert werden. »Bilanzsuizide«, bei denen eine psychisch gesunde Person eine Bilanz zieht (Arbeit verloren, Partner verloren, Krebserkrankung oder Verlust der Ehre durch Aufdeckung einer Straftat) sind relativ selten. Die Suizidraten sind stark von der zugrundeliegenden psychischen Erkrankung abhängig (siehe Graphik)
- Suizidalität kann genetische Ursachen haben.

Ernest Hemingway starb durch Suizid, ebenso wie sein Vater, sein Großvater, sein Onkel, seine Tante und seine Enkelin.

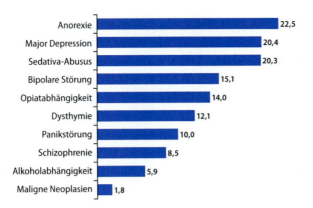

 Suizidraten bei verschiedenen psychischen Erkrankungen im Vergleich zu malignen Neoplasien. »1,8« heißt, dass das Risiko 1,8fach erhöht ist (nach Harris EC, Barraclough B (1997) Suicide as an outcome for mental disorders. Br J Psychiatry 170:205–228)

Behandlung

> Bei starker Suizidgefährdung ist ggf. eine Unterbringung des Patienten in einer geschlossenen Abteilung einer psychiatrischen Klinik nach PsychKG erforderlich, sofern dies nicht durch andere Maßnahmen (z. B. Betreuung durch Angehörige) abgewendet werden kann.

- Stützende Gespräche und möglichst früh einsetzende Psychotherapie

 Die Befürchtung, dass durch das Ansprechen der Suizidalität durch den Arzt die Suizidideen induziert oder in die Tat umgesetzt werden, ist nicht begründet; im Gegenteil wirkt das Ansprechen entlastend.

- Medikamentöse Therapie je nach Grundkrankheit, also z. B. Antidepressiva bei Depression (keine Verordnung von größeren Packungen trizyklischer Antidepressiva, da sie zum Suizid verwendet werden könnten)
- Großzügige Verordnung von Benzodiazepinen, bis die Wirkung der Antidepressiva einsetzt
- Ein »Suizidpakt« (z. B. Verabredung mit dem Patienten, keine Suizidversuche in der Klinik bzw. bis zum nächsten Arztkontakt zu unternehmen) kann sinnvoll sein, ist aber nicht verlässlich!
- Einbeziehung der Familie.

14 Intoxikationen in suizidaler Absicht

▌ Häufig verwendete Medikamente

1. Benzodiazepine
2. Ohne Rezept erhältliche Antihistaminika (Diphenhydramin, Doxylamin)
3. Non-Benzodiazepine (z. B. Zolpidem)
4. Neuroleptika (z. B. Pipamperon)
5. Trizyklische Antidepressiva (z. B. Doxepin)
6. Ohne Rezept erhältliche Schmerzmittel (z. B. Paracetamol).

> Mischintoxikationen sind sehr häufig. Bei einem Drittel der Intoxikationen in suizidaler Absicht ist Alkohol beteiligt.

▌ Vorgehen bei Intoxikation

Intoxikationen sollten von Internisten oder Anästhesiologen behandelt werden.

»Fünffingerregel«
1. Stabilisierung der Vitalfunktionen (Atmung, Kreislauf)
2. Detoxikation (nur in begründeten Fällen):
   - Magenspülung
   - medizinische Kohle
   - salinisches Abführmittel (z. B. Natriumsulfat)
   - forcierte Diurese
   - Hämodialyse
3. Antidote (nur in begründeten Fällen):
   - bei Antihistaminikaintoxikation: Physostigmin
   - bei Paracetamolintoxikation: Acetylcystein
   - bei Benzodiazepin- oder Non-Benzodiazepinintoxikation: Flumazenil überwiegend unter diagnostischen Gesichtspunkten
4. Asservierung von Material für die toxikologische Untersuchung (leere Tablettenpackungen, Gläser mit Tabletten- oder Spirituosenresten, Erbrochenes)
5. Transport.

Toxikologische Untersuchung

Eine klinisch-toxikologische Analyse wird in folgenden Fällen durchgeführt:
- Klärung von Symptomen unklarer Ursache
- bei Vergiftungsverdacht mit unvollständiger Anamnese (Patient ist bewusstlos oder verweigert die Auskunft)
- Planung der Therapie bei nachgewiesener Vergiftung

Methoden:
- Immunchemische Testverfahren: schnelle und einfache Erfassung von Suchtstoffen. Es können nur diejenigen Substanzen gefunden werden, nach denen gesucht wird
- Chromatographische Verfahren wie Gaschromatographie/Massenspektrometrie (GC/MS) u. a.: Mit diesen Methoden können aus tausenden möglichen Substanzen diejenigen herausgefunden werden, die zur Intoxikation geführt haben.

15 Selbstverletzungen

> Von Suizidversuchen müssen Selbstverletzungen ohne Suizidabsicht abgegrenzt werden.

Selbstverletzungen werden beobachtet bei:
- Borderline-Persönlichkeitsstörung (mit Abstand die häufigste Ursache)
- Dissoziative Zustände
- Schizophrenie
- Psychotische Depression
- Drogenrausch (Phenzyklidin)
- Zwangsstörung
- Tourette-Syndrom
- Frühkindlicher Hirnschaden
- Autismus
- Prader-Willi-Syndrom
- Lesch-Nyhan-Syndrom
- Artifizielle Störung (Münchhausen-Syndrom)
- Zweckreaktion bei Strafgefangenen (Rasierklingen oder Bestecke verschlucken), um eine Verlegung zu erreichen.

Behandlung psychischer Störungen

Psychiatrische Erkrankungen werden mit folgenden Modalitäten behandelt:
- Psychotherapie
- Psychopharmaka
- Sonstige somatische Therapien (Elektrokrampftherapie, Lichttherapie u. a.)
- Sozialpsychiatrische Maßnahmen
- Andere Behandlungsmethoden (Ergotherapie u. a.)

16	Klinische Forschung in der Psychiatrie und Psychotherapie	– 208
17	Überblick über die Behandlung häufiger psychiatrischer Störungsbilder	– 211
18	Psychotherapie	– 214
19	Psychopharmaka	– 230
20	Sonstige somatische Therapien	– 276

16 Klinische Forschung in der Psychiatrie und Psychotherapie

Psychiatrische Krankheitsbilder unterliegen einem starken Placeboeffekt. So zeigt sich regelmäßig, dass sich Patienten mit Depression oder Angststörungen unter Placebobehandlung bis zu 50–60% bessern. Es wird vermutet, dass die Placebowirkung durch eine Ausschüttung von Endorphinen vermittelt wird.

Wenn eine psychische Erkrankung durch ein Placebo gebessert wird, liegt dies nicht nur an dem Glauben des Patienten, eine wirksame Therapie zu erhalten (Placeboeffekt). Auch bessern sich viele Symptome allein durch das Verstreichen der Zeit (Spontanheilung). In klinischen Studien gibt es außerdem noch den Effekt der Regression zum Mittelwert. Dieser Effekt entsteht dadurch, dass Patienten, die an einer Studie teilnehmen, zu Beginn der Studie überdurchschnittliche Skalenwerte haben, die sich im Verlauf der Studie naturgemäß dem allgemeinen Durchschnitt angleichen.

Da ärztliches Handeln den Anspruch hat, besser zu wirken als eine Scheinmedikation oder andere unspezifische Interventionen, müssen alle psychiatrischen Therapien – medikamentöse und psychotherapeutische – im Vergleich mit einer Kontrollgruppe in so genannten RKS (randomisierten klinischen Studien) überprüft werden.

Kontrollgruppenvergleiche

Für Medikamente wird die Zulassung in Europa durch die EMEA (European Medicines Agency, London) geregelt. Folgende Bedingungen sind für die Zulassung erforderlich:
- Ein neues Medikament muss einem Placebo in mehreren Kurzstudien mit einer Dauer von 8–12 Wochen überlegen sein. Empfohlen wird eine Dreiarmstudie, bei der ein neues Medikament mit Placebo und einem bereits etablierten Medikament verglichen wird
- Diese Wirkung muss auch in mindestens einer Rückfallverhütungsstudie über 6–12 Monate nachweisbar sein
- Die Anwendung muss sicher sein.

Für psychotherapeutische Verfahren gibt es keine staatlichen Zulassungsregulatorien. Die Frage der geeigneten Kontrollgruppe ist bei Psychotherapie-Studien komplexer als bei Medikamentenstudien. Es gibt verschiedene Kontrolltechniken:

1. **Warteliste:** Ein neues Psychotherapieverfahren muss nachweisen, dass es besser wirkt als der Effekt, der durch das bloße Verstreichen der Zeit entsteht. Hierfür wird eine Gruppe von Patienten zum Beispiel 12 Wochen lang mit der neuen Methode behandelt, während die Patienten in der Kontrollgruppe auf eine Warteliste kommen (deren Therapie beginnt erst nach dem Ablauf der eigentlichen Studie). Nach Ablauf von 12 Wochen muss die neue Methode statistisch signifikant besser wirksam sein als der meist schon beträchtliche Effekt, der allein durch Abwarten entsteht
2. **Psychologisches Placebo:** Weiterhin muss eine neue Methode zeigen, dass ihre Wirkung über diejenigen Effekte hinausgeht, die durch aufmerksames Zuhören und einfühlsame Gespräche mit dem Patienten entstehen und die erfahrungsgemäß nicht unerheblich sind (unspezifische Effekte). Mit den Patienten der Kontrollgruppe werden »belanglose« Gespräche geführt, in denen keine Techniken angewendet werden, die für die zu untersuchende Therapiemethode spezifisch sind, wie zum Beispiel die Konfrontation in der Verhaltenstherapie oder das Deuten in der Psychoanalyse
3. **Referenzvergleich:** Schließlich muss eine neue Methode noch nachweisen, dass sie mindestens ebenso gut wirkt wie eine etablierte Methode.

Ferner sollte gezeigt werden, dass die Wirkung auch nach Absetzen der Therapie eine gewisse Zeit anhält. Dies geschieht durch »Follow-up-Studien«, bei denen die Therapiegruppe zum Beispiel 6–24 Monate nach Behandlungsende erneut mit der Kontrollgruppe verglichen wird. In den meisten derartigen Studien zeigt sich nämlich ein Nachlassen der Therapiewirkung in der behandlungsfreien Zeit, und nur wenn dieser Abfall geringer ist als bei der Kontrollgruppe, kann die Wirkung der Therapie als »dauerhaft« angesehen werden.

Bei der Durchführung von klinischen Studien sollten bestimmte Bedingungen eingehalten werden:
- **Randomisierung:** Werden zwei Therapiemethoden verglichen, so muss die Zuweisung zu den Gruppen durch eine Zufallsauswahl erfolgen. Könnten sich die Patienten aussuchen, an welcher der beiden Therapiegruppen sie teilnehmen wollen, so würden die Ergebnisse verfälscht werden
- **Optimale Stichprobenumfänge:** Die Anzahl der Patienten wird vor einer Studie berechnet. Sie darf nicht zu klein sein, denn sonst könnte ein tatsächlich vorhandener Unterschied zwischen Behandlungs- und Kontrollgruppe vielleicht nicht entdeckt werden. Sie darf aber auch nicht zu groß sein, sonst könnte vielleicht ein sehr kleiner Unterschied statistisch signifikant werden, der so unbedeutend ist, dass der Patient ihn gar nicht bemerkt
- Die Besserung durch eine Therapie wird durch wöchentliche Erhebung von krankheitsspezifischen Ratingskalen überprüft, wie zum Beispiel die Hamilton Depression Scale. Zusätzlich werden noch globale Therapieerfolgsmaße und Quality-of-Life-Skalen durchgeführt. Diese dienen zum Nachweis, dass die Therapie nicht nur einzelne Symptome, sondern allgemein die Lebensqualität des Patienten bessert

- **Metaanalysen:** Will man die Ergebnisse mehrerer klinischer Studien untereinander vergleichen, gibt es oft das Problem, dass nicht die gleichen Skalen verwendet wurden. Um dennoch »Äpfel mit Birnen« vergleichen zu können, werden die Skalenwerte in so genannte Effektstärken umgerechnet, die dann direkt vergleichbar sind. Liegen zum Beispiel zu einem Medikament oder einer Psychotherapie mehrere widersprüchliche Studien vor, so können die Effektstärken aus allen Studien in einer Metaanalyse »gepoolt« werden.

17 Überblick über die Behandlung häufiger psychiatrischer Störungsbilder

> ◘ Die jeweils wichtigsten Therapien sind **fett** gedruckt. Die Empfehlungen richten sich nach den verfügbaren randomisierten kontrollierten Studien (• eingeschränkter Nachweis, •• ausreichender Nachweis, ••• sehr guter Nachweis)

Diagnose	Nichtmedikamentöse Therapie	Medikamentöse Therapie
Demenz	Sozialpsychiatrische Maßnahmen, Psychotherapie	Die Symptome einer Demenz wie z.B. Gedächtnisverlust werden mit Antidementiva •• (Cholinesterasehemmer, Memantine) behandelt. Bei akuten Verwirrtheits- und Unruhezuständen: kurzfristig Neuroleptika ••, z.B. Haloperidol oder Risperidon
Alkoholabhängigkeit	Sozialpsychiatrische Maßnahmen, **Psychotherapie ••**	Anti-Craving-Substanz Acamprosat •• oder Aversionstherapeutikum Disulfiram ••
Opioidabhängigkeit	Sozialpsychiatrische Maßnahmen, **Psychotherapie ••**	Zum Antagonisieren der Opioidwirkungen: Naltrexon ••. Zur Abschwächung akuter Entzugssymptome Doxepin oder Clonidin. Substitutionstherapie: Methadon •• oder Buprenorphin
Benzodiazepinabhängigkeit	**Verhaltenstherapie ••**	Entwöhnungsbehandlung: Benzodiazepin in absteigender Dosierung über längere Zeiträume weitergeben und dann absetzen
Kokainabhängigkeit	**Verhaltenstherapie ••**, psychodynamische Therapie ••	Zur Behandlung des Kokain-Cravings trizyklische Antidepressiva (z.B. Desipramin), SSRI (z.B. Sertralin), Neuroleptika (z.B. Flupentixol), Carbamazepin
Paranoide Schizophrenie	Sozialpsychiatrische Maßnahmen, Psychotherapie, Psychoedukation	**Neuroleptika •••**, Benzodiazepine

Diagnose	Nichtmedikamentöse Therapie	Medikamentöse Therapie
Katatone Schizophrenie	In schweren Fällen Elektrokonvulsionstherapie •••	Benzodiazepine • wie Lorazepam, Neuroleptika ••
Schizoaffektive Störung manisch		Akutbehandlung: Neuroleptika •••. Phasenprophylaxe: Lithium •••, Carbamazepin
Schizoaffektive Störung depressiv		Akutbehandlung: Antidepressiva mit Neuroleptika kombiniert •. Phasenprophylaxe: Lithium •••, Carbamazepin
Manie		Akutbehandlung: Neuroleptika •••, Lithium ••, Valproinsäure ••. Phasenprophylaxe: In 1. Linie Lithium •••, in 2. Linie Carbamazepin oder Valproinsäure
Bipolare affektive Störungen		Phasenprophylaxe: Lithium ••, Valproinsäure ••, Lamotrigin ••. Auch Neuroleptika und Antidepressiva werden in der Phasenprophylaxe eingesetzt
Depressive Episode	Verhaltenstherapie •• Psychodynamische Therapie • In therapieresistenten Fällen Elektrokonvulsionstherapie •••	Antidepressiva •••. Lithium ••, bei leichten Depressionen Johanniskrautpräparate •• Zur Überbrückung bis zum Wirkungseintritt der Antidepressiva: Benzodiazepine. Bei wahnhafter Depression: Neuroleptika in Kombination mit Antidepressiva •••. Phasenprophylaxe bei rez. unipolarer Depression: Lithium •••, Antidepressiva •••
Dysthymie	Verhaltenstherapie •	Antidepressiva ••
Panikstörung/ Agoraphobie	Verhaltenstherapie ••• Psychodynamische Therapie •	Antidepressiva ••• (SSRI, TZA), in therapieresistenten Fällen und zur Überbrückung bis zum Wirkungseintritt der Antidepressiva: Benzodiazepine •••
Soziale Phobie	Verhaltenstherapie •••	Antidepressiva ••• (SSRI, Venlafaxin, Moclobemid). In therapieresistenten Fällen und zur Überbrückung bis zum Wirkungseintritt der Antidepressiva: Benzodiazepine •••

Diagnose	Nichtmedikamentöse Therapie	Medikamentöse Therapie
Generalisierte Angststörung	Verhaltenstherapie ●●●	Antidepressiva ●●● (Venlafaxin, SSRI, Imipramin), Pregabalin, Buspiron, Opipramol, Hydroxyzin. In therapieresistenten Fällen und zur Überbrückung bis zum Wirkungseintritt der Anti-depressiva: Benzodiazepine ●●●
Zwangsstörung	Verhaltenstherapie ●●●	Antidepressiva ●●● (Clomipramin, SSRI). In therapieresistenten Fällen: Kombination mit atypischen Neuroleptika, z.B. Olanzapin oder Risperidon ●●
Posttraumatische Belastungsstörung	Verhaltenstherapie ●● Psychodynamische Therapie ●	Antidepressiva ●● (SSRI, TZA, Tranylcypromin)
Anpassungsstörungen	Psychotherapie ●●●	Antidepressiva ●, in therapieresistenten Fällen und zur Überbrückung bis zum Wirkungseintritt der Antidepressiva: Benzodiazepine ●●
Somatoforme Störungen	Psychotherapie ●●	Antidepressiva ● (SSRI)
Anorexia/ Bulimia nervosa	Verhaltenstherapie ●●, psychodynamische Therapie ●	Antidepressiva ● (SSRI), die Befunde sind jedoch widersprüchlich
Schlafstörungen	Psychotherapie ●●, »Schlafhygiene«	Benzodiazepine ●●●, benzodiazepinähnliche Hypnotika ●●● (Zolpidem, Zopiclon, Zaleplon), Chloraldurat ●●, Antihistaminika ●●, Antidepressiva ●● (Mirtazapin, Trimipramin, Amitriptylin), Neuroleptika ● (z.B. Melperon, Dipiperon), u.a.
Aufmerksamkeitsdefizit-Hyperaktivitätsstörung (ADHS) bei Kindern	Psychotherapie ●●	Psychostimulanzien ●●● (Methylphenidat, Dextroamphetamin, 2. Wahl Fenetyllin, Pemolin); in therapieresistenten Fällen TZA ●● (Imipramin, Desipramin); bei aggressivem Verhalten auch Neuroleptika ●● (Risperidon, Pipamperon)

18 Psychotherapie

Ein wichtiger Bestandteil der psychiatrischen Therapie ist die Psychotherapie. Bereits ein stützendes, tröstendes, beruhigendes, verstehendes und beratendes ärztliches Gespräch besitzt eine psychotherapeutische Funktion. In einer professionellen Psychotherapie werden darüber hinaus bestimmte Techniken angewendet, die als Ziel eine Symptomreduktion, Verhaltensmodifikation und eine Besserung der Introspektionsfähigkeit, des Selbstwertgefühls, der Frustrationstoleranz oder der Beziehungsfähigkeit haben.

Richtungen

Zahlreiche Psychotherapieschulen wurden entwickelt. In Deutschland werden jedoch nur drei Psychotherapierichtungen von den Krankenkassen erstattet:
- Verhaltenstherapie
- Psychoanalytische Therapie
- Tiefenpsychologisch orientierte Psychotherapie.

Bis zu 25 Sitzungen werden ohne Gutachterverfahren von der Kasse erstattet. Bei längeren Therapien muss ein Gutachten durch einen externen Gutachter erstellt werden. Auch dann ist die Dauer limitiert:
- Verhaltenstherapie: bis 80 Sitzungen
- Tiefenpsychologisch orientierte Therapie: bis 100 Sitzungen
- Psychoanalyse: bis 240 Sitzungen.

Indikationen

Psychotherapeutische Interventionen sind bei praktisch jeder psychiatrischen Erkrankung notwendig. Die primären Indikationen sind:
- Angsterkrankungen
- Depressionen, Dysthymie
- Zwangsstörungen
- Somatoforme Störungen
- Persönlichkeitsstörungen
- Essstörungen
- Suchterkrankungen
- Anpassungsstörungen
- Partnerschaftliche Probleme.

Formen

- Einzeltherapie
- Gruppentherapie
- Paartherapie.

Erfolgsaussichten

- Bei manchen psychiatrischen Erkrankungen wirkt eine Psychotherapie ebenso gut wie eine entsprechende medikamentöse Therapie
- Psychotische oder organisch bedingte psychische Störungen können durch eine alleinige Psychotherapie nur begrenzt beeinflusst werden
- Wie bei medikamentösen Therapien erreicht auch eine psychotherapeutische Behandlung nicht immer das gewünschte Maß der Besserung. So erreichen zum Beispiel in den meisten Studien mit Angstpatienten nur knapp 50% der Studienteilnehmer das Response-Kriterium (Reduktion der Skalenwerte um die Hälfte)
- Die Besserung ist nicht immer dauerhaft – so reduziert sich die Zahl der Responder ein Jahr nach Beendigung in den meisten Studien mit Angstpatienten auf 30–40%
- Auch Verschlechterungen können – selbst bei sachgemäß durchgeführten Therapien – auftreten.

Unerwünschte Wirkungen

Psychotherapie ist nicht ganz frei von »Nebenwirkungen«:
- Es wird geschätzt, dass etwa ein Viertel der Patienten verhaltenstherapeutische Konfrontationsübungen ablehnt oder nicht in ausreichendem Maße durchführt. Die vielfach von Patienten geäußerte Befürchtung, durch das Auftreten von Angstsymptomen bei Konfrontationsübungen körperlichen Schaden zu erleiden, ist allerdings unbegründet
- Die Konfrontation mit erlebten Traumata bei Patienten mit einer posttraumatischen Belastungsstörung (zum Beispiel bei kampferfahrenen Soldaten) kann unter Umständen eine Verschlechterung der Symptomatik hervorrufen
- Es wurde über eine Exazerbation von Psychosen durch psychoanalytische Therapien berichtet (ohne dass dies durch kontrollierte Studien belegt ist)
- Durch langdauernde stationäre Therapien kann es zu Hospitalisierungseffekten kommen
- Es kann bei lang dauernden Therapien zu einer Art »Abhängigkeit« vom Therapeuten kommen.

18.1 Verhaltenstherapie

▎ Modell zur Entstehung psychischer Störungen

Die Ursprünge der Verhaltenstherapie gehen auf die Versuche des russischen Physiologen Iwan P. Pawlow zurück. Wenn Hunde Futter bekommen (unkonditionierter Stimulus), reagieren sie mit Speichelfluss (unkonditionierte Reaktion). Die Futterausgabe wird daraufhin mit einem Glockenton verbunden. Später reagieren die Hunde bereits schon beim Hören der Glocke (konditionierter Stimulus) mit einer vegetativen Reaktion, dem Speichelfluss (konditionierte Reaktion), selbst wenn kein Futter bereitgestellt wird (klassische Konditionierung).

Unter dem Prinzip der operanten Konditionierung versteht man, dass das Verhalten von Versuchstieren durch Belohnung oder Bestrafung modifiziert werden kann (B. F. Skinner). Unter Löschungsresistenz versteht man, dass es einfacher ist, ein Verhalten anzutrainieren als es wieder abzutrainieren. Als besonders löschungsresistent kann sich ein Verhalten zeigen, wenn es intermittierend verstärkt wurde, d.h., dass die Belohnung bzw. Bestrafung nicht in jedem Falle, sondern nur unregelmäßig erfolgte (Reizdiskrimination).

> **Quick Start**
>
> **Lerntheorien** gehen davon aus, dass psychopathologische Symptome durch fehlerhafte Lernprozesse entstehen. Zu den Techniken der Verhaltenstherapie gehören Konfrontation mit angstauslösenden Situationen sowie kognitive Umstrukturierung negativer Kognitionen

In den Anfängen der Lerntheorie ging man davon aus, dass psychopathologische Störungen allein durch Fehlkonditionierungen (fehlerhafte Reiz-Reaktions-Verknüpfungen) entstehen können. Beispiel: Ein Mann hat einen starken Kaffee getrunken und geht danach in einen Fahrstuhl. Er bekommt Herzrasen und verknüpft nun das Herzrasen fälschlicherweise mit dem Fahrstuhl anstatt mit dem Kaffee. In der Folge vermeidet er Fahrstühle. Dieses Vermeidungsverhalten reduziert vordergründig Angst, so dass es sich selbst verstärkt.

Später wurden diese Theorien erweitert. Die Preparedness-Theorie von Seligman besagt, dass bestimmte Phobien (z. B. Spinnen, Schlangen) instinktmäßig vorbereitet sind und sich somit eher entwickeln können als Phobien vor entwicklungsgeschichtlich unbedeutenden Reizen (zum Beispiel Staubsaugern usw.).

Zu Beginn der 70er Jahre wurde die kognitive Verhaltenstherapie (KVT) entwickelt. Nachdem vorher ausschließlich Lernprozesse und konkretes, beobachtbares Verhalten im Vordergrund standen, wurden jetzt mehr emotionale Prozesse und intrapsychische Denkinhalte (Kognitionen) betont. In der kognitiven Theorie wird davon ausgegangen, dass emotionale Störungen weniger durch Ereignisse oder Lebensumstände an sich als durch deren Interpretation ausgelöst werden. Irrationale Überzeugungen und logische Denkfehler spielen danach eine Rolle in der Entstehung pathologischer Symptome. So kann eine soziale Phobie entstehen, wenn jemand die Tendenz hat, sich selbst immer überkritisch zu sehen und vermutet, von anderen negativ beurteilt zu werden. Wegen seiner Unsicherheit ist er unfreundlich und unaufmerksam gegenüber seinen Mitmenschen, wirkt dadurch selbstbezogen und überheblich und erhöht die Chance, tatsächlich negative Erfahrungen in sozialen Situationen zu machen.

Auch die **Attribuierung** (Zuweisung von Gründen) kann fehlerhaft verlaufen. Ein Beispiel: Menschen mit einer sozialen Phobie attribuieren frühere Misserfolge eher auf *innere* anstatt auf *äußere* Gründe. Hat ein Sozialphobiker in einer Prüfung eine schlechte Zensur erhalten, attribuiert er dies auf seinen mangelnden Fleiß und Wissen (innerer Grund), nicht aber auf zu schwierige Fragen des Prüfers (äußerer Grund). Außerdem begründet er Fehlschläge mit *dauerhaften* statt mit *vorübergehenden* Ursachen. Er mutmaßt also: »Ich bin durch das Studium intellektuell überfordert«, anstatt sich zu sagen: »Ich hatte einen schlechten Tag.« Schließlich vermutet er nicht *spezielle* Gründe (»Das war nicht gerade mein Lieblingsfach«), sondern *globale* Gründe für sein Versagen (»Ich werde auch alle anderen Prüfungen verhauen«). Wenn er aber einen Test gut abschließt, führt er dies auf *äußere, vorübergehende* und *spezifische* Gründe zurück: »Ich hatte Glück, dass zufällig das drankam, was ich gelernt hatte.«

Psychopathologische Symptome können auch durch **Lernen am Modell** übertragen werden. Beispiel: In einem Versuch zeigte ein Kind nach dem Anschauen eines Films, in dem Kinder Gewalt gegen andere Kinder ausüben, selbst Gewalttätigkeiten (Bandura).

Funktionale Analyse. Die verhaltenstherapeutische Diagnostik erfolgt nach dem SORK-Verfahren (nach Kanfer), die hier an einem Beispiel eines Patienten mit Panikstörung mit Agoraphobie erläutert werden soll:

S – Stimulusbedingungen bzw. Situation:	Menschenansammlungen wie Fußgängerzone, Kaufhaus, Kino, Restaurant
O – Organismusvariablen:	Alkoholgenuss am Vorabend oder starker Kaffee verursacht Herzrasen. Irrationale Furcht, dass Herzrasen Ausdruck einer bedrohlichen Erkrankung ist
R – Reaktion:	Dies führt zu weiteren Angstsymptomen wie Zittern und Schwitzen, so dass sich in einer Art Teufelskreis schließlich alle Symptome einer Panikattacke ausbilden
K – Konsequenz:	Vermeidung von Situationen, in denen das Herbeiholen ärztlicher Hilfe schwierig wäre (Kaufhäuser, Theater, Waldspaziergang usw.), dadurch Einschränkung der Lebensqualität.

Therapie

Traditionelle Verhaltenstherapietechniken
Diese Techniken beruhen auf der operanten Konditionierung. Für gelungene Übungen oder adäquates Verhalten erhalten die Patienten eine Belohnung; zum Beispiel erhält eine Patientin mit Anorexie bei Gewichtszunahme eine Erweiterung ihrer Ausgangsregelung. Generell wirkt Belohnung besser als Bestrafung.

- Expositionstherapie (Konfrontation): Patienten mit einer Agoraphobie müssen eine Fußgängerzone aufsuchen oder in überfüllten Bussen fahren. Die Exposition kann in vivo (also in der Realsituation) oder in sensu erfolgen (bei Reizen, die für eine direkte Konfrontation nicht in Frage kommen). Die In-vivo-Exposition wirkt besser als die Imaginationstechnik
- Systematische Desensibilisierung: Der Patient wird schrittweise an den phobischen Reiz herangeführt. Zunächst wird eine Angsthierarchie erstellt: bei einer Hundephobie wird er also zunächst mit kleinen Hunden, dann mit immer größeren Hunden konfrontiert (graduierte Exposition). Diese Technik ist heute in den Hintergrund getreten, da sich die Überflutungstechnik als wirksamer gezeigt hatte
- Überflutung (Flooding): Hier werden Patienten massiv und lang dauernd mit dem angstauslösenden Reiz konfrontiert (Beispiel: Patienten mit einer Flugphobie müssen als Passagier in einem Sportflugzeug unmittelbar hintereinander mehrere Starts und Landungen absolvieren). Dabei kommt dem Prozess der Habituation (Gewöhnung) Bedeutung zu. Angstauslösende Reize können erst durch zahlreiche positiv verlaufende Konfrontationen gelöscht werden
- Reaktionsverhinderung: Wenn ein Symptom unterdrückt werden soll, zum Beispiel übermäßiges Händewaschen bei einem Zwangskranken, so kann der Patient aktiv an diesem Verhalten gehindert werden
- Aversionstherapie: Beispiele: Patienten mit einer Alkoholabhängigkeit erhalten Disulfiram, das beim Alkoholgenuss eine äußerst unangenehme Reaktion mit Gesichtsrötung, Erbrechen, Diarrhöe usw. verursacht. In-sensu-Aversionstherapie: Unerwünschte sexuelle Reize werden in Gedanken mit unlustvollen Vorstellungen gekoppelt. Bestimmte Aversionstherapien sind umstritten; vor allem die Anwendung leichter Elektrostimulationen zum Abtrainieren bestimmter Verhaltensweisen gilt heute als obsolet
- Token Economy: Diese Methode wird bei minderbegabten Patienten angewendet. Sie werden für Verrichtungen des täglichen Lebens, wie Zähneputzen, Waschen, Anziehen, Zimmer aufräumen usw. durch Spielgeld (token) belohnt, das gesammelt und in eine Gratifikation umgewandelt werden kann
- Stimuluskontrolle: Allein der Anblick einer Zigarettenschachtel kann zu der Erwartung eines belohnenden Ereignisses führen. Daher sollte bei der Raucherentwöhnung die Zigarettenschachtel nicht im Blickfeld liegen. Bei einem Kind mit hyperkinetischem Syndrom mit Lernproblemen sollten auf dem Schreibtisch nur schulrelevante Dinge liegen, um Ablenkung zu vermeiden.

Kognitive Techniken
- **Kognitive Umstrukturierung:** Zunächst werden in der Therapie automatische Gedanken bewusst gemacht; Vorurteile werden durch Fakten ersetzt. Beispiel: Ein Einserkandidat hat große Prüfungsangst und den »automatischen« Gedanken, durch die Prüfung zu fallen. In der Therapie wird der Realitätsbezug wiederhergestellt, indem auf seine früheren guten Zeugnisse verwiesen wird. Einem Patienten mit Flugangst wird klargemacht, dass ein Flugzeugabsturz seltener ist als 3-mal 6 Richtige im Lotto zu haben
- **Umattribuierung:** Eine negative Attribuierung auf innere Gründe wird auf äußere Gründe umgestellt
- **Entkatastrophisieren:** Es wird versucht, Patienten, die in Angstsituationen immer den katastrophalsten Ausgang erwarten, wahrscheinlichere alternative Möglichkeiten aufzuzeigen
- **Selbstverbalisierung:** Der Patient führt in problematischen Situationen mit sich selbst einen Monolog, bei dem er sich selbst in positiver Weise instruiert (»Ich werde es schaffen!«)
- **Gedankenstopp:** Beispiel: Ein Patient mit Zwangsstörung leidet unter sich aufdrängenden Gedanken, er könnte seine Freundin verletzen. Wenn diese Gedanken aufkommen, soll der Patient sich laut »Stopp!« sagen
- **Problemlösetraining:** Der Patient lernt in Übungen mit dem Therapeuten generelle Strategien, um alltägliche Probleme zu lösen
- **Selbstsicherheitstraining (Assertiveness-Training):** Beispiel: Patienten mit einer sozialen Phobie müssen in einem Rollenspiel ein Bewerbungsgespräch simulieren. Das Training findet auch in Realsituationen statt: Die Patienten müssen auf der Straße Passanten nach dem Weg oder nach der Uhrzeit fragen usw
- **Modelllernen:** In einer Gruppe lernen Patienten von anderen Teilnehmern, die bestimmte Verhaltensweisen bereits meistern können.

Indikationen

Durch randomisierte, kontrollierte Studien (RKS) konnte die Wirksamkeit der kognitiven Verhaltenstherapie u. a. bei folgenden Störungen gezeigt werden:

- Depressionen (leichte bis mittelschwere)
- Angststörungen
- Zwangsstörungen
- Somatisierungsstörungen
- Essstörungen
- Emotional instabile Persönlichkeitsstörungen
- Suchterkrankungen
- Schlafstörungen
- Sexuelle Störungen (z. B. psychogene Impotenz)

- Enuresis bei Kindern
- Tics bei Kindern
- Verbesserung von Sozialverhalten und kommunikativen sowie lebenspraktischen Fähigkeiten bei geistig Behinderten

Dauer

In der Regel wird die Verhaltenstherapie einmal pro Woche über eine Stunde durchgeführt. Bei Konfrontationsübungen kann eine Sitzung 3 Stunden oder länger dauern. Im Genehmigungsverfahren werden zunächst 25 Stunden genehmigt. Viele Patienten sind in der Praxis bis zu einem Jahr und länger in Behandlung.

18.2 Psychoanalytische (psychodynamische) Therapie

> **Quick Start**
>
> **Psychoanalytische Theorien** gehen davon aus, dass psychopathologische Symptome durch unbewusste Konflikte erklärbar sind und durch das Aufdecken dieser Konflikte geheilt werden können

Modell zur Entstehung psychischer Erkrankungen

Instanzen
Nach Sigmund Freud wird das Verhalten durch drei Instanzen kontrolliert: das Es, das Über-Ich und das Ich. Der Widerstreit dieser Instanzen findet im Unbewussten statt, das heißt, dass der Betroffene den eigentlichen Streit nicht wahrnimmt, sondern nur die daraus entstehenden Symptome.
- Das Es entspricht dem triebhaften Anteil des Gehirns. Es dient der Befriedigung des Sexual- und des Hungertriebs und fordert sofortige Bedürfnisbefriedigung (Lustprinzip). Auch aggressive Anteile werden durch das Es gesteuert. Das Es ist durch Umweltfaktoren wenig zu beeinflussen
- Demgegenüber steht das Über-Ich, das Gesetze und Regeln des menschlichen Zusammenlebens, Wertvorstellungen und Ideale integriert, die durch die Erziehung der Eltern, Lehrer oder anderer Personen bzw. durch kulturelle Normen vermittelt werden
- Zwischen diesen Instanzen kann es zu einem Konflikt kommen. Konflikte sind im Unbewussten verborgen und erzeugen von dort aus die krankhafte Symptomatik. So entsteht eine Angsterkrankung nach Freud dadurch, dass das Es Triebwünsche sexueller Art anmeldet, worauf diese vom Über-Ich in Form von Angstsymptomen abgestraft werden. Das Über-Ich stellt also eine Art »schlechtes Gewissen« dar

18.2 · Psychoanalytische (psychodynamische) Therapie

- Das Ich muss zwischen Es und Über-Ich vermitteln; es muss dafür sorgen, dass die Befriedigung der Triebe in sozial verträglicher Weise erfolgt. Es erfolgt eine Anpassung an die Realität (Realitätsprinzip).

Abwehr
- Der Konflikt erzeugt Spannung. Um diese Spannung zu reduzieren, bedient sich das Unbewusste verschiedener Abwehrmechanismen
- Abwehr hat den Zweck, verpönte Triebwünsche zurückzuweisen
- Auch Versuche des Ich, unbewusste Angst zu vermeiden, zählen zur Abwehr
- Abwehr hat auch die Aufgabe, bestimmte Triebregungen in andere Formen psychischer Energie umzuwandeln
- Dieser Prozess findet nicht nur bei psychischen Erkrankungen, sondern auch bei gesunden Personen statt
- Es gibt erfolgreiche und ungeeignete Abwehrmechanismen. Verdrängung (s. u.) ist zum Beispiel ein reifer, Spaltung ein unreifer Abwehrmechanismus
- Gelingt die Abwehr nicht, kommt es zur Ausbildung von krankhaften Symptomen
- Das neurotische Verhalten entlastet den Konfliktdruck (»Symptom reduziert Angst«), ist aber nur eine Scheinlösung. Dies wird als primärer Krankheitsgewinn bezeichnet. Beispiel: Ein Zwangskranker entlastet sich von seinen unbewussten Gedanken, die bei ihm ein Angst- und Ekelgefühl hervorrufen, indem er sich eine Stunde lang die Hände wäscht – erleidet aber dadurch eine starke Einschränkung seiner Lebensqualität.

Als sekundärer Krankheitsgewinn werden übrigens die objektiven Vorteile bezeichnet, die einem Patienten wegen seiner Symptomatik zugestanden werden (Beispiele: Eine Frau mit Agoraphobie lässt sich ständig von ihrem Ehemann begleiten und erhält dadurch mehr Zuwendung; ein Lehrer lässt sich wegen Tinnitus frühzeitig pensionieren).

Folgende Abwehrmechanismen sind wichtig:
- **Verdrängung:** Verpönte Triebwünsche werden verdrängt. Eine Barriere sorgt dafür, dass die unbewussten Impulse an das Bewusstsein gelangen
- **Spaltung:** Andere Menschen werden nicht differenziert gesehen, sondern in »gut« und »böse« gespalten. In der frühen oralen Phase der Entwicklung wird vom Kind nicht wahrgenommen, dass die Milch-spendende und die Milch-versagende Mutter ein und dieselbe Person ist. Die Spaltung kann sich auch später in der Therapie darin äußern, dass der Therapeut mal idealisiert, mal gehasst wird
- **Projektion:** Eigene abgelehnte Triebimpulse werden auf Mitmenschen projiziert; der Unlust erregende Impuls wird also als ein in einem anderen Menschen entstandener Impuls wahrgenommen (Beispiel: Unbefriedigte sexuelle Impulse werden dadurch kompensiert, dass man einer anderen Person sexuelle Schamlosigkeit vorwirft)
- **Identifikation:** Die eigenen unerwünschten Triebe werden negiert, indem man sich mit einer anderen Person identifiziert. Identifikation mit dem Ag-

gressor:** Die Ohnmacht bei einem sexuellen Missbrauch wird dadurch kompensiert, dass das Verhalten des Aggressors später übernommen wird. Vorkommen bei Persönlichkeitsstörungen
- **Projektive Identifikation:** Eigene Triebwünsche werden auf eine andere Person projiziert (Beispiel: Ein verheirateter Mann will seinen unbewussten Wunsch, mit einer anderen Frau sexuell zu verkehren, nicht zulassen und unterstellt ihr stattdessen, sie wolle ihn verführen)
- **Verschiebung:** Aggressive Impulse gegen eine Person werden auf eine andere Person verschoben (Beispiel: Ein Bürochef lässt seine Wut über seine Ehefrau an seinen Untergebenen aus). Auch Tierquälerei kann Ausdruck einer Verschiebung sein
- **Affektisolierung:** Unbewusste Affekte, die mit einem traumatischen Ereignis verbunden sind und die vom Über-Ich nicht zugelassen werden, werden abgespalten. Das Ereignis kann so ohne Emotionen geschildert werden. Soll typisch für Zwangsstörung sein
- **Reaktionsbildung** (Wendung ins Gegenteil): Verpönte Hassimpulse gegen eine Person werden in übertriebene Freundlichkeit umgewandelt. Beispiele: Eine Mutter, die ungewollt schwanger wurde und ihr Kind innerlich ablehnt, zeigt eine überfürsorgliche Haltung; der Wunsch eines Mannes nach analer Unsauberkeit wird durch zwanghafte Ordnungsliebe ersetzt
- **Sublimation:** Künstlerische Tätigkeiten oder soziales Engagement stellen eine »höherwertige« Ersatzhandlung für »niedrige« sexuelle Impulse dar. Aggressive Impulse gegen eine Person können kompensiert werden, indem man über diese Person Witze macht
- **Ungeschehen-machen:** Ein angstauslösender Impuls wird durch ein Ritual neutralisiert (Beispiel: auf Holz klopfen)
- **Rationalisierung:** Für emotional schwer zu verarbeitende Situationen wird eine ausweichende, aber scheinbar plausible Erklärung gegeben (Beispiel: Ein abgelehnter Bewerber vermeidet bei sich Schamgefühle über sein Versagen, in dem er einwendet, dass der Weg zu dieser Arbeitsstelle ohnehin zu weit gewesen wäre)
- **Intellektualisierung:** Die konflikthaften Impulse werden abgewehrt, indem sehr abstrakt über sie diskutiert oder philosophiert wird (Beispiel: Eine Frau bearbeitet ihre unbewusste Angst vor dem Verlassenwerden, in dem sie Statistiken über Scheidungsraten zitiert)
- **Somatisierung:** Abwehr von Konflikten durch Entwickeln körperlicher Symptome (Beispiel: funktionelle Blasenbeschwerden zur Abwehr sexueller Impulse).

Entstehung der Konflikte

Ein Beispiel für einen Konflikt ist der Ödipuskonflikt (bei Mädchen: Elektra-Konflikt). Mit diesem der griechischen Sage entlehnten Modell wird die unbewusste Konkurrenz eines Jungen mit seinem Vater um die Gunst der Mutter beschrieben (Ödipus tötete aus Unwissenheit seinen Vater und bekam seine Mutter zur Frau). Der Sohn hat unbewusste sexuelle Phantasien in Richtung auf seine Mutter und befürchtet daher, vom Vater bestraft zu werden (zum Beispiel durch Kastration). Im Normalfall wird der Konflikt dadurch aufgelöst, dass sich das Kind mit der Situation abfindet und sich mit dem Vater identifiziert.

Für die Entstehung von Konflikten werden folgende Bedingungen als mögliche Ursachen angesehen:
- Erziehungsmethoden (z. B. zu frühe Sauberkeitserziehung, anklammerndes oder distanzierendes Verhalten der Mutter)
- bestimmte Familienkonstellationen (z. B. Stellung in der Geschwisterreihe)
- Kindheitstraumata (Trennung von den Eltern, körperliche Gewalt, sexueller Missbrauch).

Entwicklungsstufen
In der psychosexuellen Entwicklung des Kindes gibt es mehrere Stufen. Je nachdem, in welcher Stufe sich das Kind befindet, wenn die Störung eintritt, können sich unterschiedliche Konflikte ausbilden.
- Orale Phase (1. Lebensjahr): Der Säugling konzentriert sich auf orale Bedürfnisse (Hunger und Durstlöschung) und hat große Angst vor dem Verlassenwerden, da er vollständig von der Mutter abhängig ist. In dieser Zeit können so genannte frühe Störungen entstehen (Borderline- oder narzisstische Persönlichkeitsstörungen)
- Anale Phase (2.–3. Lebensjahr): Das Kind lernt die Kontrolle von Blase und Darm. Das Kind lernt nun, dass es auch selbst Macht auf die Mutter ausüben kann. In dieser Phase können sich Autonomiekonflikte entwickeln (gleichzeitige Abhängigkeit von der Mutter und das Streben nach Unabhängigkeit). Durch überprotektives Verhalten der Mutter oder zu rigide Sauberkeitserziehung können in dieser Phase Störungen entstehen
- Phallische oder ödipale Phase (4.–5. Lebensjahr): Das Genital steht im Zentrum der Triebbefriedigung. In dieser Phase kann sich ein Ödipuskonflikt herausbilden.

Zuordnung von Konflikten zu psychischen Krankheiten und Persönlichkeitsstörungen
Den verschiedenen Krankheitsbildern werden typische Konflikte zugeordnet, wobei diese Zuordnung in der entsprechenden Literatur nicht immer einheitlich ist. So finden sich zum Beispiel folgende Zuordnungen:
- »Neurotische« Depression: Anlehnung an dominante Bezugspersonen; starke Abhängigkeit von Zuneigungsbeweisen der Umwelt; Überwiegen des Über-Ichs; Abwehrmechanismen: Verdrängung, Regression, Wendung der Aggression gegen das Selbst
- Panikstörung/»Herzneurose«: Autonomiekonflikt; Situationen des realen oder phantasierten Verlassenwerdens; gleichzeitige Hass- und Liebesgefühle gegenüber einem Partner
- Zwangsstörung: Autonomiekonflikt; durch stark kontrollierende Erziehung in der analen Phase und Unterdrückung der Autonomie entsteht Über-Ich-Strenge und Hypermoralität; anale Wünsche, sich selbst zu beschmutzen, aggressive und antisoziale Impulse; Ödipuskomplex. *Abwehr-*

mechanismen: Affektisolierung, Reaktionsbildung, Rationalisierung und Ungeschehen-machen
- *Anorexie/Bulimie:* Konflikt um weibliche Identität, Ambivalenz gegenüber der Mutter, Autonomiekonflikt
- *Sucht:* Autonomiekonflikt
- *Borderline-Störung:* frühe Störung in der oralen Phase, Spaltung
- *Anankastische Persönlichkeitsstörung:* Störung der analen Phase.

Therapie

Deutung
Die unbewussten Konflikte sind dem Patienten selbst nicht zugänglich, da Abwehrmechanismen verhindern, dass sie an das Bewusstsein treten. Die Aufgabe des Analytikers ist es, die im Unbewussten verborgenen Konflikte zu entschlüsseln. Dabei bedient er sich verschiedener Techniken:
- Der Patient liefert dem Analytiker Material, in dem er alle Dinge erzählt, die ihm gerade einfallen und die ihn beschäftigen (freie Assoziation). Die technische Grundregel besagt, dass der Patient alles erzählen soll, also auch Dinge, die ihm unangenehm, peinlich, unsinnig oder unwichtig erscheinen
- Auch aus Kindheitserinnerungen versucht der Analytiker Hinweise für einen möglichen Konflikt zu finden
- Aus den Berichten über Träume wird versucht, unbewusste Inhalte herauszufiltern (Traumdeutung)
- Die Interpretation von Freudschen Fehlern (Versprecher wie »Ich habe gegen meine Frau geheiratet«) kann ebenfalls Zugang zu solchen Inhalten verschaffen.

Abstinenzregel: Der Therapeut enthält sich dabei der Äußerung seiner eigenen Meinung und wahrt Distanz zum Patienten. Dazu gehört auch, dass der Therapeut nichts über sich selbst erzählt und sich nicht privat mit dem Patienten trifft.

Regression
Eine Person will unbewusst in eine frühe Entwicklungsstufe zurückkehren und zeigt daher kindliche Verhaltensweisen (zum Beispiel im Alter von 32 Jahren mit Kuscheltieren spielen oder sich vorwiegend von Kindersüßigkeiten ernähren). Die Regression kann aber in der Therapie auch positiv ausgenutzt werden, indem alte Konflikte reaktiviert werden, um sie dann auflösen zu können. Durch Therapie im Liegen wird die Regression gefördert.

Regression kann sich auch in Agieren äußern (kindisches Verhalten, um auf sich aufmerksam zu machen). Beispiele: Ein Patient kommt zu spät zur Sitzung, belagert das Zimmer des Therapeuten oder droht am Ende einer Therapiestunde mit Suizid, um die Sitzung noch zu verlängern.

Widerstand

Die Deutung sollte dem Patienten nicht vorschnell, sondern erst dann, wenn der richtige Zeitpunkt gekommen ist, einfühlsam mitgeteilt werden. Nichtsdestotrotz kann die Deutung eines Konflikts durch den Psychoanalytiker unter Umständen bei einem Patienten Widerstand hervorrufen:
- Der Patient wehrt sich unbewusst gegen die Aufdeckung verdrängter Gefühle. Der bewusste Anteil des Denkens verbündet sich mit dem Therapeuten, während die unbewussten Anteile den Status quo beibehalten und die Therapie verhindern wollen, um den Krankheitsgewinn beizubehalten. Der Patient scheut sich außerdem, seine Gefühle gegenüber dem Therapeuten zuzulassen. Die durch die Therapie geweckten Bedürfnisse werden außerhalb der Therapie ausagiert
- Der Widerstand äußert sich in Form von Unverständnis, Ablehnung oder gar Entrüstung (zum Beispiel bei der Deutung sexueller Phantasien)
- Je stärker dieser Widerstand ist, desto eher vermutet der Analytiker, dass seine Deutung nicht falsch war, sondern dass er gerade »ins Wespennest gestochen« hat und dem Konflikt auf der Spur ist (Widerstandsanalyse).

Übertragung

In der Analyse kann eine Situation entstehen, in der der Patient im Analytiker eine Person aus seinem früheren Leben wiederfindet (zum Beispiel Vater oder Mutter) und unbewusst frühere Beziehungserfahrungen auf den Therapeuten überträgt. Auch wenn sich ein Patient in eine Therapeutin verliebt, kann dies Ausdruck einer Übertragung sein. Die dann entstehende Übertragungsneurose kann die Therapie belasten, sie kann aber auch positiv ausgenutzt werden, indem sie der Analyse des Konfliktes dient (Übertragungsanalyse). Auch könnte in der Übertragung eine früher unzuverlässige Mutter durch eine zuverlässige Therapeutin ersetzt werden.

Umgekehrt kann auch der Patient beim Analytiker eine Gegenübertragung in Form einer unangemessenen emotionalen Reaktion auslösen. So können depressive Patienten beim Therapeuten ungewollt Gefühle wie Hilflosigkeit oder Ärger aufkommen lassen. Der Therapeut muss sich seine Gegenübertragungsgefühle bewusst machen, darf auf keinen Fall mit Ablehnung reagieren und sollte sich zurückhalten, diese Gefühle dem Patienten mitzuteilen.

Katharsis

Am Ende der Analyse kommt es zur Katharsis (»Reinigung«). Die ursprüngliche Theorie von Freud geht davon aus, dass die erfolgreiche Deutung eines Konflikts durch den Psychoanalytiker den Konflikt »bereinigt« und so die Symptome dauerhaft heilt. Durch Wiederbewusstmachung des Konflikts kommt es zu einer Nachreifung der Persönlichkeit. Kathartische Methoden traten in der späteren Entwicklung der Psychoanalyse in den Hintergrund.

Dauer

Klassische Psychoanalysen wurden mit hoher Frequenz (bis zu 3–5-mal pro Woche 1–2 Stunden) durchgeführt über mehrere Jahre mit bis zu 400 Sitzungen oder mehr. Heute werden allerdings meist kürzere Therapien durchgeführt.

Kritik
- Es wird vonseiten wissenschaftlich orientierter Psychiater und Psychologen kritisch wahrgenommen, dass in der psychoanalytischen Theorie Befunde aus anderen Forschungsbereichen der Psychiatrie und Psychologie, wie der Genetik, der Neurobiologie oder der Psychologie, nicht ausreichend berücksichtigt werden und dass auf die Verwendung von epidemiologischen Daten, Statistiken, psychologischen Experimenten, Feldstudien und anderen experimentellen Verfahren zur Untermauerung der ätiologischen Theorien weitgehend verzichtet wird
- Teilweise werden, so die Kritik, spekulative Theorien aufgestellt, die mit den derzeit zur Verfügung stehenden Methoden nicht nur nicht belegt werden können, sondern die sich auch der Möglichkeit einer Widerlegung entziehen
- Zudem wird eingewendet, dass in der Psychoanalyse ohne Nachweis entsprechender Zusammenhänge bestimmten alltäglichen Ereignissen oder natürlichen Familienkonstellationen, die in praktisch jeder Familie vorkommen, eine übergroße Bedeutung für die spätere Entstehung psychopathologischer Phänomene beigemessen wird
- Als eines der wesentlichen Argumente gegen die allgemeine Anerkennung psychoanalytischer Verfahren gilt das weitgehende Fehlen randomisierter kontrollierter Studien zum Wirksamkeitsnachweis. Für wenige Krankheitsbilder (Depressionen, Kokainmissbrauch, posttraumatische Belastungsstörung, Panikstörung) existieren einzelne Studien. Die Durchführbarkeit solcher Studien wurde oft mit der Begründung in Frage gestellt, psychoanalytische Theorien seien zu komplex und die Symptomatik der Patienten zu individuell, als dass die Wirksamkeit der Behandlung mit psychometrischen Skalen erfasst werden könne. Auch sei die Therapiedauer so lang, dass die Durchführung kontrollierter Studien unmöglich sei
- Es wird kritisiert, dass wegen des Fehlens entsprechender Studien die teilweise sehr lange Dauer psychoanalytischer Therapien (über 100 Stunden) nicht gut begründet werden kann.

18.3 Tiefenpsychologisch orientierte Therapie

Die Unterscheidung zwischen psychoanalytischer und tiefenpsychologisch orientierter Therapie ist nur unscharf definiert:
- Während die Psychoanalyse eine Veränderung der Gesamtpersönlichkeit im Auge hat, fokussiert die tiefenpsychologisch orientierte Therapie tendenziell mehr auf die Veränderung von Symptomen

- Bei der Bearbeitung der Konflikte werden Methoden wie Übertragungsanalyse und Förderung der Regression weniger als in der klassischen Psychoanalyse eingesetzt
- Die Therapiestunden erfolgen im Sitzen, während die Psychoanalyse oft (aber nicht immer) im Liegen erfolgt
- Die Sitzungen finden seltener statt (meist einmal pro Woche), und die Therapien sind insgesamt kürzer (bis zu 100 Sitzungen).

Es ist davon auszugehen, dass heute die meisten psychodynamischen Therapien nicht dem hochfrequenten und lang dauernden Muster der klassischen Psychoanalyse folgen.

18.4 Andere Therapierichtungen

Klientenzentrierte Gesprächstherapie (nach Rogers)

- Die Methode hat sich aus der psychoanalytischen Therapie entwickelt. Die Therapieform grenzt sich insofern von Letzterer ab, dass sie non-direktiv durchgeführt wird, d. h. dass der Patient, der hier Klient genannt wird, eigenverantwortlich ist und Eigeninitiative ergreifen soll. Der Klient soll im Mittelpunkt der therapeutischen Interaktion stehen, während die Sichtweise des Therapeuten in den Hintergrund tritt
- Therapieziel ist eine emotionale Anpassung, bei der Ideal- und Selbstbild in Übereinstimmung (Kongruenz) gebracht werden
- Die Wirksamkeit ist nur durch wenige Studien belegt. In Deutschland gehört sie zu den vom Wissenschaftlichen Beirat anerkannten Verfahren für die vertiefte Ausbildung zum Psychologischen Psychotherapeuten
- Diese Methode enthält therapeutische Grundhaltungen (»Therapeutenvariablen«), die zu den unspezifischen Bestandteilen einer jeden psychotherapeutischen Gesprächsführung gehören sollten:
    - Emotionale Wärme und positive Wertschätzung: Der Therapeut sollte dem Klienten positiv gestimmt gegenübertreten und ihn wertschätzen
    - Echtheit und Kongruenz drücken die innere Anteilnahme des Therapeuten aus. Der Therapeut soll dem Klienten gegenüber ehrlich und vertrauensvoll sein
    - Verbalisierung emotionaler Erlebnisinhalte: Der Therapeut nimmt die emotionalen Inhalte, die der Patient verbal oder nonverbal äußert, wahr und spiegelt sie, d. h. er gibt sie in seinen Worten wieder, um dem Patienten zu zeigen, dass er dessen Problem verstanden hat (z. B. »Sie haben das Gefühl, dass Sie von Ihrer Frau oft missverstanden werden?«)
    - Akzeptanz: Der Therapeut soll den Klienten ohne Bedingungen akzeptieren
    - Empathie: Der Therapeut soll den Klienten einfühlend verstehen.

Systemische Familientherapie

Psychoanalytisches Verfahren, bei dem gemeinsame Sitzungen mit der ganzen Familie stattfinden, um intrafamiliäre Konflikte zu bearbeiten. In der systemischen Therapie angewendete Techniken:
- **Verschreibungen:** Versuch, alte Familienrituale durch neue, adäquatere zu ersetzen
- **Reframing:** Versuch, die etablierten Ursachenzuschreibungen in der Familie durch neue zu ersetzen
- **Zirkuläre Befragung:** Hier werden die Gefühle gegenüber einer Person über Dritte erfragt»: »Was glaubst du, was deine Mutter fühlt, wenn sie deinen Vater so weinen sieht?«)
- **Paradoxe Intervention:** Der Patient erhält eine Handlungsanweisung, die dem Gegenteil des zu erreichenden Verhaltens entspricht (»Du räumst ab jetzt dein Zimmer überhaupt nicht mehr auf!«).

Es gibt keine Studie zum Beleg der Wirksamkeit.

Interpersonelle Psychotherapie (IPT)

- Nach dem Ätiologiemodell der Interpersonellen Psychotherapie (nach Klerman) werden psychische Störungen vor allem als misslungene Versuche betrachtet, sich an belastende Umweltbedingungen (z. B. Verlust von nahestehenden Personen) anzupassen, wobei das psychosoziale und interpersonelle Umfeld der jeweiligen Personen eine zentrale Rolle spielt. Das Theoriegebäude der IPT ist allerdings nicht umfassend ausgearbeitet
- Es existieren nur wenige kontrollierte Studien, die lediglich für affektive Störungen und Essstörungen eine Wirkung belegen.

Hypnotherapie (Hypnose)

- In der medizinischen Hypnose werden Patienten in einen Trancezustand versetzt. Während dieser Trance werden vom Therapeuten Suggestionsformeln gesprochen, die die Krankheitssymptome zum Verschwinden bringen sollen. S. Freud hatte die Methode Ende des 19. Jahrhunderts zunächst angewendet, aber wegen mangelnder Wirksamkeit verlassen
- Es existieren zahlreiche Studien zur Wirksamkeit bei verschiedenen Krankheitsbildern, die methodologisch jedoch nicht schlüssig sind; insgesamt kann eine Wirkung nur bei Raucherentwöhnung und Methadonentzug als nachgewiesen gelten
- Etwa 10% der Bevölkerung gelten als nicht hypnotisierbar.

Selbstangewendete Entspannungsverfahren

Die Techniken werden zunächst mit einem Therapeuten eingeübt, um dann von Patienten allein angewendet zu werden.
- **Autogenes Training** (nach J. H. Schultz): In entspannter Lage versucht sich der Anwender durch Wiederholung bestimmter Übungsformeln (»mein Arm wird ganz schwer«) in einen hypnoseähnlichen Trancezustand zu versetzen, um eine allgemeine Entspannung herbeizuführen. Dadurch sollen verschiedenste psychische Störungen, z. B. Angststörungen, nachhaltig beeinflusst werden. Die Wirksamkeit konnte bisher in kontrollierten Studien nicht zweifelsfrei nachgewiesen werden.

- **Progressive Muskelrelaxation** (nach E. Jacobson): Muskeln werden kontrolliert angespannt und wieder entlastet. In vergleichenden Studien war die Methode bei Angststörungen weniger wirksam als eine Verhaltenstherapie. Wird meist nicht als alleiniges Verfahren, sondern im Verbund mit anderen verhaltenstherapeutischen Techniken angewendet
- **Biofeedback:** Vegetative Prozesse werden gemessen und durch akustische oder optische Signale transparent gemacht. So wird dem Patienten die Herzfrequenz (EKG) oder der Muskeltonus (EMG) über ein entsprechendes Gerät rückgemeldet. Durch Entspannungstechniken soll der Patient lernen, diese Parameter zu beeinflussen. Es fehlen ausreichende Wirkungsnachweise.

EMDR (Eye Movement Desensitation and Reprocessing Therapy)

- Kernstück der Therapie ist, dass der Therapeut zwei Finger vor die Augen des Patienten hält und eine seitliche Bewegung ausführt, bis der physiologische Endstellnystagmus entsteht. Während der Patient den Fingerbewegungen des Therapeuten folgend die Augen bewegt, konzentriert er sich auf seine traumatischen Erinnerungen. Es kann auch eine »bilaterale Stimulation« durch rhythmische Berührung beider Hände oder wechselseitige Beschallung beider Ohren durchgeführt werden
- Nur wenige Studien zeigen eine Wirksamkeit, während andere Studien keinen Effekt zeigen oder methodologisch nicht einwandfrei sind. Nur für posttraumatische Belastungsstörungen konnte eine Wirkung gezeigt werden. Die Studien können zudem nicht zweifelsfrei belegen, dass die Fingerbewegungen Effekte bewirken, die über die reine Wirkung des gleichzeitig stattfindenden Gesprächs hinausgehen
- Der dieser Methode zugeschriebene Wirkmechanismus erscheint medizinisch und logisch nicht nachvollziehbar.

Kombination einer medikamentösen Behandlung mit einer Psychotherapie

Fast alle psychiatrischen Krankheiten werden in der Praxis meist mit einer Kombination aus medikamentöser und Psychotherapie behandelt. Je nach Störungsbild ist die Wirkung der beiden Modalitäten unterschiedlich zu bewerten. Es existieren einige RKS zum Vergleich der Verfahren, zum Beispiel:
- *Angststörungen:* Verhaltenstherapie hat die gleiche Effektstärke wie eine medikamentöse Therapie; die Kombination beider Maßnahmen scheint noch wirksamer zu sein als beide Modalitäten allein
- *Depressionen:* Bei leichten Depressionen und Dysthymie sind die Erfolge mit einer Verhaltenstherapie ebenso gut wie bei einer medikamentösen Therapie; bei einer mittelgradigen Depression mit somatischem Syndrom ist eine gleichzeitige antidepressive Medikation unverzichtbar; bei schweren, vor allem wahnhaften Depressionen steht die somatische Therapie im Vordergrund.

19 Psychopharmaka

Der Terminus Psychopharmakon ist nicht eindeutig definiert. Hier wird er in dem Sinne gebraucht, dass alle ZNS-wirksamen Substanzen mit einer therapeutischen Wirkung auf psychische Krankheiten oder Symptome eingeschlossen werden. Das ist eine weite Definition; die Nebenindikationen der einzelnen Stoffgruppen oder Stoffe werden dabei nicht berücksichtigt.

19.1 Übersicht

- Antidepressiva
- Arzneimittel zur Rezidivprophylaxe affektiver Psychosen (»Mood Stabilizer« = »Stimmungsstabilisatoren« oder »Phasenprophylaktika«)
- Antipsychotika (Neuroleptika)
- Anxiolytika (Tranquilizer)
- Sedativa (Beruhigungsmittel) und Hypnotika (Schlafmittel)
- Psychostimulanzien
- Arzneimittel zur Behandlung von Entzugssyndromen
- Arzneimittel zur Rückfallprophylaxe bei Süchten
- Antidementiva
- Arzneimittel zur Behandlung von Sexualstörungen

Vorurteile gegen Psychopharmaka

In einer psychiatrischen Klinik werden so gut wie alle Patienten mit Psychopharmaka behandelt. Allgemeine Vorurteile gegen Psychopharmaka erschweren oft die Tätigkeit eines Psychiaters.

Vorurteil	Realität
»Psychopharmaka verändern die Persönlichkeit«	Unbehagen bereitet die Vorstellung, dass das eigene Fühlen und Denken sowie persönliche Bestrebungen von einer Tablette gesteuert werden. Psychopharmaka verändern nicht die Persönlichkeit; sie können lediglich einen krankhaften Zustand wieder in den Normalzustand bringen
»Psychopharmaka stellen nur ruhig«	Viele Menschen denken, dass Psychopharmaka ihre Wirkung lediglich dadurch ausüben, dass sie den Patienten müde machen. In Wirklichkeit können Psychopharmaka sehr viele verschiedene Wirkungen ausüben: z. B. gibt es Medikamente, die hauptsächlich gegen Wahn helfen, andere, die gegen Depression helfen und wieder andere, die Rückfälle einer Manie verhindern. Manche Psychopharmaka verbessern den Antrieb. Bei anderen Medikamenten dagegen ist die beruhigende Wirkung erwünscht und wird gezielt eingesetzt
»Die Nebenwirkungen sind schlimmer als die Krankheit«	Die Nebenwirkungen der heutigen Psychopharmaka sind insgesamt geringer als bei den älteren Medikamenten. Viele Patienten haben praktisch keine Nebenwirkungen unter Psychopharmaka
»Alle Psychopharmaka machen abhängig«	Antidepressiva, Neuroleptika und zahlreiche andere Psychopharmaka machen nicht abhängig. Allerdings können bestimmte Personen bei längerdauernder Einnahme von Benzodiazepinen und anderen Hypnotika/Sedativa eine Sucht entwickeln
»Man muss die Psychopharmaka ein Leben lang einnehmen«	In den seltensten Fällen müssen Psychopharmaka ein Leben lang eingenommen werden. Vielfach ist allerdings eine monatelange, manchmal mehrjährige Therapie erforderlich
»Man kann seelische Krankheiten besser mit natürlichen Mitteln heilen«	Nur für bestimmte Extrakte aus dem Johanniskraut konnte eine Wirkung bei leichten Depressionen nachgewiesen werden. Für alle anderen naturheilkundlichen und homöopathischen Zubereitungen gibt es keine gesicherten Wirksamkeitsnachweise

Vorurteil	Realität
»Psychopharmaka helfen nicht auf Dauer«	In der Regel helfen Psychopharmaka nur so lange, wie sie eingenommen werden. Antidepressiva allerdings haben auch eine Wirkung, die nach der letzten Einnahme noch lange (d. h. einige Wochen oder Monate) anhalten kann. Manche Erkrankungen verlaufen schubförmig. Das heißt, dass die Medikamente nach einer gewissen Zeit wieder abgesetzt werden
	Bei manchen Erkrankungen, z. B. Schizophrenien, sind allerdings jahrelange Behandlungen notwendig – wie bei vielen Krankheiten, z. B. Diabetes mellitus
	Es wird oft gesagt, dass eine Psychotherapie im Gegensatz zu den Psychopharmaka eine dauerhafte Wirkung habe. Aber auch bei Krankheiten, bei denen eine Psychotherapie helfen kann, ist nicht garantiert, dass die Krankheit vollständig und für immer beseitigt wird
»Statt mit Medikamenten kann man alle psychischen Erkrankungen mit Psychotherapie behandeln«	Es gibt Krankheiten, bei denen fast nur die medikamentöse Behandlung Erfolg hat und eine Psychotherapie nur eine zusätzliche, unterstützende Funktion besitzt – z. B. die Schizophrenie – bei anderen würde auch eine alleinige Psychotherapie helfen, und häufig ist die Kombination aus beiden am wirksamsten

19.2 Antipsychotika (Neuroleptika)

Quick Start

Neuroleptika (Antipsychotika): vorwiegend in der Schizophreniebehandlung eingesetzt. Helfen z. B. gegen Symptome wie Verfolgungswahn oder Stimmenhören. Typische Neuroleptika haben v. a. extrapyramidale Nebenwirkungen (z. B. Rigor), bei atypischen kann zum Beispiel eine Gewichtszunahme im Vordergrund stehen

Indikationen

- Paranoid-halluzinatorische Syndrome (z. B. bei Schizophrenie, Hauptindikationsgebiet); andere schizophrene Syndrome
- Manische Syndrome
- Exogene psychotische Syndrome
- Psychomotorische Erregtheit
- Delirante Syndrome
- Verhaltensstörungen
- Chorea Huntington
- Tics nerveux

- Gilles-de-la-Tourette-Syndrom
- Erbrechen
- Schlafstörungen
- Angststörungen (nach neueren, vorläufigen Studien können atypische Antipsychotika eingesetzt werden).

Syndrome

Neuroleptika wirken auf folgende Syndrome:
- Paranoid-halluzinatorische Syndrome
- Verwirrtheit, Inkohärenz
- Denkstörungen
- Affektive Spannung, Erregtheit, Katatonie
- Maniforme Syndrome
- Depressive Syndrome
- Negative Syndrome und Residualzustände.

Wirkmechanismus

Blockade der postsynaptischen Dopamin-D_2-Rezeptoren
- Dopaminantagonistische Wirkungen in den so genannten *mesolimbischen/mesokortikalen* Bahnen (A_{10}), die vom Mesencephalon (Area tegmentalis ventralis) zum Nucleus accumbens, zum Corpus amygdaloideum, zum präfrontalen Cortex und anderen Strukturen des limbischen Systems führen, werden mit der antipsychotischen Wirkung der Neuroleptika in Verbindung gebracht
- Die Blockade der *nigrostriatalen* Dopaminbahnen (A_9, von der Substantia nigra zum dorsalen Striatum) wird dagegen für die typischen Nebenwirkungen der Neuroleptika, die extrapyramidalen Störungen (EPS), verantwortlich gemacht
- Weitere, durch Prolaktinerhöhung bedingte Nebenwirkungen entstehen durch Blockade des *tuberoinfundibulären* Systems.

 Alle Neuroleptika sind Dopaminantagonisten. Daneben wirken viele Antipsychotika mehr oder weniger stark auf einige weitere Rezeptorsysteme – was sich dann in Nebenwirkungen auswirken kann.

Blockade von Serotoninrezeptoren
- Es wurde postuliert, dass manche atypischen Antipsychotika aufgrund einer Beeinflussung des Serotoninsystems besser bei Negativsymptomatik wirken als typische Neuroleptika. Die wissenschaftliche Evidenz hierfür ist noch nicht hinreichend bewiesen.
- Die Blockade von Acetylcholinrezeptoren kann zu anticholinergen Wirkungen (Mundtrockenheit usw.) führen
- Antihistaminwirkungen verursachen Sedierung
- Anti-α_1-adrenerge Wirkungen führen u. a. zu orthostatischer Dysregulation (siehe unter Nebenwirkungen).

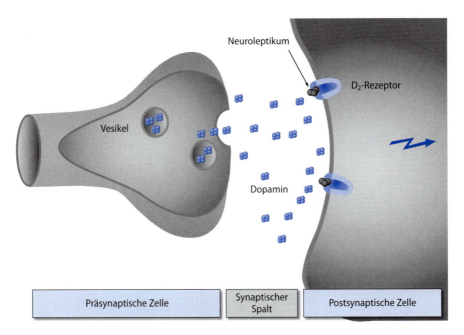

◘ Wirkmechanismus der Neuroleptika an der Dopaminsynapse. Aus der präsynaptischen Zelle wird Dopamin ausgeschüttet, das sich an der postsynaptischen Zelle am Dopamin-D_2-Rezeptor bindet. Durch ein Neuroleptikum werden die Dopaminrezeptoren der postsynaptischen Zelle blockiert, so dass die Dopamin-Neurotransmission reduziert wird

> Als »dirty drugs« werden Psychopharmaka bezeichnet, die mehrere Rezeptorsysteme stark beeinflussen. Solche Medikamente können bei Kombination mit anderen Psychopharmaka zu zahlreichen Wechselwirkungen führen.

So wirkt zum Beispiel Clozapin auf Dopamin-, Serotonin-, adrenerge, Muskarin- und Histaminrezeptoren.

Erfolgsaussichten

- Nach mehrwöchiger Behandlung deutliche Symptomreduktion in 60–70% der Fälle
- In einem Zeitraum von 2 Jahren muss ohne Neuroleptika in ca. 80% der Fälle mit einem Rückfall gerechnet werden, unter Neuroleptika nur in 20–40%.

> Die Wirkung auf Negativsymptome ist bei weitem nicht so gut wie die Wirkung auf die Positivsymptomatik.

Eintritt der Wirkung

- Bei entsprechend hoher Dosierung tritt die Wirkung innerhalb von Minuten ein
- Allerdings kann bei nichtakuter Symptomatik initial auch niedriger dosiert werden, da die volle Wirkung sich erst nach einigen Tagen entwickelt, manchmal auch erst nach mehreren Wochen.

Dauer der Behandlung

- Nach Erstmanifestation eine (möglichst niedrigdosierte) Dauerbehandlung für 1–2 Jahre, nach 2 oder mehr Manifestationen für 3–5 Jahre, u. U. lebenslang.

Potenz der Neuroleptika

> **Hochpotent:** Ein Neuroleptikum wirkt in relativ niedriger Dosis (in Milligramm) stark antipsychotisch.
>
> Für die typischen Neuroleptika gilt: Je höher die Potenz, desto stärker sind die EPS (und desto häufiger auch die Auslösung von Spätdyskinesien). Diese Verknüpfung gilt nicht für atypische Neuroleptika.
>
> **Niedrigpotente** klassische Neuroleptika haben geringere extrapyramidalmotorische, aber ausgeprägtere **sedative** und **vegetative** Nebenwirkungen (orthostatische Dysregulation, Tachykardie, Speichelfluss, Obstipation u. a.) und können daher zur Erzielung einer ausreichenden antipsychotischen Wirkung in der Regel nicht hoch genug dosiert werden.

- Typische **Hochpotente:** Haloperidol, Benperidol, Flupentixol, Fluphenazin, Fluspirilen, Pimozid. Atypische: Olanzapin, Risperidon
- Typische **Mittelpotente:** Chlorpromazin. Atypische: Clozapin, Quetiapin
- Typische **Niedrigpotente:** Chlorprothixen, Promethazin, Levomepromazin, Melperon, Perazin, Sulpirid. Atypisch: Amisulprid

Atypische Neuroleptika

> Atypische Neuroleptika verursachen weniger EPS als typische Neuroleptika. Auch Spätdyskinesien treten seltener auf. Manchmal wirken sie bei Therapieresistenz oder bei Negativsymptomatik besser als die alten, typischen Neuroleptika.

Diese Vorteile der atypischen Neuroleptika haben dazu geführt, dass sie heute als Mittel der Wahl gelten. Allerdings belasten die sehr viel höheren Kosten dieser Medikamente das Gesundheitssystem nicht unerheblich.

Die folgenden atypischen Neuroleptika sind zurzeit die wichtigsten Medikamente in der Schizophreniebehandlung:

Atypisches Neuroleptikum	Vorteile	Nachteile
Aripiprazol (Abilify)	wenig EPS, gute Wirkung bei antriebsarmen Schizophrenien	Unruhe möglich
Amisulprid (Solian)	wenig EPS	Prolaktinerhöhung, EPS möglich
Clozapin (Leponex)	praktisch keine EPS, führt nur äußerst selten zu Spätdyskinesien Wirkung bei Negativsymptomatik und Therapieresistenz	Agranulozytose, zahlreiche andere gefährliche Nebenwirkungen wie Blutdruckabfall, anticholinerge Nebenwirkungen, Speichelfluss, metabolisches Syndrom
Olanzapin (Zyprexa)	wenig EPS	häufig metabolisches Syndrom mit Gewichtszunahme u. a. Nebenwirkungen
Paliperidon (Invega)	Metabolit des Risperidons. Retardtablette, keine Zytochrom-P_{450}-Interaktionen	nicht selten EPS (vor allem Akathisie)
Quetiapin (Seroquel)	praktisch kein EPS. Als Retardpräparat für einmal tägliche Gabe erhältlich (Seroquel Prolong)	Sedierung

19.2 · Antipsychotika (Neuroleptika)

Atypisches Neuroleptikum	Vorteile	Nachteile
Risperidon (Risperdal)	starke antipsychotische Wirkung; als Depotspritze erhältlich	nicht selten EPS (vor allem Akathisie)
Sertindol (Serdolect)	wenig EPS	QT_c-Verlängerung am Herzen
Ziprasidon (Zeldox)	keine Gewichtszunahme	QT_c-Verlängerung am Herzen

 Clozapin verursacht als einziges Antipsychotikum praktisch keine EPS. Da es aber eine u. U. tödlich verlaufende **Agranulozytose** auslösen kann, muss die Verordnung unter besonderen Vorsichtsmaßnahmen – regelmäßige Blutbildkontrollen – verlaufen.

Typische Neuroleptika

Die typischen Neuroleptika haben durch die Einführung der atypischen an Bedeutung verloren – wegen der besseren Verträglichkeit der Atypika.

- Haloperidol (Haldol): wird heute hauptsächlich kurzfristig eingesetzt bei schweren Psychosen, Aggressivität, hirnorganischen Psychosyndromen. Sehr gute antipsychotische Wirkung; häufig EPS. Relativ sicher bei multimorbiden oder älteren Patienten. Auch als Depotform (4 Wochen)
- Flupentixol (Fluanxol): besser verträglich, macht weniger dysphorische Syndrome als Haloperidol. Auch als Depot verfügbar
- Perphenazin (Decentan): wird bei Manien eingesetzt, wenn atypische Neuroleptika nicht ausreichend wirken
- Levomepromazin (Neurocil): schwachpotent, kaum antipsychotische Wirkung, stark sedierend
- Fluspirilen (Imap): 1-wöchige Depotinjektion. Wurde früher zur Behandlung von Angststörungen eingesetzt, heute nur noch bei Psychosen.

Typische Neuroleptika werden nach ihrer chemischen Struktur in Oberklassen eingeteilt. Mitglieder dieser Klassen ähneln sich hinsichtlich der Rezeptoraffinitäten und Nebenwirkungen:
- Butyrophenone (z. B. Haloperidol)
- Diphenylbutylpiperidine (z. B. Fluspirilen)
- Phenothiazine (z. B. Perphenazin)
- Thioxanthene (z. B. Flupentixol) u. a.

Nebenwirkungen

- Extrapyramidalmotorische Störungen (EPS), s. u.
- Herz-Kreislauf-System: orthostatische Dysregulation, Reflextachykardie, EKG-Veränderungen (QT_c-Verlängerung) und Herzrhythmusstörungen
- Anticholinerge (vegetative) Wirkungen: Akkommodationsstörungen, Erhöhung des Augeninnendruckes, Mundtrockenheit, Speichelfluss, Miktionsstörungen, Obstipation, Delir (vor allem bei niederpotenten Neuroleptika wie z. B. Levomepromazin)
- Leberfunktionsstörungen
- Metabolisches Syndrom (Adipositas, verminderte Glukosetoleranz, Hypertriglyzeridämie)
- Blutbildveränderungen: Leukopenien, Agranulozytosen
- Zerebrale Krampfanfälle
- Prolaktinerhöhung (Galaktorrhoe, Gynäkomastie, Menstruationsstörungen, sexuelle Dysfunktionen)
- Affektive, Antriebs- und kognitive Störungen
- Allergische Reaktionen: Photosensibilität
- Störungen der Thermoregulation: Hypo- und Hyperthermie
- Augen: reversible Trübungen von Cornea und Linse
- Malignes neuroleptisches Syndrom (MNS), s. u.

Die Nebenwirkungen entstehen durch die Blockade von Rezeptoren. So entstehen EPS durch die Blockade von Dopamin-D_2-Rezeptoren, Speichelfluss durch Blockade von Acetylcholinrezeptoren und Sedierung durch Blockade von Histaminrezeptoren (s. o.).

> EPS werden mit Biperiden (Akineton) behandelt; im akuten Fall durch i.v.-Gabe.

> Neuroleptika machen nicht abhängig.

Extrapyramidalmotorische Störungen (EPS)

Akut einsetzende EPS
- Frühdyskinesien (Beginn akut, meist innerhalb der ersten 5 Tage):
  - Zungenschlundkrampf
  - Trismus (Kiefersperre)
  - Okulogyre Krise (Blickkrampf nach oben)
  - Blepharospasmus (Zukneifen der Augen)
  - Torsionsdystonie (Seitwärtsdrehen des Kopfes)
  - Opisthotonus (Kopf nach hinten gebeugt, Hohlkreuzbildung)

19.2 · Antipsychotika (Neuroleptika)

- Choreatiforme Bewegungen der Muskulatur des Halses oder der oberen Extremitäten
- Parkinsonoid:
  - Rigor
  - Tremor
  - Akinese, kleinschrittiger Gang
  - Hypomimie bzw. Amimie (Maskengesicht)
  - Hypersalivation
- Akathisie (Bewegungsunruhe; Patienten können nicht sitzen bleiben, sehr quälend).

Spät einsetzende EPS

Tardive (spät einsetzende) EPS treten meist erst nach monate- bis jahrelanger Neuroleptikagabe auf.
- Spätdyskinesien (s. u.)
- Spätdystonie, Spätakathisie
- PISA-Syndrom (Körperneigung zu einer Seite): kann akut oder spät auftreten
- »Rabbit syndrome« (feiner Tremor der Unterlippe).

Spätdyskinesien (tardive Dyskinesien)
- Treten nach jahrelanger Neuroleptikagabe auf
- Häufig: orofaziale Dyskinesien wie Zungen-, Unterkiefer-, Mundwinkelbewegungen. Gelegentlich: Bewegungen der Gliedmaßen (Finger, Fußgelenke, Zehen) und des Rumpfes
- Risikofaktoren: langjährige Neuroleptikaexposition, vor allem mit typischen Neuroleptika; höheres Alter. Auch hohe kumulative Neuroleptikadosis, hirnorganische Vorschädigungen, weibliches Geschlecht oder das Vorliegen einer affektiven Störung werden als Risikofaktoren diskutiert. Anticholinerge Medikation gilt nicht als Risikofaktor
- Oft bilden sie sich nach Absetzen zurück, aber in bis zu 40% sind sie irreversibel. Die Behandlung ist schwierig; ein Versuch mit Clozapin ist indiziert. Anticholinergika helfen oft nicht.

> Als einfacher Screening-Test auf Spätdyskinesien kann das Beobachten der Zunge dienen: Die Zunge kann nicht 30 Sekunden herausgestreckt gehalten werden, sondern wird langsam vor- und zurückgezogen.

Malignes neuroleptisches Syndrom (MNS)

Seltene Nebenwirkung mit zentral-vegetativer Dysregulation, tritt besonders nach Behandlung mit hochpotenten typischen Neuroleptika auf, relativ unabhängig von der Dauer oder Dosis.

Symptome

- Fieber
- Rigor
- Stupor
- Akinese
- CK erhöht
- Vigilanzstörung
- Leukozytose
- Autonome Regulationsstörung (labiler Blutdruck, Tachykardie, Schwitzen)
- Tachypnoe
- Tremor

 Fieber und Rigor sind die wichtigsten Symptome; wenn sie nicht vorhanden sind, handelt es sich auch nicht um ein MNS.

Therapie
- Antipsychotika sofort absetzen
- Behandlung der Hyperthermie durch Kühlen
- Amantadin/Bromocriptin
- Dantrolen
- Ggf. EKT.

 Das maligne neuroleptische Syndrom muss auf einer Intensivstation behandelt werden.

Wechselwirkungen

Es gibt zahlreiche Wechselwirkungen; hier sind nur die wichtigsten genannt:
- Die sedierenden Eigenschaften mancher Neuroleptika können sich mit denen anderer sedierender Psychopharmaka oder Alkohol addieren
- Die anticholinergen Eigenschaften mancher Neuroleptika können sich mit denen anderer anticholinerger Medikamente addieren (z. B. Biperiden, trizyklische Antidepressiva)
- Viele Psychopharmaka werden in der Leber durch das Zytochrom-P-450-System abgebaut. Dabei handelt es sich um verschiedene Enzyme. Wichtigste Vertreter: CYP 1A2, CYP 2C9, CYP 2D6, CYP 3A4. Psychopharmaka können sich gegenseitig behindern, was diesen Abbau betrifft. So können einige Psychopharmaka durch Enzyminhibition den Abbau anderer Medikamente behindern. Andere Medikamente wie Carbamazepin können den Abbau anderer Psychopharmaka durch Enzyminduktion verstärken

19.2 · Antipsychotika (Neuroleptika)

- Die blutdrucksenkenden Eigenschaften niedrigpotenter Neuroleptika können sich mit denen anderer blutdrucksenkender Medikamente addieren.
- Neuroleptika, die die QT_C-Zeit verlängern, sollten nicht mit anderen Medikamenten kombiniert werden, die auch die QT_C-Zeit verlängern.

Dosierung

- Hochpotente Neuroleptika, die relativ reine Dopaminantagonisten sind, wie Haloperidol, haben eine hohe therapeutische Breite (große Spanne zwischen der niedrigsten effektiven Dosis und einer gefährlich hohen Dosis). Niedrig- und mittelpotente sowie die meisten atypischen Antipsychotika können nur in einem viel engeren Bereich dosiert werden. Daher werden bei sehr schwer verlaufenden Psychosen manchmal typische Neuroleptika eingesetzt
- Die Dosierung von Neuroleptika ist extrem variabel. So kann bei einem Patienten eine Dosis von 2 mg/Tag Haloperidol bereits eine Besserung bewirken, während ein anderer Patient 100 mg/Tag benötigt.

> Wird bei einer schweren Psychose eine hohe Dosis eines typischen Neuroleptikums benötigt, so hat der Patient oft bei dieser Dosis auch weniger EPS als andere Patienten, bei denen geringere Dosen erforderlich sind.

> Die Bestimmung der Plasmaspiegel ist bei der Dosisfindung nur von begrenztem Wert. Es bestehen niedrige Korrelationen zwischen verabreichter Dosis und Plasmakonzentration sowie zwischen Plasmakonzentration und klinischer Wirkung. Außerdem richtet sich die Dosis ohnehin nach den klinischen Wirkungen und Nebenwirkungen und muss für jeden Patienten individuell eintitriert werden. Bei Verdacht auf schlechte Compliance oder Rapid Metabolizing kann die Plasmaspiegelbestimmung allerdings hilfreich sein.

> Neuroleptika sollten, wie auch andere Psychopharmaka, auf möglichst wenige Einzeldosen pro Tag verteilt werden – entsprechend ihrer Halbwertszeit. Bei einer Mehrfachgabe (z. B. 4/Tag) steigt die Chance, dass Einnahmen vom Patienten vergessen werden.

Depotneuroleptika

Verschiedene Neuroleptika (Haloperidol, Perphenazin, Fluphenazin, Flupentixol, Fluspirilen, Zuclopentixol, Risperidon) liegen in Depotform vor, d. h. dass der Patient in Abständen von z. B. mehreren Wochen eine i.m.-Injektion erhält und keine orale Medikation einnehmen muss.

 Die Wirkung der Depotneuroleptika hält – je nach Präparat – zwischen 3 Tagen und 4 Wochen an.

Vorteile
- Fördern die Compliance
- Niedrige Substanzbelastung
- Kostengünstig (gilt nicht für atypische Antipsychotika in Depotform).

Nachteile
- Dosisanpassung schwieriger
- Prolongierte Nebenwirkungen.

 Von den besser verträglichen atypischen Neuroleptika liegt bisher nur eines als Depotform vor (Risperdal Consta) – Wirkungsdauer 2 Wochen. Eine Depotform von Olanzapin befindet sich derzeit in der Entwicklung.

Differenzielle Indikationen

Die Einstellung auf Neuroleptika kann wegen mangelnder Wirksamkeit oder aufgrund von Nebenwirkungen schwierig sein. Es gibt nicht das ideale Neuroleptikum; die Medikation muss individuell auf den Patienten zugeschnitten sein. Nicht selten werden 3–4 Neuroleptika ausprobiert, bis das richtige gefunden ist.

Problem	Empfohlen	Nicht empfohlen
Negativsymptomatik	Clozapin, Olanzapin, Quetiapin, Risperidon/Paliperidon, Amisulprid, Flupentixol	Haloperidol, Fluphenazin u.a.
Depressive Syndrome	Aripiprazol, Olanzapin, Quetiapin, Risperidon/Paliperidon, Flupentixol	Haloperidol, Fluphenazin u.a.
Pat. mit hoher Empfindlichkeit für EPS	Aripiprazol, Clozapin, Olanzapin, Quetiapin, Risperidon/Paliperidon, Amisulprid, Zotepin	Haloperidol, Fluphenazin u.a.

Problem	Empfohlen	Nicht empfohlen
Pat. mit Spätdyskinesien	Aripiprazol, Clozapin	Haloperidol, Fluphenazin u. a.
Pat. mit Gewichtszunahme	Aripiprazol, Ziprasidon	Olanzapin, Clozapin
Pat. mit Hypotonie	Haloperidol (niedrig dosiert), Risperidon/Paliperidon	niedrigpotente Neuroleptika, Clozapin
Pat. mit kardialer Vorschädigung	Haloperidol	niedrigpotente Neuroleptika, Thioridazin, Pimozid, Ziprasidon, Clozapin
Pat. mit zu starker Sedierung	Aripiprazol, Ziprasidon	Quetiapin
Aggressivität, Antriebssteigerung	Quetiapin, Zuclopentixol	Pimozid
Ältere Patienten mit Demenz	Haloperidol, Melperon	niedrigpotente Neuroleptika, Olanzapin
Pat. mit Epilepsie	Fluphenazin, Melperon	Clozapin, Zotepin
Pat. mit M. Parkinson	Quetiapin, Olanzapin	Haloperidol u. a.

Notfallsituationen mit psychomotorischer Erregtheit

Bei psychotischen Erregungszuständen sollte zuerst versucht werden, den Grund der Unruhe (z. B. Verfolgungswahn) durch hochpotente Neuroleptika zu bekämpfen. Niedrigpotente Neuroleptika und Benzodiazepine sedieren lediglich, ohne die psychotischen Symptome zu bessern.

- Mit hochpotenten Neuroleptika, z. B. Haloperidol 5–10 mg oral in Tropfenform, i.m. oder i.v. oder Olanzapin (Zyprexa-Velotabs 5–20 mg oder Zyprexa i.m., nicht bei älteren Patienten), die psychotische Grundsymptomatik bessern; ggf. Wiederholung der Gabe
- Tritt dann die gewünschte Sedierung nicht ein, können Benzodiazepine, z. B. Lorazepam Schmelztabletten (Tavor Expidet) 2,5 mg, oder niedrigpotente Neuroleptika, z. B. Levomepromazin (Neurocil) 25–50 mg, zusätzlich gegeben werden
- Bei Katatonie sollte als erstes Lorazepam gegeben werden

19.3 Antidepressiva

> **Quick Start**
>
> **Antidepressiva:** Werden nicht nur bei Depressionen, sondern auch bei Angsterkrankungen u. a. gegeben. In erster Linie finden SSRI, SNRI oder Mirtazapin Anwendung

▌ Indikationen

Antidepressiva werden nicht nur bei Depressionen gegeben, sondern bei einer Vielzahl anderer Erkrankungen:

- Depression, Prophylaxe bei rezidivierenden Depressionen
- Depressive Syndrome im Rahmen anderer psychischer Erkrankungen, z. B. Schizophrenie
- Dysthymie
- Panikstörung
- Generalisierte Angststörung
- Soziale Phobie
- Zwangsstörung
- Posttraumatische Belastungsstörung
- Bulimie
- Außerdem: Nikotinentwöhnung, Alkohol- oder Drogen-Entzugsbehandlung, Schmerzzustände, Enuresis

▌ Wirkmechanismus

Allen Antidepressiva ist gemeinsam, dass sie die Neurotransmission von Serotonin und/oder Noradrenalin verbessern. Dies geschieht durch:
- Hemmung der Wiederaufnahme von Serotonin und/oder Noradrenalin in die präsynaptische Zelle (SSRI, SNRI, TZA)
- Beeinflussung der Rezeptoren für Serotonin und/oder Noradrenalin auf der postsynaptischen Zelle (Mirtazapin u. a.)
- Hemmung des Abbaus von Serotonin und/oder Noradrenalin durch die Monoaminoxidase (MAO-Hemmer)
- Auch eine Änderung der Dichte postsynaptischer β-Rezeptoren wurde als möglicher antidepressiver Wirkmechanismus diskutiert.

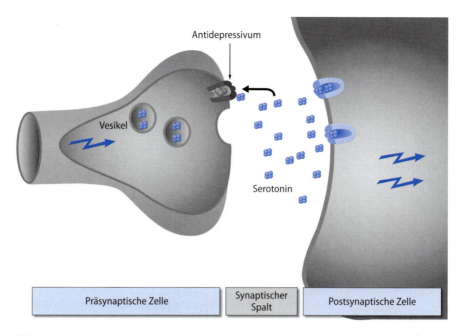

○ Wirkmechanismus der Antidepressiva an der Serotoninsynapse. Die Übertragung in Serotoninneuronen geschieht durch Bindung der Serotoninmoleküle an den Rezeptoren der postsynaptischen Seite. Danach wird Serotonin wieder in die präsynaptische Zelle aufgenommen. Ein Antidepressivum hemmt diese Wiederaufnahme und sorgt also dafür, dass mehr Serotonin im Spalt verbleibt. So wird die Serotonin-Neurotransmission verbessert

Klasseneinteilung der Antidepressiva

Hier werden nur einige Beispiele häufig verwendeter Antidepressiva genannt:

Gruppe	Substanz (Handelsname)	Bemerkungen
Trizyklische Antidepressiva	Amitriptylin (Saroten)	Weltweit Standardsubstanz. Sehr zuverlässige Wirkung, besonders bei schweren Depressionen. Hemmt in gleichem Maß Serotonin- und Noradrenalin-Wiederaufnahme. Eher sedierend
	Clomipramin (Anafranil)	Auch bei Panik- und Zwangsstörung
	Desipramin (Pertofran)	Vorwiegend Noradrenalin-Wiederaufnahmehemmung; weniger sedierend als Amitriptylin

Gruppe	Substanz (Handelsname)	Bemerkungen
Trizyklische Antidepressiva	Imipramin (Tofranil)	Historisch erstes Antidepressivum. Hemmt Serotonin- und Noradrenalin-Wiederaufnahme
	Trimipramin (Stangyl)	Keine Serotonin-/Noradrenalin-Wiederaufnahme
SSRI (Serotonin-Wiederaufnahmehemmer)	Escitalopram (Cipralex)	S-Enantiomer des Citaloprams. Sediert nicht. Wenig Interaktionen. Einsatz auch bei Angststörungen
	Citalopram (Cipramil)	In manchen Studien weniger wirksam als Escitalopram
	Fluoxetin (Fluctin)	Sehr lange Halbwertszeit des Metaboliten von 15 Tagen
	Fluvoxamin (Fevarin)	Wird auch bei Zwangsstörungen eingesetzt
	Paroxetin (Tagonis, Seroxat)	Einsatz auch bei Angststörungen. Sediert nicht; Gewichtszunahme möglich
	Sertralin (Zoloft)	Sediert nicht
SNRI (Serotonin-Noradrenalin-Wiederaufnahmehemmer)	Venlafaxin (Trevilor)	Ähnliche Eigenschaften wie SSRI; Blutdruckanstieg möglich
	Duloxetin (Cymbalta)	Ähnliche Eigenschaften wie SSRI; Blutdruckanstieg möglich
NARI (Noradrenalin-Wiederaufnahmehemmer)	Reboxetin (Edronax)	Sediert nicht, wird relativ selten eingesetzt
NDRI (Noradrenalin-Dopamin-Wiederaufnahmehemmer)	Bupropion (Elontril)	Auch zur Raucherentwöhnung zugelassen
Noradrenerges/ Serotonerges Antidepressivum	Mirtazapin (Remergil)	Spezieller Wirkmechanismus, auch bei Schlafstörungen einsetzbar, starke Sedierung; Gewichtszunahme und Ödeme möglich
MAO-Inhibitoren	Tranylcypromin (Jatrosom N)	Kann »Käseeffekt« (bei Kombination mit tyraminhaltigen Nahrungsmitteln) auslösen, daher nicht routinemäßig, aber bei therapieresistenten Depressionen eingesetzt; wird auch bei Angstkrankheiten eingesetzt
Pflanzliche Antidepressiva	Johanniskraut-Extrakt (Remotiv)	Antidepressive Wirkung umstritten, Neben- und Wechselwirkungen möglich, wirksamer Inhaltsstoff bisher nicht sicher bekannt

19.3 · Antidepressiva

Nebenwirkungen

Nur einige häufige und wichtige Nebenwirkungen von Antidepressiva werden hier genannt:

Gruppe	Nebenwirkungen
Trizyklische Antidepressiva	Sedierung, Hypotonie und orthostatische Dysregulation, Schwindel, anticholinerge Nebenwirkungen (z. B. Mundtrockenheit, Obstipation, Miktionsstörungen, Tachykardie, Akkommodationsstörung, anticholinerges Delir), Appetitsteigerung, Gewichtszunahme, Tremor, Schwitzen, Manieauslösung, selten Rebound-Effekte nach Absetzen
Selektive Serotoninwiederaufnahmehemmer (SSRI)	Unruhe, Schlafstörung, Übelkeit zu Beginn der Behandlung. Außerdem: Appetitlosigkeit, Gewichtsabnahme, Diarrhoe, Kopfschmerzen, Schwitzen, Mundtrockenheit, sexuelle Störungen, Absetzsyndrome
Serotonin-/Noradrenalin-Wiederaufnahmehemmer (SNRI)	Übelkeit, Agitation, Angst, Schlafstörung, zu Beginn der Behandlung. Außerdem: Appetitlosigkeit, Kopfschmerzen, gastrointestinale Beschwerden, Schüttelfrost, Blutdruckanstieg, Schwindel, sexuelle Dysfunktion, Schwitzen, Manieauslösung (Duloxetin: Harnverhalt)
NDRI (Noradrenalin-Dopamin-Wiederaufnahmehemmer) Bupropion	Mundtrockenheit, gastrointestinale Störungen, Übelkeit, Erbrechen u. a.
Reversibler MAO$_A$I Moclobemid	Unruhe, Schlafstörungen, Mundtrockenheit, Kopfschmerzen, Schwindel, gastrointestinale Beschwerden, Übelkeit, Manieauslösung
Irreversibler MAOI Tranylcypromin	Schwindel, Kopfschmerz, Unruhe, Angstzustände, Zittern, Schwitzen, Schlafstörungen, orthostatische Dysregulation, hypertensive Krisen (Erregung, Blutdruckanstieg, intrazerebrale Blutung), Manieauslösung
Mirtazapin	Müdigkeit, Mundtrockenheit, Appetitzunahme, Gewichtszunahme, Hypotonie, Ödeme, cave bei Diabetes; akute Knochenmarksdepression, Umschlag in Manie

 Antidepressiva machen *nicht* abhängig. Nach dem Absetzen von SSRIs kann es zu Absetzsyndromen (Unruhe, Angst, Schwindel u.a.) kommen, die nach einigen Tagen sistieren und bei weitem nicht das Ausmaß der Entzugssyndrome nach Benzodiazepinentzug annehmen.

■ Symptome bei Überdosierung trizyklischer Antidepressiva

— Anfängliche Erregung, später Bewusstseinstrübung
— Anticholinerges Delir
— Halluzinationen
— Trockene, warme Haut (Hyperthermie)
— Gesteigerte Muskeleigenreflexe
— Myoklonien
— Lebensbedrohliche Herzrhythmusstörungen, Tachyarrhythmie, AV-Block, Verbreiterung des QRS-Komplexes, ventrikuläre Extrasystolen
— Atemdepression
— Zerebrale Krampfanfälle

> Eine Überdosierung mit trizyklischen Antidepressiva ist lebensgefährlich und erfordert eine 24-stündige Überwachung am Monitor

■ Wie unterscheiden sich die einzelnen Antidepressiva prinzipiell?

— Trizyklische Antidepressiva: die herkömmlichen, bewährten Antidepressiva wie Imipramin oder Amitriptylin. Bei ihnen ist die Effizienz seit über 50 Jahren nachgewiesen. Charakteristisch sind ihre anticholinergen Nebenwirkungen
— Die selektiven Serotoninwiederaufnahmehemmer (SSRI) wirken nicht schlechter und nicht besser als die trizyklischen Antidepressiva. Sie haben keine anticholinergen Wirkungen, dafür aber andere Nebenwirkungen wie Übelkeit usw. Eine Gewichtszunahme tritt nicht auf (Ausnahme: Paroxetin). Zu Beginn der Behandlung Unruhe. Bei längerer Behandlung sexuelle Dysfunktionen möglich
— Die SNRI ähneln den SSRI (zusätzlich können sie in hohen Dosen den Blutdruck erhöhen)
— Mirtazapin hat eine gute antidepressive Wirkung. Nachteile: Sedierung (manchmal erwünschte Wirkung), Ödeme, eventuell Gewichtszunahme. Vorteile: keine anfängliche Unruhe wie bei SSRI/SNRI, kaum sexuelle Nebenwirkungen
— Der irreversible MAO-Hemmer Tranylcypromin wirkt antriebssteigernd. Bei ihm können gefährliche Neben- und Wechselwirkungen auftreten (Käse-Effekt mit den Folgen hypertensive Krise oder intrazerebrale Blutung). Ebenso kann eine Kombination von SSRI oder TZA mit MAO-Hemmern zu diesem Effekt führen (s. u.). Zuviel Tyramin (enthalten in Käse, geräuchertem Fleisch, Rotwein u. a.), das normalerweise durch die MAO_B im Magen abgebaut wird, gelangt in den systemischen Kreislauf. Dies führt zu einer erhöhten Noradrenalinausschüttung. Durch die irreversible Hemmung ist die MAO-A nicht in der Lage, das Noradrenalin zu desaminieren, eine hypertone Krise ist die Folge. Tranylcypromin erfordert daher eine tyraminarme Diät. Das Medikament wird deshalb kaum noch verordnet

- Der MAO-Hemmer Moclobemid hat diese Neben- und Wechselwirkungen nicht. Moclobemid hat insgesamt recht wenig Nebenwirkungen; die Wirkung bei Depressionen und sozialer Angststörung scheint manchmal schwächer zu sein als bei anderen Antidepressiva.

Die tetrazyklischen Antidepressiva wie Mianserin u. a. haben teilweise eine geringere Nebenwirkungsfrequenz; dafür müssen aber auch bei der Wirkung Abstriche gemacht werden. Sie haben ihre Bedeutung fast gänzlich verloren.

> Im »Normalfall« würde man antidepressive Therapie mit einem »modernen« Antidepressivum beginnen, z.B. mit SSRI, SNRI, Mirtazapin o.a., da diese Medikamente weniger Nebenwirkungen haben als die älteren trizyklischen Antidepressiva. TZA und MAOH werden in der Regel nur dann eingesetzt, wenn andere Medikamente nicht wirkten oder nicht vertragen wurden.

> Verspäteter Wirkungseintritt: Bei allen Antidepressiva tritt die Wirkung erst nach etwa 2–6 Wochen ein. Die schlafanstoßende und sedierende Wirkung tritt allerdings sofort ein. Auch die Nebenwirkungen treten sofort ein.

! In der ersten Phase der Behandlung können die Patienten noch suizidgefährdet sein – nicht wegen, sondern trotz der Antidepressiva.

Wechselwirkungen

- Die sedierenden Eigenschaften mancher Antidepressiva können sich mit denen anderer sedierender Psychopharmaka oder Alkohol addieren (Beispiel: Kombination von trizyklischen Antidepressiva mit Benzodiazepinen)
- Die anticholinergen Eigenschaften der trizyklischen Antidepressiva können sich mit denen anderer anticholinerger Medikamente addieren (z. B. Biperiden, Clozapin, niedrigpotente Neuroleptika) – anticholinerges Delir möglich
- Zytochrom-P-450-Interaktionen: Fluoxetin oder Fluvoxamin können durch Enzyminhibition den Abbau anderer Psychopharmaka behindern. Escitalopram und Sertralin haben relativ wenige Zytochrom-P-450-Wechselwirkungen
- Die blutdrucksenkenden Eigenschaften trizyklischer Antidepressiva können sich mit denen anderer blutdrucksenkender Medikamente (z. B. niedrigpotente Neuroleptika) addieren
- Kontrazeptiva können den Effekt der Antidepressiva abschwächen und Nebenwirkungen verstärken.

»Dirty Drugs« – also Medikamente, die zahlreiche verschiedene Rezeptorsysteme beeinflussen, wie z.B. trizyklische Antidepressiva, sollten in der Regel nicht mit anderen Dirty Drugs (z.B. niedrigpotenten Neuroleptika) kombiniert werden.

 Der irreversible MAO-Hemmer (Tranylcypromin) kann bei Kombination mit tyraminhaltigen Nahrungsmitteln einen »**Käseeffekt**« (Tyramin-Noradrenalin-Syndrom) auslösen (s.o.).

Die Kombination von SSRI mit anderen serotonergen Substanzen (MAO-Hemmer, TZA wie Clomipramin, Lithium, Triptanen) kann zu einem hypermetabolischen **Serotoninsyndrom** führen.

Beim Umstellen von SSRI oder TZA auf MAO-Hemmer und umgekehrt sind daher Karenzzeiten einzuhalten.

Anticholinerges Delir
Ein anticholinerges Delir tritt nicht nur bei einer Überdosierung mit trizyklischen Antidepressiva auf, sondern auch bei einer Kombination mehrerer anticholinerger Medikamente.

Symptome

- Unruhe, Desorientiertheit, Verwirrtheit
- Optische, akustische und taktile Halluzinationen, Wahn
- Gedächtnisstörungen
- Dysarthrische (verwaschene) Sprache
- Mydriasis, träge Lichtreaktion, Verschwommensehen
- Warme, trockene Haut
- Mundtrockenheit
- Gerötetes Gesicht
- Temperaturerhöhung
- Tachykardie
- Atemfrequenz erhöht
- Urinretention
- Hyperreflexie

Therapie
Clomethiazol, Haloperidol, ev. Physostigmin.

Serotoninsyndrom
Entsteht durch Kombination mehrerer serotonerg wirkender Medikamente.

Symptome

- Übelkeit
- Schwindel
- Diarrhoe
- Schüttelfrost, Schwitzen
- Fieber
- Hypertonie
- Herzklopfen
- gesteigerter Muskeltonus, Muskelfaszikulationen
- Tremor
- Myoklonien
- Hyperreflexie
- unsicherer Gang
- Unruhe, Erregung
- Orientierungsstörung, Verwirrtheit, Delir
- Rhabdomyolyse
- Koma
- Tod

Differenzielle Indikationen

Besonderheit	Geeignet
Sedierung unerwünscht	SSRI, SNRI, Clomipramin, Tranylcypromin, Moclobemid
Sedierung erwünscht	Amitriptylin, Mirtazapin u. a.
Ältere Patienten	SSRI, Moclobemid
Patienten mit kardialer Vorschädigung	SSRI, Duloxetin, Moclobemid
Patienten mit Epilepsie	Fluvoxamin
Wahnhafte Depression	TZA, Trimipramin
Patienten mit sexueller Dysfunktion unter anderen Antidepressiva	Moclobemid
Engwinkelglaukom, Ileus, Prostatahypertrophie und Harnverhalt	SSRI, Venlafaxin, Moclobemid
Patienten mit Übergewicht	Fluoxetin, Moclobemid

Plasmakonzentrationen

Die Plasmakonzentration vieler Antidepressiva kann gemessen werden; allerdings bestehen nur niedrige Korrelationen zwischen Spiegel und klinischer Wirkung, so dass die Aussagekraft eingeschränkt ist. Indikationen für Spiegelbestimmungen:
- Unzureichende Wirkung
- Starke Nebenwirkungen
- Schlechte Resorption (First-pass-Effekt)
- Schnellmetabolisierer (»Rapid Metabolizer«) – Personen, die die Medikamente sehr rasch abbauen; ca. 3% der Bevölkerung
- Interaktionen (Enzyminduktion)
- Fraglich toxische Symptome
- Intoxikationen
- Vermutete Noncompliance.

Vorgehen bei therapieresistenter Depression

1. Ausschöpfen aller nichtmedikamentösen Behandlungsformen (wie Psychotherapie, Wach- oder Lichttherapie usw.)
2. Umsetzen auf andere Stoffgruppe innerhalb der Gruppe der »modernen« Antidepressiva (z. B. von SSRI auf SNRI oder umgekehrt). Auch Umsetzen von einem SSRI auf einen anderen kann sinnvoll sein, da die verschiedenen Vertreter der SSRI chemisch sehr unterschiedlich sind
3. Umsetzen auf ein trizyklisches Antidepressivum (z. B. Amitriptylin)
4. Augmentationsstrategien (Zugabe von Lithium oder Schilddrüsenhormonen zu den Antidepressiva)
5. Kombinationstherapien (z. B. SSRI mit Noradrenalinwiederaufnahmehemmer Reboxetin)
6. Umsetzen auf reversiblen MAO-Hemmer (Tranylcypromin); Karenzzeit und Diäteinhaltung beachten
7. Elektrokonvulsionstherapie.

19.4 Phasenprophylaktika

Diese Medikamente werden auch als »Mood Stabilizer« bezeichnet und zur Rezidivprophylaxe affektiver Psychosen eingesetzt.

 Bei mehr als zwei Episoden innerhalb von 5 Jahren ist eine Rezidivprophylaxe indiziert.

19.4 · Phasenprophylaktika

▌ Übersicht

- Lithium
- Carbamazepin
- Valproinsäure
- Lamotrigin

▌ Lithium

> **Quick Start**
>
> **Lithium:** Vorwiegend zur Rückfallverhütung bei manisch-depressiven Erkrankungen eingesetzt. Geringe therapeutische Breite, daher Spiegelkontrollen notwendig. Nebenwirkungen: Tremor, Polyurie, Dysarthrie, Gewichtszunahme u.a. Nierenfunktionsstörungen möglich

Es gibt zahlreiche verschiedene Lithiumsalze (Lithiumkarbonat, Lithiumazetat u. a.), deren Wirkung als gleich einzustufen ist, da nur das Lithiumion wirkt.

> Die antimanische Wirkung von Lithium entdeckte J. F. Cade 1949 in Australien. Die genaue Untersuchung und Entdeckung weiterer Wirkungen erfolgte durch M. Schou in Dänemark.

Indikation
Lithium wird in den meisten Fällen in der Rezidivprophylaxe eingesetzt und nur relativ selten therapeutisch.

Prophylaxe (Senkung der Anzahl der Episoden, Abschwächung des Schweregrades der Episoden) bei:
- bipolaren manisch-depressiven Erkrankungen (nach 2./3. Phase)
- unipolaren depressiven Störungen
- schizoaffektiven Psychosen (unsicher)
- Cluster-Kopfschmerz.

> Bei Rapid Cycling (>4 Phasen pro Jahr) keine Wirkung.

 Die prophylaktische Wirkung tritt erst nach ca. einem halben Jahr ein.

Therapeutisch:
- Manie
- Chronisch-aggressives Verhalten
- Verstärkung der Wirkung trizyklischer Antidepressiva bei Depressionen.

Lithium wirkt bei einer akuten Manie erst nach 8–10 Tagen therapeutisch. Daher wird meist die Neuroleptikatherapie vorgezogen, die innerhalb von Stunden wirksam ist.

Wirkmechanismus

Der Wirkmechanismus von Lithium ist noch unklar:
- Wirkung auf Second Messenger: Adenylatzyklase, Phosphatidylinositol?
- Wirkung auf Dopamin- oder Serotoninsysteme?

Pharmakokinetik

- Nach 1–3 Std. max. Serumkonzentration
- Halbwertszeit um 24 Std., abhängig von der Kochsalzzufuhr. Daher kann das Mittel einmal oder zweimal täglich verabreicht werden
- Keine Metabolisierung in der Leber, daher keine Metabolisierungswechselwirkungen mit anderen Psychopharmaka
- Über Niere ausgeschieden.

Nebenwirkungen

Häufig:

- Feinschlägiger Tremor (Behandlung: Betablocker wie Propranolol)
- Initiale Muskelschwäche
- Leichte Koordinationsstörungen, Dysarthrie (verwaschene Sprache)
- Initial gastrointestinale Störungen
- Durst, Polydypsie (viel Trinken), Polyurie (nephrogener Diabetes insipidus)
- Gewichtszunahme

Selten:
- Leukozytose (gering, kein Absetzgrund)
- Akne
- Psoriatiforme Ausschläge/Psoriasis-Aktivierung
- Euthyreote Struma/Hypothyreose (Therapie: L-Thyroxin)
- Nierenfunktionsstörung (Kreatinin, Clearance bestimmen)
- Ödeme Knöchel, Gesicht
- Anhedonie
- Epileptische Anfälle bei vorgeschädigtem ZNS
- EKG-Veränderungen (Langzeittherapie): nicht unbedingt absetzen

 Ebstein-Syndrom (kardiale Fehlbildungen bei Exposition im ersten Trimenon; ca. 10%).

Nach dem Absetzen von Lithium kommt es oft zu einer Absetzmanie oder -depression.

Kontraindikationen
- Absolut: schwere Herzerkrankungen, Herzinfarkt, Nierenerkrankungen (Glomerulonephritis, Pyelonephritis), notwendige kochsalzarme Diät, M. Addison, Schwangerschaft erstes Trimenon, Stillzeit
- Relativ: Hypertonie, Gicht, Arteriosklerose, zerebrale Krampfbereitschaft, M. Parkinson, Myasthenia gravis, Psoriasis vulgaris, Hypothyreose.

Wechselwirkungen
Zahlreiche Wechselwirkungen, vor allem mit:
- nichtsteroidalen Antirheumatika
- Diuretika (erhöhte Natriurese kann zu Lithiumkumulation führen)
- Aminoglykosiden
- einigen Neuroleptika
- Iodverbindungen
- SSRI.

Spiegelkontrollen

 Die Lithiumspiegel müssen regelmäßig kontrolliert werden, da bei einer Unterdosierung ein Wirkverlust droht und bei einer Überdosierung wegen der **geringen therapeutischen Breite** rasch Intoxikationserscheinungen auftreten können.

- Die Spiegelkontrollen sollten immer im gleichen Abstand zum Einnahmezeitpunkt durchgeführt werden.
- Frequenz: 4 Wochen lang jede Woche, dann monatlich, später vierteljährlich

 Lithium-Spiegel:
Langzeitprophylaxe bei affektiven Erkrankungen: 0,5–0,8 mval/l
Therapeutischer Spiegel bei akuten Manien u. a. Erkrankungen: 0,8–1,2 mval/l.

Überdosierung/Intoxikation

Ursachen
- Suizidversuch mit Lithiumsalzen
- Unzuverlässige Einnahme
- Schwitzen (Urlaub in heißen Ländern!)

- Natriumarme Diät; Nulldiät ohne Kochsalzzufuhr
- Diarrhoe
- Diuretika
- Narkose, Operation
- Wechselwirkungen mit nichtsteroidalen Antirheumatika.

 Lithiumüberdosierungen können auch akzidentell entstehen.

Symptome

- *>2 mval:* Durst (Polydipsie), Polyurie, merkwürdig unregelmäßiger Tremor
- *>3 mval:* Schwindel, Benommenheit, abdominelle Schmerzen, Übelkeit, Erbrechen, Diarrhoe, Muskelschwäche, -schmerzen, -zuckungen, Tremor, Myoklonien, verwaschene Sprache, arterielle Hypertonie
- *>4–6 mval (vitale Gefährdung):* Blöcke im EKG, Muskelhypertonie (Rigor), Muskeleigenreflexe ++, Faszikulationen und Myoklonien, Somnolenz bis Koma, Streckkrämpfe, epileptische Anfälle, Oligurie, Nierenversagen

Therapie
Forcierte Diurese mittels Kochsalzgabe oder osmotische Diuretika, Peritonealdialyse, Hämodialyse ab 3 mmol/l.

Routineuntersuchungen
- Kreatinin: Wenn Kreatinin deutlich ansteigt, muss die Lithiumbehandlung beendet werden. Bei 2 mg/dl sollte die Therapie beendet werden
- Halsumfang (bei Zunahme des Halsumfangs Thyroxin geben)
- Schilddrüsenwerte (vor allem auf Hypothyreosen achten)
- Na, K, Ca (korrigieren, um die Lithiumelimination konstant zu halten und keine interaktive Toxizität zu verursachen)
- EKG (Lithium macht Blöcke)
- EEG, wenn gleichzeitig Neuroleptika. Achtung: Lithium macht oft Allgemeinveränderungen im EEG, ohne dass dieser Befund Konsequenzen haben muss.

Carbamazepin

 Eine Metaanalyse ergab, dass Carbamazepin nicht so gut phasenprophylaktisch wirkt wie Lithium.

- Antikonvulsivum
- Carbamazepin ist bei Rapid Cycling (mehr als 4 Phasen pro Jahr) den Lithiumsalzen überlegen
- Dosierung: therapeutischer Bereich wie in der Epilepsietherapie (4–12 µg/ml)
- Nebenwirkungen: allergische Hautreaktionen (10%), Agranulozytose (1%), Enzyminduktion, Benommenheit, Schwindel, Doppelbilder, Ataxie.

Nachteil: Carbamazepin kann durch Wechselwirkung die Wirkung anderer gleichzeitig gegebener Psychopharmaka (z.B. Neuroleptika) stark herabsetzen (**Enzyminduktion**).

Valproinsäure

- Antikonvulsivum
- Wirksam bei bipolarer Störung. In den USA häufiger als Lithium oder Carbamazepin eingesetzt
- Akuttherapie der Manie (weniger gut wirksam als Neuroleptika)
- Phasenprophylaxe bei monopolarer Depression noch im Experimentalstadium; Fallzahlen der Studien waren zu gering, um einer statistischen Prüfung auf identische Wirksamkeit standzuhalten
- Nebenwirkungen: Tremor, Gewichtszunahme, Ödeme, Haarausfall, Hepatotoxizität.

Lamotrigin

- Antikonvulsivum
- Behandlung depressiver Episoden im Rahmen einer bipolaren Störung
- Prophylaxe depressiver Episoden
- Wird vor allem bei Bipolar-II-Störung eingesetzt.

Limitierende Nebenwirkung: **Rash** (Hautausschlag); diese Nebenwirkung kann durch sehr langsame Aufdosierung vermieden werden.

Antidepressiva

Antidepressiva sind nur bei **unipolarer** Depression zur Prophylaxe geeignet (sonst Umschlag in Manie oder Rapid Cycling möglich). SSRI führen seltener zu einem Umschlag als TZA.

Bei unipolaren Depressionen haben sie aber hinsichtlich der Nebenwirkungshäufigkeit einen Vorteil gegenüber Phasenprophylaktika.

> Die Europäische Zulassungsbehörde (EMEA) verlangt für die Zulassung eines neuen Antidepressivums den Nachweis einer Wirksamkeit bei Rezidivprophylaxe.

— Therapeutische Dosen sind einer geringeren Erhaltungsdosis überlegen
— Rezidivraten lassen sich mit Antidepressiva um 70% vermindern
— Nach einer singulären depressiven Episode 4- bis 5-monatige Erhaltungstherapie empfohlen
— Das Absetzen des Antidepressivums sollte ausschleichend erfolgen.

19.5 Sedativa/Hypnotika (Anxiolytika, Tranquilizer)

Folgende Arzneimittel werden als Hypnotika und Sedativa verwendet:

- Benzodiazepine (z. B. Diazepam, Oxazepam)
- Benzodiazepinähnliche Hypnotika (»Z-Substanzen«): Zopiclon, Zolpidem, Zaleplon
- Antidepressiva in niedriger Dosierung (z. B. Mirtazapin 7,5–15 mg, Trimipramin 25 mg)
- Antihistaminika (z. B. Hydroxyzin, Diphenhydramin, Doxylamin)
- Chloralderivate (z. B. Chloralhydrat)
- Clomethiazol
- Niedrigpotente Neuroleptika (z. B. Pipamperon)

Für pflanzliche Hypnotika, die in großer Zahl angeboten werden, fehlen Wirknachweise.

▮ Anxiolytika (angstlösende Mittel)

Folgende Substanzgruppen werden zur (kurzfristigen) Anxiolyse eingesetzt:

- Benzodiazepine (z. B. Diazepam, Alprazolam u. a.)
- Neuroleptika (z. B. Levomepromazin)
- Antihistaminika (z. B. Hydroxyzin, Diphenhydramin)

> Angststörungen können erfolgreich mit psychotherapeutischen Maßnahmen behandelt werden.

19.5 · Sedativa/Hypnotika (Anxiolytika, Tranquilizer)

 Angststörungen werden in der Dauertherapie mit Antidepressiva (SSRI, SNRI, trizyklische Antidepressiva, MAO-Hemmer), Pregabalin oder Buspiron behandelt.

 Benzodiazepine sollten bei Angststörungen in der Regel nur kurzfristig eingesetzt werden (z. B. zur Überbrückung der Wirklatenz der Antidepressiva) oder bei anderweitig therapieresistenten Fällen.

Benzodiazepine

Quick Start

Benzodiazepine: Vorwiegend kurzfristig bei Schlaf- und Angststörungen gegeben. Wegen möglicher Suchtentwicklung Medikamente 2. Wahl

Wirkmechanismus

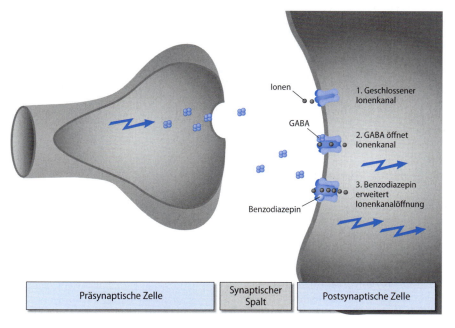

Wirkung von Benzodiazepinen an der GABA-Synapse. Der Neurotransmitter γ-Aminobuttersäure (GABA) wirkt sedierend oder antikonvulsiv, indem er am GABA$_A$-Rezeptorkomplex für einen vermehrten Durchstrom von Chloridionen sorgt (2). Ein Benzodiazepin-Molekül dockt am gleichen Rezeptor an (3) und verstärkt die GABA-Wirkung – wie ein Bremskraftverstärker

Indikationen
- Schlafstörungen (zur kurzfristigen Behandlung)
- Angststörungen (zur kurzfristigen Behandlung)
- Akute Erregungs- und Unruhezustände einschließlich Katatonie
- Sedierung vor Untersuchungen wie MRT – z. B. mit Midazolam (Dormicum); wegen sehr kurzer Halbwertszeit am besten geeignet
- Antikonvulsive Behandlung
- Zentrale Muskelrelaxation.

Wirkstoffe
Eine strenge Einteilung der Benzodiazepine in Anxiolytika und Hypnotika ist nicht möglich.

Benzodiazepin	Besonderheiten
Alprazolam (Tafil)	Kurze bis mittellange Halbwertszeit
Bromazepam (Lexotanil)	Kurze bis mittellange Halbwertszeit
Clonazepam (Rivotril)	Wird in Epilepsiebehandlung und zur Unterbrechung von Krampfanfällen eingesetzt
Diazepam (Valium)	Sehr schneller Wirkeintritt, lange Halbwertszeit, lange wirkende aktive Metaboliten
Lorazepam (Tavor)	Gute anxiolytische, auch euphorisierende Wirkung. Als Sublingualtablette erhältlich. Wird auch bei psychotischen Angstzuständen und Katatonie eingesetzt
Triazolam (Halcion)	Sehr kurze Halbwertszeit, daher nicht als Durchschlafmittel geeignet

Unerwünschte Wirkungen

Akute Anwendung
- Müdigkeit, »Hangover« (vor allem bei Benzodiazepinen mit mittellanger oder langer Halbwertszeit)
- Schwindel
- Reaktionszeit verlängert
- Akkommodationsstörungen
- Ataxie (Koordinationsstörungen)
- Gedächtnisstörungen
- Sprachstörungen
- Anterograde Amnesie
- Atemdepression
- Paradoxe Unruhe und Sturzgefahr bei älteren Patienten.

Die parenterale Gabe hoher Dosen kann zu Ateminsuffizienz führen, in seltenen Fällen bei sehr schneller i.v.-Injektion sogar zum Herzstillstand.

Chronische Anwendung
- Missbrauch/Abhängigkeit
- Toleranz (ständige Dosissteigerung); tritt bei längerer Einnahme in ca. 50% der klinischen Fälle auf. Es gibt aber viele Personen mit einer Low-Dose Dependency (Niedrigdosisabhängigkeit), also Abhängigkeit ohne Dosissteigerung (häufig Insomniepatienten)
- Mnestische Störungen (Vergesslichkeit)
- Dysphorie
- Muskelschwäche
- Apathie
- Wiederauftreten der Angstsymptome
- Rebound Anxiety
- Entzugssymptome.

 Rebound Anxiety: Die Symptome sind nach Absetzen ein paar Tage lang schlimmer als vor der Behandlung.

Eine Toleranzentwicklung tritt bei Sedativa/Hypnotika seltener und später auf als bei anderen Suchtstoffen. Während sich Toleranz gegenüber sedierenden, hypnotischen und psychomotorischen Effekten recht schnell einstellt, ist umstritten, ob sich Toleranz auch in der gleichen Geschwindigkeit gegenüber anxiolytischen Effekten entwickelt.

Entzugssyndrome
- Unruhe, Dysphorie
- Schlaflosigkeit
- Krankheitsgefühl
- Übelkeit, Erbrechen
- Tachykardie
- Hypotonie
- Schwitzen
- Tremor
- Schwäche
- Kopfschmerzen
- Muskelverspannungen.

    Seltener:
    - Grand-mal-Anfälle
    - Verwirrtheit
    - Depersonalisation, Derealisation

- Paranoid-halluzinatorische Psychosen
- Delir
- Wahrnehmungsstörungen: Hyperakusis (Geräusche lauter gehört), Photophobie (Lichtscheu), Dysmorphopsie (Objekte werden verzerrt wahrgenommen), Illusionen
- Muskelzittern
- mnestische Störungen.

> Bei der stationären Aufnahme eines Patienten muss eine länger bestehende Benzodiazepinverordnung zunächst weitergeführt werden.

Ausschleichen
- Benzodiazepine müssen bei länger bestehender Abhängigkeit und höherer Dosis über Wochen entzogen werden
- Oft wird das eingenommene Benzodiazepin durch Diazepam in äquivalenter Dosierung ersetzt
- Semilogarithmische Dosisverringerung: Beginn mit großen Schritten, später immer kleinere Schritte, um Krampfanfälle zu vermeiden (fraktionierter Entzug)
- Bei Benzodiazepinen mit kurzer Halbwertszeit ist eine besonders lange Entzugsperiode angebracht
- Ein ambulanter Entzug kann langsamer erfolgen als ein stationärer
- Bei Hochdosisabhängigkeit ist ein stationärer Entzug indiziert
- Unterstützung durch trizyklische Antidepressiva
- Ggf. gleichzeitige Therapie einer komorbiden psychiatrischen Störung (Angststörungen, Depression)
- Den Risiken, Leiden und Kosten ist der potenzielle Nutzen der Medikamentenfreiheit gegenüberzustellen. Auch beim Entzug der Niedrigdosisabhängigkeit können schwere Entzugssymptome, wie z. B. Krampfanfälle, auftreten.

Wechselwirkungen
- Kombination mit anderen ZNS-dämpfenden Psychopharmaka oder Alkohol: verstärkte Sedierung, Atemdepression, Reaktionszeitverlängerung
- Induktoren im Zytochromsystem können die Wirkung von Benzodiazepinen abschwächen, Inhibitoren können sie verstärken.

Benzodiazepin-ähnliche Hypnotika (Non-Benzodiazepin-Hypnotika)

Die »Z-Substanzen« werden in den letzten Jahren verstärkt als Schlafmittel eingesetzt. Abhängigkeitsentwicklungen sollen seltener auftreten als bei den Benzodiazepinen, sind aber auch beschrieben worden. Sie wirken – wie die Benzodiazepine – durch Verstärkung der GABA-Wirkung. Hinsichtlich ihrer anderen Nebenwirkungen ähneln sie den Benzodiazepinen.

Benzodiazepin	Besonderheiten
Zopiclon (Ximovan)	Kurze Halbwertszeit
Zolpidem (Stilnox)	Ultrakurze Halbwertszeit
Zaleplon (Sonata)	Ultrakurze Halbwertszeit

19.6 Psychostimulanzien und andere Mittel zur Behandlung der ADHS

Psychostimulanzien

> **Quick Start**
>
> **Psychostimulanzien:** Werden vorwiegend bei ADHS (und bei Narkolepsie) eingesetzt. Am häufigsten wird Methylphenidat verwendet

Übersicht
- Methylphenidat
- Amphetamine (in der Regel wird D,L-Amphetaminsulfat verwendet, das in der Apotheke zubereitet werden muss, da kein Handelspräparat verfügbar ist)
- Modafinil (Vigil).

Indikationen
- ADHS (Aufmerksamkeitsdefizit-Hyperaktivitätsstörung; engl. ADHD = »attention deficit-hyperactivity disorder«) bei Kindern, auch HKS (hyperkinetische Störung) genannt (Methylphenidat, Amphetamine)
- Narkolepsie (Modafinil), Schlafapnoe mit exzessiver Tagesmüdigkeit (Modafinil).

 Psychoreaktive Verhaltensstörungen bei Kindern und Jugendlichen sollten nicht mit Methylphenidat behandelt werden.

Die Amphetamine sind als Appetitzügler wegen des unzureichenden Wirkungsnachweises obsolet, wegen ihres Suchtpotentials und wegen der Gefahr einer pulmonalen Hypertonie. Außerdem sind viele dieser Substanzen verbotene Dopingmittel, die Leistungssportler in Versuchung bringen können.

Behandlung der ADHS mit Psychostimulanzien
- Psychostimulanzien bessern folgende Symptome: motorische Überaktivität, Impulsivität und Aggressivität, mangelnde Aufmerksamkeit, Störungen der Koordination und der Graphomotorik (Schriftbild) und die in

der Folge auftretenden schlechten schulischen Leistungen und mangelnde soziale Integration
- Bis zu 75% der behandelten Kinder profitieren von der Psychostimulanziengabe
- In der Regel wird die Behandlung mit Methylphenidat begonnen; bei mangelnder Wirksamkeit oder Verträglichkeit wird auf Amphetaminsulfat oder Atomoxetin umgestellt
- Eine Wirkung tritt in der Regel innerhalb der ersten Woche ein
- In der Regel ist die Wirksamkeit bei Jugendlichen weniger deutlich als bei Kindern
- Bei Kindern im Vorschulalter treten unerwünschte Wirkungen häufiger auf; eine Psychostimulanziengabe sollte daher schweren Fällen vorbehalten bleiben
- Kinder mit einer ADHS, die mit Psychostimulanzien behandelt wurden, haben hinsichtlich eines zukünftigen Substanzmissbrauchs kein höheres Risiko als Kinder ohne ADHS; einige Studien zeigen sogar, dass bei behandelten Kindern das Risiko eines späteren Medikamenten- oder Alkoholmissbrauchs als geringer einzuschätzen ist.

 Psychostimulanzien sind BTM-verschreibungspflichtig.

Wirkmechanismus
- Der Wirkmechanismus von Methylphenidat und Amphetaminsulfat bei ADHS ist bislang nur zum Teil bekannt. Als wesentlich wird derzeit die Wirkung auf den Dopamin-Rückaufnahmetransporter im Striatum und im Kortex angesehen.

Nebenwirkungen
- Appetitlosigkeit, gastrointestinale Störungen und Gewichtsverlust
- Traurigkeit, gesteigerte Reizbarkeit, anklammernd-ängstliches Verhalten, Einschlafschwierigkeiten oder Appetitlosigkeit
- Am späten Nachmittag oder Abend kann es zu einem Rebound-Phänomen kommen (Wiederauftreten bzw. verstärktes Auftreten der Zielsymptomatik bei Absinken der Wirkspiegel); eine zusätzliche niedrigdosierte Medikamentengabe am Nachmittag oder der Wechsel auf ein Retardpräparat kann Abhilfe schaffen
- Wirkungen auf das Längenwachstum (laut heutigem Kenntnisstand: Verzögerung, aber keine Reduktion)
- Es ist umstritten, ob die in Studien in wenigen Fällen aufgetretene reversible Exazerbation von Tics auf Methylphenidat zurückgeführt werden kann
- Auslösung von Psychosen bei prädisponierten Personen.

Atomoxetin (Strattera)

Wirkmechanismus
Selektive Blockade der Noradrenalin-Wiederaufnahme; steigert die Verfügbarkeit von Dopamin und Noradrenalin im frontalen Kortex (ohne die Verfügbarkeit von Dopamin im synaptischen Spalt dopaminerger Neurone in subkortikalen Bereichen zu erhöhen):
- Behandlung der ADHS bei Kindern und Jugendlichen ab 6 Jahren. Bei Erwachsenen kann eine vor dem 18. Lebensjahr begonnene Therapie fortgesetzt werden
- Wirksamkeit mit der von Psychostimulanzien vergleichbar; zusätzlich Besserung von Tics
- Möglicherweise auch bei manchen Patienten wirksam, die auf eine Psychostimulanzienbehandlung nicht ansprachen
- Keine euphorisierende Wirkung, Gefahr eines raschen Rebounds reduziert; geringeres Potential, psychotische Reaktionen auszulösen
- Reduziert sowohl unaufmerksames/ablenkbares als auch hyperaktives/impulsives Verhalten
- Die Verschreibung von Atomoxetin wird – im Gegensatz zu den Psychostimulanzien – nicht durch das Betäubungsmittelgesetz geregelt.

Nebenwirkungen
- Kopfschmerzen, Rhinitis, Husten, Schmerzen im Epigastrium, Übelkeit, Erbrechen, Schwindel, Müdigkeit, Stimmungslabilität, Blutdruckanstieg u. a.
- Zu Beginn der Behandlung Appetitminderung und Gewichtsverlust, später Zunahme des Körpergewichts.

19.7 Arzneimittel zur Behandlung des Alkoholentzugssyndroms

> **Quick Start**
>
> **Behandlung des Alkoholentzugsdelirs:** Das Alkoholentzugsdelir kann lebensbedrohlich sein. Am häufigsten wird Clomethiazol verwendet, das wegen seiner kurzen Halbwertszeit bis zu alle 2 Stunden gegeben wird

Clomethiazol (Distraneurin)

Clomethiazol (Distraneurin) ist ein synthetisches Thiazolderivat und hat sedierende und antikonvulsive Eigenschaften. Clomethiazol wird hauptsächlich bei der Behandlung des Alkoholdelirs eingesetzt und seltener bei anderen deliranten Syndromen. Der Einsatzpunkt des Clomethiazols liegt wahrscheinlich an den GABAergen Neuronen.

Indikationen
- Alkoholentzugsdelir
- Schlafstörungen (trotz der guten hypnotischen Wirkung sollte Clomethiazol nur selten in dieser Indikation eingesetzt werden, da sich eine Abhängigkeit entwickeln kann).

Dosierung
- Die Verabreichung wird begonnen, sobald die ersten Zeichen des Prädelirs auftreten (Unruhe, Tachykardie, Blutdruckerhöhung, Schwitzen, Tremor). Diese zeigen sich bei Patienten mit schwerer Alkoholkrankheit bereits dann, wenn der Alkoholspiegel z. B. von 3 auf 1‰ absinkt. Oberhalb von 1‰ sollte aber keine Therapie mit Distraneurin begonnen werden (Alternative bei höheren Promillewerten: unretardiertes Carbamazepin).

 Mit dem Beginn der Therapie darf nicht zu lange gewartet werden, da sonst Krampfanfälle auftreten können.

 In der Regel werden bei der Behandlung des Alkoholentzugsdelirs oder -prädelirs nach einer Initialdosis von 2–6 Kapseln alle 2 Stunden 2 Kapseln Clomethiazol gegeben.

- Höchstdosis 24 Kapseln in 24 Stunden, in schweren Fällen bis zu 32 Kapseln. Die Einstellung erfolgt aber individuell: Wenn sich Delirzeichen zeigen, kann die Dosis kurzfristig erhöht werden
- Schläft der Patient, ist nicht unbedingt ein Wecken zur erneuten Clomethiazol-Gabe notwendig
- Mit abnehmender Symptomatik wird auch die Clomethiazol-Dosis immer weiter reduziert, bis das Medikament schließlich ganz abgesetzt werden kann
- Die Delirbehandlung dauert in der Regel über 2–4 Tage, in schweren protrahierten Fällen bis zu 6 Tagen.

Nebenwirkungen

- Absinken des Blutdrucks (bei Therapie kommt es meist zu einem gewünschten Blutdruckabfall, da ja das Delir mit einem erhöhten Blutdruck einhergeht)
- Atemdepression
- Verschleimung der Atemwege
- Magenbeschwerden
- Tränenfluss
- Niesreiz
- Sedierung

- Verminderung der Reaktionszeit
- Langfristig Abhängigkeitsentwicklung

 Symptome bei Überdosierung: Verengung der vorher erweiterten Pupillen, Atemdepression, Hypotonie, Koma, Herzstillstand.

Kontraindikationen
Absolute Kontraindikationen sind nicht bekannt; relative Kontraindikationen sind obstruktive Lungenerkrankungen; bekannte Allergien.

Wechselwirkungen
Mit anderen ZNS-dämpfenden Psychopharmaka kommt es zu einer synergistischen sedierenden Wirkung.

 Unter Alkohol ist Vorsicht angezeigt (Mischrausche, Atemstillstand!).

19.8 Arzneimittel zur Rückfallprophylaxe von Suchtkrankheiten

Übersicht

- Alkoholabhängigkeit (Acamprosat, Disulfiram, Naltrexon als Heilversuch)
- Opioidabhängigkeit (Naltrexon)
- Nikotinabhängigkeit (Bupropion, Vareniciclin)

Acamprosat (Campral)

Acamprosat ist ein Medikament, das das Verlangen nach Alkohol (»Craving«) mindern soll. Es dient zur Aufrechterhaltung der Abstinenz nach erfolgter Entzugsbehandlung – in Kombination mit anderen therapeutischen Maßnahmen (psychotherapeutischer, psychosozialer, medikamentöser Art).

Wirkmechanismus
Funktioneller NMDA-Antagonist; übt antagonistischen Effekt auf die Neurotransmission durch exzitatorische Aminosäuren, insbesondere Glutamat, aus. Dieser Neurotransmitter spielt in der Pathophysiologie des Suchtgedächtnisses eine zentrale Rolle.

Anwendung
- Beginn: nach etwa 5 Tagen Abstinenz (frühestens 36 Stunden nach dem letzten Alkoholmissbrauch)
- Behandlungsdauer: 6–12 Monate
- Nicht geeignet zur Behandlung der Symptome des Alkoholentzugs
- Soll bei einem Alkoholrückfall weiter eingenommen werden.

Nebenwirkungen
Durchfall, Übelkeit, Erbrechen, Bauchschmerzen, Juckreiz u. a.

Naltrexon (Nemexin)

Opioidantagonist (kompetitiver Antagonist, v. a. an µ-Opioidrezeptoren).

Indikation
- Zugelassene Indikation: Entwöhnungsbehandlung Opiatabhängiger nach einer erfolgreichen Entgiftung (Datenlage inkonsistent)
- Behandlung der Alkoholabhängigkeit (in Deutschland nicht zugelassen, nur als Heilversuch)
- Dissoziative Symptome (Fallberichte)
- Bulimie (Fallberichte)
- Selbstverletzendes Verhalten (Fallberichte).

Dosis
- Regeldosis 50 mg/Tag, tägliche Gabe; alternativ: montags und mittwochs je 100, freitags 150 mg
- Dosisbereich bis 200 mg/Tag; 50 mg blockieren aber schon mehr als 80 % der µ-Opioidrezeptoren
- Wirkspiegel wegen unterschiedlicher Metabolisierung messen
- Unter Aufsicht von Medizinpersonal geben, auf Entzugssymptome achten.

Nebenwirkungen
- Schlafstörungen, Angstzustände, gesteigerte Erregbarkeit, Bauchschmerzen, Übelkeit und Erbrechen, Gelenk- und Muskelschmerzen sowie Kopfschmerzen. Vorsicht bei Patienten mit eingeschränkter Leber- oder Nierenfunktion.

 Naltrexon kann ein akutes Entzugssyndrom auslösen, wenn der Patient vor Beginn der Therapie nicht mindestens 7 Tage opiatfrei ist. Vor der Behandlung die Opiatfreiheit mit Urinprobe oder Test mit Naloxon überprüfen.

Disulfiram (Antabus)

Aversionstherapie bei Alkoholabhängigkeit: Nach Einnahme von Disulfiram führt die Einnahme von Alkohol zu unangenehmen Nebenwirkungen, so dass Alkohol als aversiver Reiz konditioniert wird.

Wirkmechanismus
- Disulfiram inhibitiert den Alkoholabbau auf dem Acetaldehydniveau (Hemmung der Alkoholdehydrogenase)
- Das akkumulierende Acetaldehyd verursacht innerhalb von 5–30 Minuten eine subjektiv unangenehme Reaktion (Acetaldehydsyndrom) mit folgenden Symptomen: Gesichtsrötung, warme Haut, Tachykardie, Blutanstieg und Blutdruckabfall, Herzklopfen, Übelkeit, Erbrechen, Diarrhoe, Parästhesien, Sedierung, Atemnot, Reifengefühl im Thorax, Schwindel, pulssynchronem Kopfschmerz.

Verabreichung
- Wirkdauer von bis zu 14 Tagen. Disulfiram kann täglich oder auf 2 oder 3 Wochendosen verteilt gegeben werden, Gesamtdosis pro Woche 1–2 g
- Einnahme nur unter Aufsicht durch medizinisches Personal.

Nebenwirkungen
- Müdigkeit, Antriebsmangel (häufig)
- Unangenehmer Körper- oder Mundgeruch, knoblauchähnlicher Geschmack im Mund
- Blutdruckabfall
- Kopfschmerzen
- Obstipation, Diarrhoe u. a.
- Sollte Disulfiram trotz Verbots mit Alkohol eingenommen werden, sind allgemeinmedizinische Maßnahmen indiziert; bei starkem Blutdruckabfall eventuell Vasopressoren.

Kontraindikationen
- Gleichzeitiger Alkoholgenuss
- Koronare Herzkrankheit, schwerwiegende Herzrhythmusstörungen, klinisch manifeste Kardiomyopathie
- Zerebrale Durchblutungsstörungen, fortgeschrittene Arteriosklerose
- Dekompensierte Leberzirrhose, Ösophagusvarizen
- Erstes Drittel der Schwangerschaft
- Thyreotoxikose
- Bekannte allergische oder hepatotoxische Reaktion auf Disulfiram
- Epilepsie (nicht aber Alkoholentzugskrämpfe)
- Psychosen, psychotische Depression.

19.9 Substitutionsbehandlung

Die Substitutionstherapie muss in ein Gesamttherapiekonzept mit psychosozialer und psychiatrischer Therapie integriert sein (sonst keine Erstattung durch die Krankenkassen). Die Substitutionstherapie darf nur durch speziell hierfür ausgebildete Ärzte durchgeführt werden.

Methoden

Opioidabhängige erhalten als Ersatz für das Opioid, von dem sie abhängig sind (meist Heroin), ein nach der Betäubungsmittel-Verschreibungsverordnung zugelassenes Opioid als Ersatzmittel.

Levomethadon (L-Polamidon) oder D/L-Methadon
- In Orangensaft aufgelöst, im Beisein medizinischen Personals verabreicht
- L-Methadon sollte als 0,5%-Lösung, das Razemat D/L-Methadon als 1%-Lösung rezeptiert werden, damit die gegebenen Milliliter vergleichbar sind. Erhaltungsdosis 80–120 mg Razemat/Tag bzw. 40–60 mg L-Methadon = 4–12 ml/Tag
- Einmal tägliche Gabe, da lange Halbwertszeit
- BTM-pflichtig.

Buprenorphin (Subutex)
Partieller µ-Opioid-Agonist. Auch als Buprenorphin plus Naloxon (Suboxone):
- Wird als Sublingualtablette unter Aufsicht von Medizinpersonal verabreicht
- Geringere kognitive Defizite als bei Methadon, aber auch bei schwer opioidabhängigen Patienten weniger wirksam
- Bei Buprenorphin mildere Entzugssymptomatik als bei Methadon
- BTM-pflichtig.

Indikationen für Substitutionsbehandlung

- Hauptdiagnose Opioidabhängigkeit
- Mindestens 2 Jahre bestehende Opioidabhängigkeit
- Alter > 18
- Nur, wenn andere drogenfreie Therapien bisher erfolglos waren oder nicht durchführbar sind
- Wenn substitutionsgestützte Behandlung im Vergleich zu anderen Therapiemöglichkeiten die größte Chance zur Besserung gibt
- Als Überbrückung zur abstinenzorientierten Therapie
- Kein andauernder Beikonsum.

Zusätzliche Indikationen bei Abhängigkeit von Opioiden
- Mit lebensbedrohlichem Zustand
- Bei schwereren internistischen Erkrankungen (z. B. HIV und/oder chronischer Hepatitis C, konsumierende Erkrankungen)
- Bei schwereren chirurgischen oder anderen somatischen Erkrankungen
- Bei Schwangerschaft
- Anderen begründeten Einzelfällen.

Therapieziele

- Stabilisierung des Gesundheitszustandes
- Beikonsumfreiheit (insbesondere von Opioiden, Benzodiazepinen, Psychostimulanzien)
- Verhinderung von Intoxikationen, kriminellen Handlungen, Suiziden, Unfällen, Infektionen
- Verbesserung der beruflichen und familiären Situation
- Fernziel: Abstinenz von allen Drogen.

Rechtliche Aspekte

- Eine Substitution muss der Bundesopiumbehörde, der Kassenärztlichen Vereinigung des Landes und der Krankenkasse angezeigt werden
- Der Arzt hat darauf hinzuwirken, dass der Abhängige an einer psychosozialen Therapie in einer speziell hierfür zugelassenen Institution teilnimmt.
- Der Arzt muss den Beikonsum kontrollieren, z. B. durch Urinkontrollen
- Die Vergabe von Heroin an Abhängige wird in manchen Zentren in Form einer Studie erprobt (soll der BTM-Kriminalität den Boden entziehen).

> Kein Methadon oder anderes Substitutionsmittel an ambulante Patienten ausgeben, von denen nicht sicher bekannt ist, dass sie an einem solchen Programm teilnehmen.

19.10 Antidementiva

> **Quick Start**
>
> **Antidementiva:** Vorwiegend werden Acetylcholinesterasehemmer und Memantine eingesetzt. Indikation: M. Alzheimer, z. T. auch vaskuläre Demenz. Wirkung in vielen Fällen nicht ausreichend; im günstigsten Fall oft nur Verlangsamung der Progredienz

Früher Nootropika, heute auch »Cognitive Enhancers« genannt.

Allgemeines

- Die Wirksamkeit der Antidementiva erreicht noch nicht den Bereich des Wünschenswerten: nur geringe Verbesserung der Symptomatik, ev. nur Stabilisierung des Zustandsbildes oder Verlangsamung der Progredienz
- Alzheimer-Demenz: Wirkung auf kognitive Defizite nachgewiesen für Acetylcholinesterasehemmer, Memantine (◘ Tabelle 19.1)
- Vaskuläre Demenz: schwache Wirkung auf kognitive Defizite diskutiert für Donepezil und Memantine
- Lewy-Körper-Demenz und Demenz bei M. Parkinson: Wirkung nachgewiesen für Rivastigmin
- Frontotemporale Demenz: bisher kein ausreichender Wirksamkeitsnachweis
- Wichtig: Absetzen von Arzneimitteln, die zu kognitiven Einschränkungen führen – das sind vor allem zentral wirksame Anticholinergika (z. B. Promethazin) und Sedativa (z. B. Benzodiazepine). Wenn Benzodiazepine länger gegeben wurden, nicht absetzen, sondern ausschleichen.

> Bei einer großen Zahl von Patienten, die sich wegen Gedächtnisstörungen zur Behandlung melden, liegt noch keine Demenz, sondern eine **leichte kognitive Störung** (»mild cognitive impairment«) vor. Es liegen keine ausreichenden Studien zur Wirksamkeit von Antidementiva bei leichten kognitiven Störungen vor.

Verfügbare Medikamente

Acetylcholinesterase-Hemmstoffe
- 1. Wahl bei Alzheimer-Demenz
- Sollen cholinerges Defizit ausgleichen, das bei Alzheimer-Demenz besteht und zum kognitiven Defizit beiträgt
- Nebenwirkungen: Übelkeit, Erbrechen, Durchfall, Bradykardie, Erregungsleitungsstörungen am Herzen, selten Erregung, Halluzinationen u. a. Insgesamt verursacht Rivastigmin etwas mehr gastrointestinale Nebenwirkungen als Donepezil, Galantamin nimmt eine Mittelstellung ein
- Kontraindikationen: Bradykardie, koronare Herzkrankheit, Asthma, chronisch-obstruktive Lungenerkrankung, Magen- oder Zwölffingerdarmgeschwüre
- Wirkstoffe:
    - Donepezil (Aricept)
    - Rivastigmin (Exelon)
    - Galantamin (Reminyl).

Memantine (Axura, Ebixa)
- Zugelassen bei fortgeschrittener, also mittelschwerer und schwerer Alzheimer-Demenz
- Nebenwirkungen sind selten (Halluzinationen, Verwirrtheit, Schwindel, Kopfschmerzen, Müdigkeit).

Weitere

Außerdem werden häufig weitere Medikamente angewendet, deren Wirksamkeit bei Demenzen nicht oder nicht gut belegt ist. Z. T. methodisch unzureichende Wirksamkeitsuntersuchungen liegen vor für: Dihydroergotamin (Hydergin), Ginkgo biloba (Tebonin), Nicergolin (Sermion), Nimodipin (Nimotop), Piracetam (Nootrop), Pyritinol (Encephabol).

Wirksamkeitsnachweise

Tabelle 19.1. Therapieempfehlungen der Arzneimittelkommission der deutschen Ärzteschaft (www.akdae.de)

	Alzheimer-Demenz	Vaskuläre Demenz	Leichte kognitive Störung
Donepezil	↑↑	↑	
Galantamin	↑↑	↔	
Rivastigmin	↑↑		
Memantine	↑	↑	
Ginkgo biloba			↔
Nimodipin			↔
Dihydroergotoxin			↔
Piracetam			↔

↑↑ Wirksamkeit durch mehrere kontrollierte Studien gestützt
↑ Wirksamkeit durch mind. 1 kontrollierte Studie gestützt (aber bisher noch nicht zugelassen)
↔ Fehlen adäquater Studien bzw. widersprüchliche Ergebnisse

> Bei Unruhe, Erregung, Verwirrtheit, paranoiden Ideen, Schlafumkehr: »Wasser und Haldol«:
> - Ausreichende Flüssigkeitszufuhr (eine der häufigsten Ursachen für Unruhezustände bei älteren Patienten ist die Exsikkose, die durch zu geringe Trinkmenge entsteht)
> - Haloperidol, z. B. 5 mg i.m.

Probleme der Anwendung von Psychopharmaka in der Geriatrie

- Erhöhte Empfindlichkeit des extrapyramidalen Systems
- Erhöhte Empfindlichkeit des cholinergen Systems (anticholinerges Delir bei Verwendung von trizyklischen Antidepressiva, niedrigpotenten Neuroleptika oder Biperiden)
- Orthostatische Dysregulation bei Verwendung von niedrigpotenten Neuroleptika, trizyklischen Antidepressiva oder MAO-Hemmern (vor allem bei Kombination solcher Medikamente)
- Kardiale Probleme
- Multimorbidität
- Multipharmazie: Der Patient verliert die Übersicht, besonders bei Behandlung durch mehrere Ärzte
- Erhöhte Empfindlichkeit für Blutbildschäden
- Paradoxe Reaktion (Unruhe) und Sturzgefahr bei Benzodiazepinen.

Nichtpharmakologische Behandlung

- **Trainingsmaßnahmen** können im Prinzip zu besseren kognitiven Leistungen führen; die Erfolge halten aber nur kurz an, und manchmal werden nur die gerade trainierten Verhaltensweisen beeinflusst.

> Trainingsmaßnahmen, bei denen die Patienten lediglich mit ihren Defiziten konfrontiert werden, sind kontraproduktiv.

- Stützende psychotherapeutische Gespräche können viel wichtiger sein.

19.11 Arzneimittel zur Behandlung von Sexualstörungen

Mittel zur Triebdämpfung

Cyproteron (Androcur)
- Verdrängt Testosteron von den Rezeptoren und hemmt Androgenbiosynthese im Gehirn
- Einsatz zur Triebdämpfung bei Sexualdeviationen (z. B. bei Sexualstraftätern oder bei inadäquatem Sexualverhalten oligophrener und dementer Patienten)
- Behandlungsbedürftig sind sexuelle Verhaltensabweichungen, wenn ein Leidensdruck besteht. Voraussetzung für eine Therapie ist der Behandlungswunsch des Patienten
- Willigt ein Sexualstraftäter in die Behandlung ein, kann dies die Voraussetzungen für Entlassung aus dem Maßregelvollzug bzw. Lockerungen verbessern

- Beeinflusst nur sexuelles Verlangen, nicht aber Aggressionsneigung
- Oral (Dosis 50–300 mg/d) oder als Depot alle 10–14 Tage 300–600 mg i.m.
- Nebenwirkungen: Gynäkomastie, Hodenatrophie, Gewichtszunahme, Blutzuckeranstieg bei Diabetikern, Leberfunktionsstörungen, Leberkarzinome, intraabdominelle Blutungen, Müdigkeit, depressive Verstimmungen, Osteoporose, Thromboembolien u. a.

Seit einigen Jahren werden bei Sexualstraftätern auch Analoga des Gonadotropin-Releasing Hormone wie Triptorelin (Decapeptyl), Leuprorelin (Enantone) und Goserelin (Zoladex) »off-label« eingesetzt, also ohne dass eine Zulassung für diese Indikation besteht. Durch diese Präparate wird die Testosteronproduktion gedrosselt. Es gibt noch Bedenken hinsichtlich der Sicherheit der Wirkung, der Nebenwirkungen und der juristischen Aspekte. Da Testosteronpräparate leicht erhältlich sind, kann die Wirkung leicht aufgehoben werden.

Mittel zur Behandlung der erektilen Dysfunktion

Diese Medikamente können nur wirken, wenn eine sexuelle Stimulation vorliegt.

PDE-5-Inhibitoren

Wirkstoffe
- Sildenafil (Viagra): Einnahme 50–100 mg 1 Std. vor sexueller Aktivität
- Tadalafil (Cialis): Einnahme 10–20 mg 30 Minuten bis 12 Std. vor sexueller Aktivität
- Vardenafil (Levitra): Einnahme 5–20 mg 25–60 Minuten vor sexueller Aktivität.

Nebenwirkungen
- Kopfschmerzen, Flush, Schwindel, Sehstörungen, Palpitationen, verstopfte Nase, Dyspepsie, Rücken- oder Muskelschmerzen, Priapismus, selten gefährliche Überempfindlichkeitsreaktionen und schwerwiegende kardiovaskuläre Ereignisse.

Dopaminagonist
- Apomorphin (Uprima, Ixense): Dosis: 2–3 mg sublingual 20 Minuten vor sexueller Aktivität. Hauptnebenwirkungen: Übelkeit und Erbrechen, daher nur bei Kontraindikationen für PDE-5-Inhibitoren.

20 Sonstige somatische Therapien

20.1 Elektrokonvulsionstherapie (EKT)

> **Quick Start**
>
> **EKT:** Erzeugung eines generalisierten epileptischen Anfalls durch Strom. Anwendung: bei anderweitig therapieresistenten schweren Depressionen (einschließlich wahnhaften Formen) und perniziöser Katatonie. In vielen Fällen dramatische Besserung

- Die EKT wird nur in seltenen Fällen bei schwer kranken Patienten durchgeführt, bei denen andere Therapiemethoden wirkungslos waren
- Sie stellt bei richtiger Indikation die am schnellsten und am häufigsten wirksame Therapieform dar, die unter Umständen lebensrettend sein kann
- Im Gegensatz zu vielen anderen Ländern (z. B. Großbritannien, skandinavische Länder, USA, Asien) wird dieses therapeutische Verfahren in Deutschland vergleichsweise selten angewandt, obwohl an seiner Wirksamkeit bei richtiger Indikation keinerlei Zweifel bestehen.

Bei einer Befragung in der Allgemeinbevölkerung (Brakemeier et al.) ergab sich, dass 48% der Befragten ausschließlich negative Assoziationen mit der EKT-Therapie hatten (27% Horrorvisionen, 22% Schmerz/Gewalt, 15% Folter). Nur 6% verbanden EKT mit Therapieerfolg.

▋ Definition

- Auslösung eines generalisierten Krampfanfalls durch kurze elektrische Reizung des Gehirns unter Kurznarkose und Muskelrelaxation.

▋ Wirkmechanismus

Der exakte Wirkmechanismus ist nicht bekannt. Beobachtet wurde:
- Beeinflusst werden fast alle Neurotransmitter, die in der Pathogenese psychischer Erkrankungen eine Rolle spielen (Noradrenalin, Serotonin, Acetylcholin, Dopamin, GABA)

- Neurophysiologische Wirkungen: erhöhte Durchlässigkeit der Blut-Hirn-Schranke, Verminderung des regionalen Blutflusses und der neurometabolischen Aktivität
- Weiterhin wurden auch Veränderungen im Bereich neuroendokriner Substanzen beschrieben (CRF, ACTH, TRH, Prolaktin, Vasopressin, Metenkephaline, β-Endorphine).

Indikation

Die EKT wird nur angewendet bei schwer kranken Patienten, bei denen
- die Behandlung mit mehreren Psychopharmaka erfolglos war
- eine Unverträglichkeit der Pharmakotherapie aufgetreten ist
- eine Notwendigkeit für eine schnelle Verbesserung aufgrund der Schwere der psychiatrischen Erkrankung besteht
- die Risiken der EKT geringer sind als die anderer Behandlungen
- aus der Vorgeschichte ein schlechtes Ansprechen auf einschlägige Psychopharmaka (Therapieresistenz) bzw. ein gutes Ansprechen auf EKT bei früheren Erkrankungsepisoden bekannt ist.

Therapie der Wahl bei:

- wahnhafter Depression, depressivem Stupor oder schizoaffektiver Psychose mit schwerer depressiver Verstimmung nach Versagen der Antidepressiva
- Depression mit hoher Suizidalität oder Nahrungsverweigerung nach Versagen der Antidepressiva
- akuter, lebensbedrohlicher (perniziöser) Katatonie

Weitere Indikationen
- pharmakoresistenter Depression nach erfolgloser Behandlung
- therapieresistenten, nicht lebensbedrohlichen Katatonien nach erfolgloser Behandlung mit Benzodiazepinen oder Neuroleptika
- anderen akut exazerbierten schizophrenen Psychosen nach erfolgloser Behandlung
- therapieresistenten Manien nach erfolgloser Behandlung.

Seltenere Indikationen
- Malignes neuroleptisches Syndrom
- Therapieresistente schizophreniforme Störungen
- Therapieresistente schizoaffektive Störungen
- Therapieresistente Parkinson-Syndrome.

Wirksamkeit

- In einigen Fällen zeigt sich eine dramatische Besserung. Bei günstigen Verläufen zeigt sich eine *restitutio ad integrum* unmittelbar nach einer einzigen Behandlung, wobei die Wirkung mehrere Jahre oder sogar lebenslang anhalten kann
- Da die EKT häufig in verzweifelten Fällen besonders schwerer Erkrankungen durchgeführt wird, sind unzureichende Besserungen oder Therapieversagen nicht ungewöhnlich
- Eine Verschlechterung der Symptomatik wird so gut wie nie beobachtet
- Bei vielen Patienten kommt es in Abständen von mehreren Monaten bis zu mehreren Jahren zu Rezidiven, die eine erneute Behandlung erfordern
- Bei Patienten mit sehr häufigen Rezidiven wird in Einzelfällen eine so genannte Erhaltungs-EKT durchgeführt, d.h. dass auch im gesunden Intervall zur Rezidivprophylaxe z.B. alle 3 Monate eine Behandlung vorgenommen wird. Genaue Richtlinien für die Abstände liegen nicht vor.

Durchführung

- Meist 6–12 Konvulsionen, nicht mehr als 3 Konvulsionen pro Woche, nach erreichtem Therapieerfolg ggf. Erhaltungs-EKT mit 1 Konvulsion pro Woche bis 1 Konvulsion in 4 Wochen
- Individuelle Einstellung der Stromstärke (ältere Patienten brauchen in der Regel höhere Stromstärken)
- 8 Stunden keine Nahrung und nicht Rauchen, Lithiumkonzentration herabsetzen
- Postkonvulsive Überwachung
- Kurznarkose, am besten mit Methohexital (Brevimytal) unter Muskelrelaxation (Suxamethonium), Sauerstoffbeatmung; keine Intubation erforderlich
- Dauer des Krampfanfalls mindestens 25–30 Sekunden
- EKG-Monitoring und Pulsoxymetrie
- Die Elektrodenplatzierung erfolgt in der Regel unilateral über der nichtsprachdominanten Hirnhälfte (parieto-temporal), da hierbei die geringsten Gedächtnisstörungen zu erwarten sind. (Auch Linkshänder haben zu 80% die sprachdominante Hemisphäre links)
- Bei schwerkranken Patienten oder bei Nichtwirksamkeit der unilateralen Anwendung bilaterale Anwendung
- Nach neueren Erkenntnissen ist die Anbringung der Elektroden an der linken Stirn und der rechten Schläfe (LART – links anterior, rechts temporal) sehr wirksam
- Die EKT sollte nur von entsprechend qualifizierten Fachärzten unter Beteiligung eines Anästhesisten durchgeführt werden (in der Regel stationär)
- Mundschutz zur Vermeidung von Bissverletzungen

- Bei zu langer Krampfdauer sollte der Krampfanfall nach 90–120 Sekunden durch Clonazepam (Rivotril®) oder Midazolam (Dormicum®) beendet werden. Längere Krampfanfälle können längere postiktale Verwirrtheit auslösen, und theoretisch könnte bei jungen Patienten mit sehr niedriger Krampfschwelle ein Status epilepticus ausgelöst werden.

 Benzodiazepine und Antikonvulsiva sollten vor der EKT abgesetzt werden – Krampfdauer verkürzt. Benzodiazepine nicht abrupt absetzen!

 Vorsicht bei Gabe von Clozapin, Tranylcypromin und Bupropion – Krampfdauer kann verlängert werden!

Nebenwirkungen

- Narkoserisiken (gering, da Dauer der Narkose nur ca. 10 Minuten)
- Selten reversible Gedächtnisstörungen, dann meist retrograde Amnesie für einen Tag
- In sehr seltenen Fällen wurde über dauerhafte Gedächtnisverluste berichtet, dabei war es unklar, ob es sich um eine EKT-Folge oder eine Folge der zu behandelnden Krankheit handelte
- Möglicherweise leichtes, reversibles, organisches Psychosyndrom
- Selten kurzdauernde Verwirrtheitszustände; vorwiegend bei älteren Patienten
- Bei Serien mit nicht mehr als 12 Behandlungen besteht bei den bisher vorliegenden Daten keine Gefahr von längerdauernden Schädigungen. Kein Nachweis pathologisch-anatomisch erfassbarer Hirnschäden
- Häufig geringgradig ausgeprägte Kopf- oder Muskelschmerzen
- Für einige Minuten kann es während der EKT zu deutlichem Blutdruckanstieg kommen (ev. vorbeugend Ebrantil geben)
- Bradykardie (bis zur Asystolie) oder Hypotonie bei subkonvulsiven Stimuli, abgeschwächt bei nachfolgender kompletter Konvulsion, nach Atropingabe oder anticholinerger Medikation
- Manchmal ausgeprägte Tachykardie und Hypertonie, die mehrere Minuten nach der Behandlung anhalten können
- Sehr selten: Prolongierte Krampfanfälle oder Status epilepticus
- Nach Durchführung einer EKT-Behandlung treten spontane Krampfanfälle nicht gehäuft auf
- Mortalität: Bei etwa 2–4 von insgesamt 100 000 Behandlungen kann es zu tödlichen Zwischenfällen kommen. Höheres Risiko bei vorbestehenden kardiovaskulären Erkrankungen.

Kontraindikationen

Absolute Kontraindikationen
- Kürzlich überstandener Herzinfarkt innerhalb der letzten 3 Monate
- Schwerste kardiopulmonale Funktionseinschränkungen (Narkosefähigkeit dann möglicherweise nicht gegeben)
- Schwerer arterieller Hypertonus (hypertensive Krise)
- Erhöhter Hirndruck
- Frischer Hirninfarkt (3 Monate)
- Eine intrazerebrale Raumforderung mit Begleitödem
- Akuter Glaukomanfall.

Relative Kontraindikationen
- Zerebrales Aneurysma
- Zerebrales Angiom.

Keine Kontraindikationen sind:
- Höheres Lebensalter (zunehmende Effizienz der EKT)
- Schwangerschaft
- Herzschrittmacher.

Rechtliche Aspekte

- Angemessene Aufklärung und schriftliche Einverständniserklärung erforderlich
- Das Einverständnis oder die Ablehnung setzt die Einwilligungsfähigkeit der Patienten voraus. Bei nichteinwilligungsfähigen Patienten mit dringlicher Indikation für eine EKT wird eine Betreuung gemäß Betreuungsgesetz eingerichtet
- Bei Patienten mit gesetzlicher Betreuung ist die Zustimmung des Betreuers erforderlich (nicht aber noch eine zusätzliche Zustimmung des Vormundschaftsgerichts).

20.2 Schlafentzug (Wachtherapie)

- Bei Depressionen mit somatischem Syndrom sollte in jedem Fall eine Schlafentzugstherapie (Wachtherapie) versucht werden. Dabei müssen die Patienten die ganze Nacht aufbleiben und sich auch morgens nicht schlafen legen
- In manchen Fällen kommt es dann am Morgen zu einem Rückgang der depressiven Symptomatik oder gar zu einer euphorischen Stimmung
- Diese Wirkung lässt oft rasch nach; sollte diese Wirkung jedoch eintreten, sollte der Schlafentzug nach ca. 3 Tagen wiederholt werden, da insgesamt der Verlauf der Depression abgekürzt werden kann

- Partieller Schlafentzug: Der Patient muss nicht die ganze Nacht wach bleiben; er wird um 1:30 Uhr geweckt (soll ebenso gut wirken, belastbare Daten fehlen).

> Schlafentzug und Lichttherapie können kombiniert werden (nach vorläufigen Daten bessere Wirkung).

20.3 Lichttherapie

- Hilft nur bei saisonaler Depression (Lichtmangeldepression). Lichtmangeldepressionen beginnen im November und enden im März. In Regionen mit längeren Dunkelperioden (Grönland, Finnland) kommt es häufiger zu Lichtmangeldepressionen
- Die Beleuchtungsstärke des Gesichtes muss mindestens 2500 Lux betragen
- Belichtungsdauer ½–1 Stunde (je nach Beleuchtungsstärke)
- Der Patient muss ins Licht schauen oder kann dabei lesen
- Nebenwirkungen: keine bekannt. Es sollte vorher aber eine augenärztliche Untersuchung erfolgen
- Die Wirkung ist noch nicht zweifelsfrei nachgewiesen. Sie soll schon nach wenigen Tagen eintreten.

20.4 Repetitive transkranielle Magnetstimulation (rTMS)

- Der linke Frontallappen wird mit einem starken Magnetfeld für 20 Minuten pulsförmig gereizt. Keine Narkose erforderlich; Therapie wird nicht als angenehm empfunden; leichtes Klicken spürbar. Experimentelle Therapie
- Bisher steht noch der Beweis aus, dass die Methode mehr bewirkt als nur den Placeboeffekt.

20.5 Sport- und Bewegungstherapie

Die einzige nachgewiesene Wirkung von Sport bei psychischen Erkrankungen ist die Wirkung des Joggens gegen Panikattacken.
(Broocks A, Bandelow B et al (1998) Comparison of aerobic exercise, clomipramine, and placebo in the treatment of panic disorder. Am J Psychiatry 155:603–609)

20.6 Sozialpsychiatrische Maßnahmen

Diese werden durch Sozialarbeiter/Sozialpädagogen durchgeführt.
- Hilfe bei der Wohnungs- oder Arbeitssuche
- Vermittlung geeigneter Therapieeinrichtungen
- Schulden-Management
- Verbesserung sozialer Kontakte und Freizeitgestaltung.

Rechtliche Fragen und Forensik

21	Freiheitsbeschränkende Maßnahmen	– 284
22	Betreuung Volljähriger nach dem Betreuungsgesetz (BtG)	– 287
23	Geschäftsfähigkeit	– 289
24	Einwilligung in medizinische Maßnahmen	– 290
25	Fahrtüchtigkeit	– 291
26	Schuldfähigkeit	– 292
27	Maßregelvollzug	– 295

21 Freiheitsbeschränkende Maßnahmen

Unterbringung in einer geschlossenen Station, Zwangsmedikation oder Fixierung sind nur möglich bei einer konkreten und erheblichen Gefährdung und
- der Einwilligung des Betroffenen,
- im Rahmen der Notwehr/Nothilfe (§ 32 StGB),
- bei rechtfertigendem Notstand (§ 34 StGB) oder
- bei richterlichem Beschluss (PsychKG).

21.1 Unterbringung nach dem PsychKG

Psychisch kranke Patienten können unter bestimmten Voraussetzungen gegen ihren Willen in einer geschlossenen psychiatrischen Station aufgenommen werden. Diese Unterbringung wird durch das PsychKG (Gesetz über Hilfen und Schutzmaßnahmen bei psychischen Krankheiten) geregelt. Die gesetzlichen Bestimmungen sind in den deutschen Bundesländern unterschiedlich; selbst die Gründe für eine Unterbringung unterscheiden sich:
- Die Unterbringung (Zwangseinweisung) ist zulässig, wenn:
  - eine psychische Krankheit oder Behinderung vorliegt
  - eine Selbstgefährdung (Suizid, Selbstverletzung) oder Fremdgefährdung (Körperverletzung, Tötung) oder eine Gefahr für die öffentliche Sicherheit vorliegt (»gegenwärtige erhebliche Gefahr« erforderlich)
  - die Gefahr auf andere Weise nicht abwendbar ist (z. B. Patient kann durch Angehörige beaufsichtigt werden, Manie kann durch Depotneuroleptika-Injektion behandelt werden usw.)
  - der Patient nicht freiwillig einer Aufnahme in die geschlossene Station zustimmt.

> Wenn der Patient »willenlos« ist, also z. B. so stark intoxikiert, dass keine adäquate Äußerung des Willens möglich ist, muss auch ein PsychKG-Antrag gestellt werden.

- Die Unterbringung wird von Ärzten eingeleitet, beantragt und auf richterlichen Beschluss vollzogen und beendet. Das PsychKG kann von einem »in der Psychiatrie erfahrenen Arzt« eingeleitet werden. Der Arzt muss sofort

- eine Kopie des PsychKG-Antrages an das Vormundschaftsgericht weiterleiten
- Vorläufige Einweisung bis zum Ablauf des folgenden Tages (24 Stunden); spätestens dann ist ein richterlicher Beschluss erforderlich. Zuständig ist das örtliche Amtsgericht. Der Richter kann zustimmen oder das PsychKG aufheben. Der Patient kann Widerspruch einlegen
- 2 Möglichkeiten: Aufnahme für 24 Stunden (z. B. bei Alkoholkranken, die nach dem Ausschlafen des Rausches nicht mehr fremdgefährdend sind) oder für maximal 6 Wochen (unterschiedliche Regelungen in verschiedenen Bundesländern)
- Ist »Gefahr im Verzug«, wird der Patient zunächst geschlossen aufgenommen, bevor das Gutachten erstellt wird (diese Aufnahme kann jeder Arzt oder auch die Polizei veranlassen)
- Bei Personen, die eine Betreuung haben, wird nicht das PsychKG angewendet, sondern die Unterbringung nach § 1906 (s. u.)
- Patienten, die nach dem PsychKG untergebracht sind, können gegen ihren Willen fixiert oder medikamentös behandelt werden; die Behandlung gegen den Willen ist in den meisten Bundesländern allerdings nur zur Abwendung einer Gefährdung möglich bzw. nur zur Behandlung der Krankheit, die zur Unterbringung führte. Bundesweit ist eine Depotbehandlung oder Rezidivprophylaxe nur bei Einwilligung des Patienten möglich.

Die Zwangseinweisung auf eine geschlossene Station heißt im Gesetz »Unterbringung im abgeschlossenen Teil eines psychiatrischen Krankenhauses«. Daher gilt es nicht für Notfallmaßnahmen in anderen medizinischen Bereichen (z. B. intoxikierter Patient, der auf einer internistischen Notfallstation festgehalten werden muss). Diese Anwendung wurde zwar diskutiert, letztendlich aber verworfen.

Fallbeispiel: PsychKG

Richard M., 27 Jahre, leidet an einer paranoid-halluzinatorischen Schizophrenie. Er fühlt sich durch seinen Fernseher bestrahlt und wirft ihn aus seinem Fenster in die Fußgängerzone. Er bedroht seine Nachbarn mit dem Messer, da er sich von ihnen verfolgt glaubt. Er steht unter dem Einfluss imperativer Stimmen, die ihm sagen, er solle sich umbringen. Er wird von der Polizei in die Psychiatrische Klinik gebracht. Eine Krankheitseinsicht besteht nicht. Der Patient verweigert zunächst die Einnahme von Neuroleptika, da er befürchtet, vergiftet zu werden. Da eine Fremd- und Eigengefährdung besteht, füllt der diensthabende Arzt ein Formular aus (Antrag auf PsychKG), das an das Vormundschaftsgericht weitergeleitet wird. Herr M. wird gegen seinen Willen in die geschlossene Station gebracht. Hier muss eine Zwangsmedikation erfolgen, da der Patient einen Pfleger angreift. Innerhalb von 24 Stunden überprüft ein Richter diesen Antrag. Es ergeht ein Beschluss, dass Herr M. für bis zu 6 Wochen in der geschlossenen Station behandelt werden kann. Nachdem die Psychose nach wenigen Tagen durch Neuroleptika gebessert worden ist, erhält Herr M. eine Depotmedikation. Nach 3 Wochen wird die Unterbringung nach PsychKG aufgehoben und der Patient freiwillig in der offenen Station weiterbehandelt.

21.2 Fixierung

Die Fixierung verhindert bei verwirrten Patienten Sturz aus dem Bett, Selbstbeschädigung, Suizid und Fremdbeschädigung. Meistens handelt es sich um eine Notfalltherapie. Sie muss ärztlich angeordnet werden. Es wird ein standardisiertes Fixierungsprotokoll empfohlen. Bei längerer Dauer Thromboseprophylaxe erforderlich.

> Die Fixierung darf bei Selbst- oder Fremdgefährdung nur dann eingesetzt werden, wenn andere Behandlungsmaßnahmen (z. B. Medikation) versagt haben.

> Bei Fixierungsmaßnahmen kam es in seltenen Einzelfällen zu Todesfällen, deren Ursache nicht geklärt werden konnte.

Durch die Einführung der Neuroleptika in den 50er Jahren gingen die Fixierungsmaßnahmen erheblich zurück. »Zwangsjacken« und »Gummizellen« gehören der Geschichte an.

22 Betreuung Volljähriger nach dem Betreuungsgesetz (BtG)

- Betrifft Patienten, bei denen sich abzeichnet, dass sie über einen längeren Zeitraum hinweg ihre Angelegenheiten wegen einer chronischen psychischen Erkrankung nicht regeln können, z. B. ein Schizophrener, der sein Medikament nicht regelmäßig eingenommen hat und im Wiederholungsfalle selbst- und fremdgefährdend würde
- Der Antrag kann von dem Betroffenen selbst gestellt werden (was eher selten vorkommt), von Amts wegen oder auch von anderen (z. B. Angehörigen, Ärzten)
- In der Regel soll der Betroffene den Betreuer vorschlagen; häufig kommt der Vorschlag aber von Angehörigen, Ärzten oder Richtern
- Das Vormundschaftsgericht kann einen Betreuer bestellen (oft ein Angehöriger, ein Angestellter der Stadtverwaltung oder professionelle Betreuer, bei denen es sich häufig um Rechtsanwälte handelt)
- Die Betreuung kann sich auf alle Angelegenheiten beziehen, aber auch nur auf einzeln definierte, also:
  - medizinische Eingriffe und Maßnahmen
  - Aufenthaltsbestimmungsrecht
  - Vermögensangelegenheiten
  - Behörden, Post
- Das Vormundschaftsgericht kann einen Einwilligungsvorbehalt anordnen, wenn erhebliche Gefahr für den Betreuten oder dessen Vermögen besteht. Das heißt: Der Betreuer kann in bestimmten Situationen gegen den Willen des Betreuten entscheiden
- Gefährliche Untersuchungen und Behandlungen: Wenn die begründete Gefahr besteht, dass der Betreute durch die Maßnahme stirbt oder einen schweren und länger dauernden Schaden erleidet, reicht nicht die Zustimmung des Betreuers, sondern es ist auch die Genehmigung des Vormundschaftsgerichts notwendig (außer wenn mit dem zeitlichen Aufschub Gefahr verbunden ist). Dies würde zum Beispiel eine Operation eines Hirntumors betreffen, nicht aber eine EKT-Behandlung

- Aufenthaltsbestimmungsrecht: Wenn eine Unterbringung eines Betreuten in einer geschlossenen Station nach § 1906 BGB wegen Selbstgefährdung oder zur Diagnostik oder Behandlung notwendig ist, ist eine Genehmigung des Vormundschaftsgerichts zur Unterbringung einzuholen (außer wenn mit dem Aufschub Gefahr verbunden ist). Das Betreuungsgesetz kommt aber nicht zur Anwendung, wenn eine Fremdgefährdung besteht – hier gelten die Unterbringungsgesetze (s. u.)
- Die Betreuung muss spätestens nach 5 Jahren überprüft werden.

Notfall und Eilbetreuung

Unter bestimmten Bedingungen kann die Betreuung unverzüglich nachgeholt werden:

Notfall
Für Zwangsmaßnahmen wie Festhalten, Fixierung, Aufnahme auf einer geschlossenen Abteilung oder Zwangsmedikation gilt:
- Fixierungen, medikamentöse Sedierung oder Anwendung körperlicher Gewalt, um verwirrte Patienten vor Schaden zu bewahren, bedürfen einer richterlichen Genehmigung
- In einem Notfall muss der Arzt sofort handeln (z. B. postoperativ verwirrter Patient droht aus dem Bett zu fallen, alkoholintoxikierter Patient, der gestürzt ist, verweigert Untersuchung auf Gehirnblutung, dementer Patient nach Herzinfarkt will die Klinik verlassen). Andernfalls macht er sich der unterlassenen Hilfeleistung strafbar. Das gilt auch für das anwesende Pflegepersonal. Sogar eventuell anwesende Angehörige oder andere Patienten müssten ggf. mithelfen, einen Patienten daran zu hindern, die Station zu verlassen
- Man braucht also im Akutfall nicht auf den richterlichen Beschluss oder auf die Einschätzung der Geschäftsfähigkeit durch einen Psychiater zu warten (»Notbetreuung«). Das ärztliche Handeln ist allerdings auf die aktuelle Gefahrenabwehr beschränkt; nicht sofort erforderliche Maßnahmen müssen aufgeschoben werden.

Eilbetreuung
Betrifft ärztliche Maßnahmen, die einerseits nicht sofort getroffen werden müssen, bei denen andererseits aber auch nicht ein wochen- und monatelanges Betreuungsverfahren abgewartet werden kann. Beispiele: Tracheotomie oder PEG-Sonde bei Intensivpatienten, Tumoroperation, also Maßnahmen, die z. B. innerhalb der nächsten 14 Tage erfolgen sollten. In dieser Zeit kann ein Vormundschaftsrichter mit dem Patienten sprechen; dieser kann an Stelle eines Betreuers die aktuelle Maßnahme genehmigen.

23 Geschäftsfähigkeit

Geschäftsfähigkeit (§ 104 BGB)

Geschäftsunfähig ist:
- wer nicht das 7. Lebensjahr vollendet hat. Unter 18-Jährige sind nur beschränkt geschäftsfähig
- wer sich in einem die freie Willensbestimmung ausschließenden Zustand krankhafter Störung der Geistestätigkeit befindet, sofern nicht der Zustand seiner Natur nach ein vorübergehender ist

> Geschäftsunfähigkeit und Betreuung sind voneinander unabhängig – ein Betreuer kann geschäftsfähig sein, ein Nicht-Betreuer geschäftsunfähig.

Testierfähigkeit (§ 2229 Abs. 4 BGB)
- »Wer wegen einer krankhaften Störung der Geistestätigkeit, wegen Geistesschwäche oder wegen Bewusstseinsstörung nicht in der Lage ist, die Bedeutung einer von ihm abgegebenen Willenserklärung einzusehen und nach dieser Ansicht zu handeln, kann ein Testament nicht errichten.«

> Die Geschäftsunfähigkeit und Testierfähigkeit müssen positiv erwiesen sein; Zweifel reichen nicht aus.

24 Einwilligung in medizinische Maßnahmen

In der medizinischen Versorgung hat jeder Patient das Recht, über seine Behandlung selbst zu bestimmen (außer unmündige Kinder). Der den Eingriff verantwortende Arzt muss dafür die Einwilligung einholen, in der Regel durch Unterschrift nach Aufklärung; notfalls reicht mündliche Zustimmung unter Zeugen, was dokumentiert werden muss. Häufig ist der Patient aber nicht einwilligungsfähig (z. B. bewusstlose, verwirrte, dezente oder psychotische Patienten):

- In hochakuten Notfällen gilt die mutmaßliche Einwilligung des Patienten. Man geht davon aus, dass der nicht einwilligungsfähige Patient leben und gesund werden möchte
- Wenn Angehörige oder nahe Freunde anwesend sind, können sie oft Auskunft über den mutmaßlichen Willen des Patienten geben. D. h. der Angehörige willigt nicht ein oder widerspricht auch nicht, sondern er berichtet einfach, wie der Patient sich entscheiden würde, wenn er bei Bewusstsein wäre. Diese Mitteilung kann der Arzt in Not- und Eilfällen zur Grundlage seiner Entscheidung machen. Dokumentation erforderlich!

Im Vorfeld einer fehlenden Einwilligung kann der Patient Vorausverfügungen für den Fall seiner Einwilligungsunfähigkeit treffen. Er legt also vorher schriftlich fest, was im Fall seiner fehlenden Einwilligungsfähigkeit zu geschehen hat. Das kann so erfolgen:

- Durch Vorausverfügung. Damit legt der Patient fest, welche Maßnahmen ergriffen werden sollen und welche nicht (z. B. »nicht auf die Intensivstation«, »keine Beatmung«, »keine lebensverlängernden Eingriffe«, »alles Menschenmögliche soll getan werden« o. ä.).
- Durch Betreuungsverfügung (der Patient legt für den Fall seiner Einwilligungsunfähigkeit einen Betreuer fest, z. B. seinen Ehepartner, ein Kind, einen Rechtsanwalt o. ä. Die Betreuungsverfügung gilt für die vom Patienten festgelegten Bereiche, d. h. ggf. nicht nur für die Einwilligung, sondern auch für Aufenthalt, Vermögen o. ä.). Der Betreuer wird vom Vormundschaftsgericht bestellt. Er muss die Wünsche des Betreuten verwirklichen, unterliegt aber den Einschränkungen des Betreuungsgesetzes. Bei der Errichtung der Betreuungsverfügung muss keine volle Geschäftsfähigkeit mehr bestehen
- Durch Vorsorgevollmacht (der Patient legt für den Fall seiner Einwilligungsunfähigkeit fest, wer über medizinische Eingriffe, Vermögen o. ä. entscheiden soll). Die Vollmacht ist weitergehend und gilt unmittelbar und sofort und unterliegt nicht den Einschränkungen einer gesetzlichen Betreuung. Bei Errichtung der Vorsorgevollmacht muss Geschäftsfähigkeit bestehen.

Der Patient wird klugerweise Angehörige und Hausarzt über seine Entscheidungen informieren. Außerdem wird er seine Entscheidungen gelegentlich (z. B. alle 2 Jahre) aktualisieren.

25 Fahrtüchtigkeit

Viele Psychopharmaka können das Autofahren beeinträchtigen. Der Arzt muss den Patienten darauf hinweisen. Für die Beurteilung der Fahrtüchtigkeit gibt es Begutachtungsrichtlinien der Bundesministerien für Verkehr und Gesundheit:

- *Alkoholabhängigkeit oder andere Suchterkrankungen:* Entzug der Fahrerlaubnis bei Trunkenheitsfahrten oder suchtbedingten Unfällen. Zur Wiedererlangung der Fahrtauglichkeit kann ein Abstinenznachweis (Laborwerte, Arztbesuche in 3-monatigen Abständen) gefordert werden
- *Bei akuten Psychosen* (Schizophrenie, Manie, psychotische Depression, organische Psychose usw.) dürfen keine Kraftfahrzeuge geführt werden (in der Regel für 3–6 Monate). Die Fahrtauglichkeit kann allerdings wieder angenommen werden, wenn Symptome, die das Realitätsurteil einschränken, nicht mehr vorhanden sind oder durch eine zuverlässig eingenommene Medikation unterdrückt werden (wobei allerdings diese Medikation auch nicht die Fahrtüchtigkeit beeinträchtigen darf). Bei Rezidiven ist ein 3- bis 5-jähriges symptomfreies Intervall abzuwarten
- *Demenzen:* Hier kann eine Fahruntauglichkeit bestehen
- *Persönlichkeitsstörung:* Keine Fahrtauglichkeit bei häufigen Verkehrsdelikten z. B. auf Grund egozentrischer, rücksichtsloser oder antisozialer Verhaltensweisen
- *Intelligenzminderung* (< 70): Keine Fahrtauglichkeit.

26 Schuldfähigkeit

Entsteht nach einer Straftat der Eindruck, dass der Täter sie in Folge einer psychischen Störung begangen hat, so muss die Feststellung erfolgen, ob er störungsbedingt schuldunfähig bzw. vermindert schuldfähig ist. Das Gericht benennt dann einen Gutachter (Sachverständigen). Der Gutachter gibt nur eine Empfehlung ab; das Gericht trifft die Entscheidung.

> **Schuldunfähigkeit § 20 StGB**
> — »Ohne Schuld handelt, wer bei Begehung der Tat wegen einer krankhaften seelischen Störung, wegen einer tief greifenden Bewusstseinsstörung oder wegen Schwachsinns oder einer schweren anderen seelischen Abartigkeit unfähig ist, das Unrecht der Tat einzusehen oder nach dieser Einsicht zu handeln.«

 Beachte: *Einsichtsfähigkeit* und/oder *Steuerungsfähigkeit* müssen aufgehoben sein (getrennt bewerten!).

Hier auch Beachtung der äußeren (z. B. Erscheinungsbild des Täters) und inneren (z. B. planvolle oder zielstrebige Vorgehensweise) Kennzeichen des Tatgeschehens.

> **Verminderte Schuldfähigkeit § 21 StGB**
> — »Ist die Fähigkeit des Täters, das Unrecht der Tat einzusehen oder nach dieser Einsicht zu handeln, aus einem der im § 20 genannten Gründe bei Begehung der Tat erheblich vermindert, so kann die Strafe nach § 49 Abs. 1 gemildert werden.«

 Beachte: Die Einsichts- oder Steuerungsfähigkeit muss *erheblich* vermindert sein.

Die im Strafgesetzbuch (StGB) verwendeten Begriffe übersetzen sich so in psychiatrische Diagnosen:

»Krankhafte seelische Störung«	Schizophrenie, Manie und andere Psychosen
	Hirnorganische Erkrankungen
	Intoxikationen
»Tief greifende Bewusstseinsstörung«	Ausgeprägte affektive Erregung (Angst, Wut oder Verzweiflung) oder Übermüdung – also keine psychiatrischen Krankheiten
»Schwachsinn«	Intelligenzminderung
»Schwere andere seelische Abartigkeit«	Antisoziale und andere Persönlichkeitsstörungen
	Sexuelle Deviationen wie pädosexuelle Störungen (Pädophilie)
	Störungen der Impulskontrolle wie pathologisches Spielen

Die Anwendung der Paragraphen wird vom Grad der Einschränkung durch die jeweilige Störung abhängig gemacht, wobei die Zuordnung oft nach diesem Schema erfolgt:

Schizophrenie und andere Psychosen Schwere hirnorganische Störungen Schwere Intelligenzminderungen Schwere Intoxikationen	§ 20 StGB
Persönlichkeitsstörungen Sexuelle Perversionen Leichte bis mittlere hirnorganische Störungen Leichte bis mittlere Intelligenzminderungen Affekttaten Suchterkrankungen	§ 21 StGB

> **Fallbeispiele: Schuldunfähigkeit/verminderte Schuldfähigkeit**
>
> Schuldunfähigkeit: Roland M. (24) leidet seit seinem 17. Lebensjahr an einer paranoid-halluzinatorischen Schizophrenie. Stimmen hatten ihm eingegeben, dass seine Mutter der Teufel sei und er sie umbringen müsse. Er erwürgte sie mit einer Klaviersaite. Vor Gericht wird er schuldunfähig (§ 20 StGB) gesprochen. Seine Unterbringung im Maßregelvollzug nach § 63 StGB (s. u.) wird angeordnet. Jedes Jahr findet eine Anhörung statt, bei der die Maßnahme verlängert werden kann, wenn das ärztliche Gutachten ergibt, dass weitere schwere Straftaten zu erwarten sind.
>
> Verminderte Schuldfähigkeit: Markus L. (26) leidet unter einem Klinefelter-Syndrom (Chromosomenanomalie), das mit Intelligenzminderung und Neigung zu Kleinkriminalität einhergehen kann. Er hat mit einem gefälschten Ausweis der Johanniter-Unfallhilfe Spenden an Haustüren gesammelt und das Geld selbst behalten. Wegen seiner Erkrankung wird seine Strafe gemindert (§ 21 StGB).

> **Schuldunfähigkeit von Kindern:** Schuldunfähig ist, wer bei Begehung der Tat noch nicht 14 Jahre alt war.

27 Maßregelvollzug

Eine Maßregel ist keine Strafe; sie gilt für Personen, die eine schwere Straftat begangen haben, aber wegen einer psychischen Erkrankung schuldunfähig oder vermindert schuldfähig sind. Die Patienten werden in einem speziellen psychiatrischen Krankenhaus (Fachkrankenhaus für forensische Psychiatrie und Psychotherapie, »Forensik«) untergebracht, das teilweise wie ein Gefängnis gesichert ist. Der Unterschied zu einem Gefängnis ist, dass hier Patienten untergebracht sind, deren Straftat auf eine psychische Störung zurückgeht. Es werden Unterbringungen im psychiatrischen Krankenhaus (§ 63 StGB) für psychisch kranke Rechtsbrecher und Einweisungen in Entziehungsanstalten für suchtkranke Rechtsbrecher (§ 64 StGB) unterschieden.

Folgende Diagnosen sind im Maßregelvollzug häufig:
1. Persönlichkeitsstörungen (antisoziale P., Borderline-P.)
2. Suchterkrankungen (Alkohol, Drogen)
3. Schizophrenien
4. Hirnorganische Störungen/intellektuelle Minderbegabung
5. Pädophilie (pädosexuelle Störungen).

Häufige Delikte:
1. Sexualstraftaten (ca. 25%)
2. Tötungsdelikte, schwere Körperverletzungen
3. Raub, Diebstahl
4. Brandstiftung
5. Verstöße gegen das Betäubungsmittelgesetz (BtMG).

Rechtliche Bestimmungen

§ 63 StGB: Unterbringung im Maßregelvollzug
Unterbringung in einem forensisch-psychiatrischen Krankenhaus unter folgenden Voraussetzungen:
- Tat im Zustand der Schuldunfähigkeit (§ 20) oder erheblich verminderter Schuldfähigkeit (§ 21) begangen
- weitere erhebliche rechtswidrige Taten zu erwarten (negative Kriminalprognose)
- für die Allgemeinheit gefährlich.

Unterbringung zeitlich unbefristet; mindestens jährliche Überprüfung der Fortdauer; Entlassung setzt positive Prognose voraus (keine Straftaten außerhalb der Unterbringung zu erwarten).

§ 64 StGB: Unterbringung in einer Entziehungsanstalt
Voraussetzungen:
- Hang, Alkohol oder Rauschmittel zu sich zu nehmen
- Tat im Rausch begangen oder geht auf den Hang zurück
- Wenn erhebliche rechtswidrige Taten zu erwarten
- Hinreichend konkrete Erfolgsaussicht

Unterbringung nicht länger als 2 Jahre, es sei denn, es wurde zusätzlich eine Parallelstrafe verhängt.

§ 126 a StPO (Strafprozessordnung)
Einstweilige Unterbringung zur Erstellung eines Gutachtens.

§ 35 BtMG (Betäubungsmittelgesetz)
»Therapie statt Strafe«; freie Therapieeinrichtung für Betäubungsmittelabhängige.

§ 66 StGB: Sicherungsverwahrung
Bei der Sicherungsverwahrung handelt es sich nicht um eine psychiatrische Maßregel; die Vollstreckung findet im Strafvollzug statt.
- Zusätzlich zu einer Gefängnisstrafe oder einer entsprechenden Zeit im Maßregelvollzug kann eine Sicherungsverwahrung angeordnet werden, wenn die Gesamtwürdigung des Täters und seiner Taten ergibt, dass er infolge eines Hangs zu erheblichen Straftaten neigt, namentlich zu solchen, durch welche das Opfer seelisch und körperlich schwer geschädigt werden oder durch welche schwerer wirtschaftlicher Schaden angerichtet wird, und wenn der Täter deshalb für die Allgemeinheit gefährlich ist
- Nach 10 Jahren ist zu prüfen, ob der Betroffene infolge seines Hangs weiter erhebliche rechtswidrige Taten begehen wird. Ansonsten wird die Maßregel »erledigt«
- Die Sicherungsverwahrung wird in der Regel mit Fällung des Urteils verhängt; sie kann aber unter bestimmten Voraussetzungen auch nachträglich ausgesprochen werden.

> **Fallbeispiel: Sicherungsverwahrung**
>
> Klaus-Dieter R., 28 Jahre, hat 4 Frauen vergewaltigt und ermordet. Er mordete nicht nur, um seine Straftat der Vergewaltigung zu vertuschen, sondern auch zur sexuellen Befriedigung durch das Quälen und Töten der Opfer. Er erhält eine Haftstrafe wegen Mordes. Zwar wird vor Gericht berücksichtigt, dass Klaus-Dieter R. in der Kindheit von seinen Eltern körperlich misshandelt worden war und im Heim aufwuchs, in dem er von einem Betreuer mehrfach vergewaltigt wurde. Es wird eine schwere antisoziale Persönlichkeitsstörung diagnostiziert. Nach Beendigung der Haftstrafe kann R. aber nicht entlassen werden, sondern er erhält Sicherungsverwahrung, da ein Hang zu weiteren erheblichen rechtswidrigen Taten festgestellt wurde.

Anhang

Die psychiatrische Krankengeschichte – 300

Sachverzeichnis – 305

Die psychiatrische Krankengeschichte

▌ Psychiatrischer Aufnahmebefund

Allgemeine Tipps zum Umgang mit Patienten
- Den Patienten zuerst immer nach den aktuellen Beschwerden fragen, erst dann die vollständige Anamnese abarbeiten
- Den Patienten konkret nach einem Behandlungsziel fragen
- Keine unhaltbaren Versprechungen hinsichtlich der Heilungschancen und der Therapiedauer abgeben, aber dennoch positive Grundstimmung beibehalten
- Nicht mit der Tür ins Haus fallen – z.B. im ersten Gespräch keine Fragen zur Sexualität, keine Bemerkungen über die Chronizität einer Erkrankung, keine vorschnellen folgenschweren Diagnosen
- Fremdwörter vermeiden
- Der Patient sollte Gelegenheit bekommen, seine Meinung über die Qualität der Betreuung zu äußern
- Auch gegenüber Patienten, die unrechtmäßiges oder unsoziales Verhalten zeigen, eine neutrale Haltung einnehmen
- Hinsichtlich der eigenen Person neutral bleiben, d.h. dem Patienten gegenüber nichts über eigene Gefühle oder Lebensumstände preisgeben
- Niemals Patienten duzen
- Niemals folgenschwere Ratschläge außerhalb des Therapiekonzepts geben (wie »Sie sollten sich von Ihrem Mann jetzt endlich trennen!« oder »Warum kündigen Sie nicht?«)
- Niemals abwertende Urteile über Kollegen abgeben, vor allem, wenn man den Sachverhalt nur von einer Seite dargestellt bekommt
- Schweigepflicht beachten (gilt übrigens auch gegenüber Ärzten anderer Kliniken, auch gegenüber Eltern bei über 18-Jährigen, natürlich auch gegenüber Arbeitgebern)
- In den Krankenunterlagen unvorteilhafte subjektive Einschätzungen und kränkende Bemerkungen über die Patienten vermeiden; nach neuerer Rechtsprechung müssen alle Unterlagen dem Patienten zugänglich sein, selbst wenn therapeutische Bedenken gegenüber einer Offenlegung psychiatrischer Befunde bestehen.

Gliederung der Krankengeschichte

Eine psychiatrische Untersuchung muss immer individuell erfolgen; die folgende Checkliste soll nur als Gedächtnisstütze dienen.

Aufnahmemodus
(nach Angaben des Patienten, der Angehörigen und des Aufnahmearztes)
- Aufnahmegrund
- Selbständig zur Aufnahme gekommen, von Verwandten oder Bekannten gebracht?
- Freiwilligkeit und Rechtsgrundlage der Aufnahme
- Eventuelle Sprachprobleme
- Intoxikationsgrad
- Körperliche Verletzungen (Selbstbeschädigungen, Suizidversuche, Misshandlung)
- Erwartungen des Patienten bei der Aufnahme (»Behandlungsziel«).

Familienanamnese
- Psychosoziale Situation der Eltern und Großeltern, Familienatmosphäre; Adoptivstatus?
- Geschwister
- Wesentliche psychische und somatische Erkrankungen in der Familie: Suizidversuche, psychische Krankheiten bzw. Auffälligkeiten, Aufenthalte in psychiatrischen Kliniken, Suchten, Hinweise für Demenzen, TBC, Diabetes, Malignome, Gefäßerkrankungen, Allergien, Anfallsleiden usw.
- Todesursachen der Großeltern und der bereits verstorbenen Angehörigen, Todesfälle nahe stehender Personen.

Biographische Anamnese
- Schwangerschaft (ehelich, erwünscht?), Geburt, Entwicklung des Patienten, von wem aufgezogen?
- Heimunterbringung/Pflegefamilie?
- Geburtsort, Wohnorte
- Ethnische Herkunft und Sprachkenntnisse
- Schule, Bildungsweg, Prüfungen, Beruf, Arbeitsverhältnisse und Tätigkeiten
- Wirtschaftliche Situation
- Eheschließungen, Partnerschaften, Scheidungen und Kinder
- Haftstrafen, Kriegsteilnahmen
- Berentung/Pensionierung
- Frühere und aktuelle Hobbies
- Einstellung (zur eigenen Person, zu politischen und weltanschaulichen Fragen, Religion, Tierwunsch, Gewinn einer Million, drei Wünsche).

Psychiatrische und somatische Krankheitsanamnese des Patienten selbst
- Jetzige Erkrankung
- Frühkindliche Entwicklungsstörungen (komplizierte Geburt, Dyspepsien, Essstörungen, Gedeihstörungen, wie lange gestillt, wann Sprechen und Laufen gelernt, Primordialsymptomatik [Nägelknabbern, Bettnässen, verlängertes Daumenlutschen, verstärkte Ängste], Schlafwandeln, Stottern, »Krämpfe«)
- Frühere Erkrankungen
- Chronische Infektionen
- Unfälle
- Behinderungen
- Berufskrankheiten (einschl. Intoxikationen)
- Hospitalisierungen (Arztbriefe anfordern, hierfür Schweigepflichtsentbindung notwendig)
- Operationen
- Sucht: Alkohol (Frequenz, Menge, persönliche Bedeutung), Rauchen (Frequenz, Menge, Sorte), illegale Drogen
- Bisherige Therapien (immer fragen: »Was hat geholfen?«)
  - Psychotherapien (Behandlungsziele, Therapierichtung, Frequenz, Dauer)
  - Arzneimittel (Namen, Dosis, Frequenz, Dauer; insbesondere Frage nach Tranquilizern, Schlafmitteln, Abführmitteln, Schmerzmitteln, Antikonzeptiva, Antikonvulsiva, Appetitzüglern, Psychopharmaka).

> Häufig werden Medikamente wie Antidepressiva nicht lange genug genommen (z. B. wird das Antidepressivum wegen mangelnder Wirksamkeit nach 3 Tagen vom Hausarzt abgesetzt, obwohl die Wirkung erst nach 14 Tagen eintreten kann). Auch werden in der Primärversorgung oft homöopathische Dosen von Antidepressiva verordnet (z. B. 2×5 mg Doxepin/Tag – eine geeignete Dosis wäre 150 mg/Tag).

Fremdanamnese
- Die Fremdanamnese erfordert in der Regel das Einverständnis des Patienten
- Die Angaben der Ehepartner, Kinder u. a. können u. U. erheblich von den Angaben des Patienten differieren
- Ggf. Hausarzt kontaktieren.

Derzeitiger psychopathologischer Befund
(aus Exploration, Fremdanamnese und Verhaltensbeobachtung)
- Orientierungs- und Bewusstseinsstörungen
- Ansprache (freundlich-zugewandt, kooperativ, abweisend, misstrauisch)
- Kommunikationsstil (einsilbig, antwortet nicht konkret auf Fragen, weitschweifig, detailreich, umständlich)
- Affektivität (einschließlich Suizidalität)

Die psychiatrische Krankengeschichte

- Antrieb, Psychomotorik und Motorik
- Ich-Störungen
- Denkstörungen
  - formale
  - inhaltliche
- Mnestische Funktionen
- Halluzinationen u. ä.
- Angst (Phobie, unbestimmte Angst, psychotische Angst?)
- Vegetative Störungen einschließlich Schlafstörungen, Sexualität, Miktion, Stuhlgang, Appetit, Körpergewicht, allgemeines Befinden
- Leidensdruck, Krankheitsgefühl und Krankheitseinsicht
- Selbstkritik
- Grad der Selbständigkeit (bettlägerig, muss angekleidet werden, isst alleine etc.).

Beispiele für psychopathologische Kurzbefunde

»Der Patient ist bewusstseinsklar und orientiert. Er hat jedoch akustische Halluzinationen (redet mit nicht vorhandenen Personen) und paranoide Ideen (glaubt, man könne seine Gedanken hören; glaubt, in die Wand seien Mikrophone eingebaut).«

»Der Patient ist deutlich benommen. Er antwortet langsam, versteht Fragen erst im zweiten Versuch, muss für die Antwort lange überlegen. Er ist zeitlich einigermaßen orientiert (weiß, dass Juli 2008 ist, glaubt aber, es sei Weihnachten). Er ist zur Situation orientiert, verläuft sich aber mehrfach auf der Station.«

Körperliche Untersuchung
- Neurologische und internistische Untersuchung
- Aspekt: Zeichen der Alkoholabhängigkeit, Schnittverletzungen der Unterarme, Injektionseinstiche, Tätowierungen, mangelnde Körperpflege?

Apparative und testpsychologische Diagnostik
- Bildgebung (MRT, CCT, SPECT): Suche nach Tumor, Blutung, Hirninfarkt, Hirndruck, Abszess, Atrophien oder Fehlbildungen
- EEG (Allgemeinveränderungen, epilepsietypische Muster, Veränderungen durch Medikamente wie Neuroleptika, vor allem Clozapin, Antidepressiva oder Benzodiazepine)
- Evozierte Potentiale (z. B. bei V. a. multiple Sklerose)
- Doppleruntersuchung (Verengung der Gefäße zum Gehirn?)
- Lumbalpunktion (entzündliche Prozesse wie multiple Sklerose, tumoröse Prozesse)
- Testpsychologie (s. u.)
- EKG (insbesondere in Hinblick auf eine Therapie mit trizyklischen Antidepressiva, Neuroleptika, Lithium oder Carbamazepin)
- Polysomnographie bei Schlafstörungen (nur in spezialisierten Zentren) u. a.

Laborbefunde
- Blutbild
- Elektrolyte
- Gerinnung (wg. Lumbalpunktion!)
- Leber- und Gallenwerte
- Kreatinin
- Blutzucker
- Blutfette
- Schilddrüsenwerte
- ggf. Schwangerschaftstest
- ggf. Drogenscreening (Urin oder Blut)
- u. a.

Testpsychologie
- Fremdbeurteilungsskalen zur Feststellung des Schweregrades und Überprüfung des Therapieerfolges. International anerkannt sind folgende Instrumente:
  - für alle Störungen: Clinical Global Impression Scale (CGI)
  - Depression: Hamilton Depression Scale (HAMD); Montgomery-Åsberg Depression Rating Scale (MADRS)
  - Manie: Young Mania Rating Scale (YMRS)
  - Schizophrenie: Positive and Negative Symptoms Scale (PANSS)
  - Panikstörung: Bandelow-Panik- und -Agoraphobia-Skala (P&A)
  - Generalisierte Angststörung: Hamilton Anxiety Scale (HAMA)
  - Soziale Phobie: Liebowitz Social Anxiety Scale (LSAS)
  - Zwangsstörung: Yale-Brown Obsessive-Compulsive Scale (Y-BOCS)
  - Demenz: Mini-Mental-Status-Test (MMST), Alzheimer's Disease Assessment Scale – cognitive subscale (ADAS-Cog)
- Selbstbeurteilungsskalen: Zahlreiche Verfahren existieren, z. B. Beck Depression Inventory (BDI)
- Intelligenztests: z. B. Hamburg-Wechsler-Intelligenztest für Erwachsene bzw. Kinder (HAWIE/HAWIK-III)
- Tests zur Messung von Konzentrationsleistungen (z. B. d2-Test).

So genannte projektive Tests wie der Rorschach-Test (Beurteilung von Klecksbildern) gehen davon aus, dass psychodynamische Emotionen in das Anreizmaterial projiziert werden und diagnostisch verwertet werden können. Sie gelten heute wegen ihrer mangelnden Validität als obsolet.

Beurteilung
- Vorläufige Diagnose mit Differentialdiagnose
- Erörterung der Pathogenese
- Behandlungsplanung: Therapievorschlag, prognostische Erörterung, sozialpsychiatrische Maßnahmen (z. B. Heimunterbringung etc.).

Sachverzeichnis

A

Abartigkeit, schwere andere 293
$A\beta_{1-42}$-Peptid **15, 17**, 20, 24
Abhängigkeitssyndrom 30
Abstammungswahn 66
Abstinenzsyndrom, neonatales 49
Abusus **29**
Acamprosat 36, **267**
Acetaldehyd 32
Acetylcholin 5
Acetylcholinesterasehemmer **272**
Adam 46
Affektarmut 69, 70
Affektisolierung 222
Affektlabilität **11**
Affektverflachung 69
Aggressivität 70
Agnosie **10**, 14
Agoraphobie **113**
Agranulozytose 237
Akalkulie **10**, 14
Akathisie **239**
Akineton 238
Akoasmen 39, **68**
Akzeleration 91
Akzeptanz 227
Albträume 127, 145
Alexie **10,** 14
Algopareunie 148
Alibidinie 148
Alkalkulie **169**
Alkohol 31, 46
Alkoholabhängigkeit **31**, 36
– neurobiologische Fakten 35
– psychosoziale Fakten 35
– Therapie 41
Alkoholabusus 36

Alkoholdehydrogenase (ADH) **32**
Alkoholdemenz 36
Alkoholembryopathie **37**
Alkoholentzugsdelir 26, 36, **39**, 196, 265
Alkoholentzugshalluzinose, akute 36
Alkoholentzugssyndrom 265
Alkoholfetalsyndrom **37**
Alkoholhalluzinose, chronische 36, **45**
Alkoholintoxikation **37**
Alkoholmelancholie (Depression) 36
Alkoholparanoia 36
Alkoholrausch **37**
– einfacher 36
– pathologischer 196
Alkoholsyndrom, fetales 165
Alkohol-Vollrausch 196
Alprazolam 258, 260
Alzheimer's Disease Assessment Scale, cognitive subscale (ADAS-cog) **15**, 304
Alzheimer-Demenz 12, **13,** 272, 273
Amantadin/Bromocriptin 240
Amfetaminil 56
Amisulprid 236
Amitriptylin 245
Amnesie 9
– anterograde **9**
– dissoziative 135
– retrograde 9
– transiente
– – epileptische (TEA) 9
– – globale (TGA) 9
Amok-Läufer 154
Amphetamine 31, 46, **56,** 263
Amyloidgen **18**
β-Amyloidpeptide **17**

amyloid precursor protein (APP) **17**
Anale Phase 223
Analyse
– funktionale 217
– klinisch-toxikologische 204
Anamnese, biographische 301
Androcur **274**
Angel Dust 46
Angstthierarchie 218
Angststörung 5, **109**
– generalisierte **116**, 244
– Häufigkeit 110
– organische 7
– soziale **120**
– Therapie 112
– – psychoanalytische 115
– Ursachen 110
– Verhaltenstherapie 115, 117
Anhedonie 70
Anorexia nervosa **138**
Anorexie/Bulimie 223
Anpassungsstörungen 97, **127, 129**
Antabus **269**
Antidementiva 25, 230, **271**
Antidepressiva 99, 132, 230, **244**
– pflanzliche 246
– trizyklische 112, 245–247
Antihistaminika 258
Antipsychotika 82, **232**
Antriebsminderung 71
Anxiolytika **258**
Aphasie **10**, 14, 20**, 167**
– primär progressive 20, 21
Apolipoprotein-E-4-Gen (ApoE-Isoform $\varepsilon 4$) **18**
– ApoE-$\varepsilon 4$-Allel 18
Apomorphin 148, 275
Apraxie **10**, 14
Arc de cercle 136
Area tegmentalis ventralis 30

Sachverzeichnis

Aricept 272
Aripiprazol 236
Artikulationsstörung 167
Arzneimittel zur Behandlung von Sexualstörungen 274
Asperger-Syndrom 171
Assertiveness-Training 219
Assoziation, freie 224
Ätiologie 5
Atomoxetin 179, 265
Atropin 57, 59
Attacke, transitorische ischämische (TIA) 9
Attribuierung 217
Aufmerksamkeitsdefizit- und Hyperaktivitätsstörung (ADHS) 175, 263
– im Erwachsenenalter 178
Aufnahmebefund, psychiatrischer 300
Autismus 71, 171
– frühkindlicher 169
Autoaggression 157
Autogenes Training 228
Aversionstherapie 218
Axura 273

B

Baby-Blues 90
Bahnen, mesolimbische/mesokortikale 233
Balbuties 186
Bandelow-Panik- und Agoraphobie-Skala (P&A) 304
Barbiturate 31, 46, 53
Base 46
Baseball 46
Bay 46
Beck Depression Inventory (BDI) 304
Beeinflussungserlebnisse 71
– leibliche 69
Beeinträchtigungswahn 66
Befehlsautomatismus 74
Befragung, zirkuläre 228
Befund, psychopathologischer 302
Behinderung, geistige 164
Belastung, akute 111
Belastungsreaktion, akute 127

Belastungsstörung, posttraumatische (PTBS) 127, 244
Belle indifférence 135
Belohnungssyndrom 30
Benommenheit 8
Benperidol 236
Benzodiazepine 31, 46, 53, 82, 112, 197, 258, 259
Beruhigungsmittel 230
Beschaffungskriminalität 48
Betäubungsmittelgesetz (BtMG) 296
Betreuung 287
Betreuungsgesetz (BtG) 287
Betreuungsverfügung 290
Bewegungsstörung 8
– stereotype 185
– dissoziative 136
Bewegungstherapie 281
Bewusstseinsstörung 27
– tief greifende 293
Beziehungsstörung, sexuelle 151
Beziehungswahn 66
– sensitiver, nach Kretschmer 85
Bilanzsuizide 201
Binge-Eating-Störung 143
Binswangers subkortikale arteriosklerotische Leukenzephalopathie 19
Biofeedback 229
Biperiden 238
Bipolar-II-Störungen 106
Bipolar-I-Störungen 106
Black Beauty 46
Bleuler 63
Blickparese 44
Blickrichtungsnystagmus 44
Blue Heaven 46
Blut- und Verletzungsphobie 118
Body-Mass-Index (BMI) 138
Borderline-Störung 31, 157, 224
Borderline-Typus 157
Brandstiftung, pathologische 163
Braunes 46
Breite, therapeutische 241
Bromazepam 260
Brown Sugar 46
Buchführung, doppelte 66
Bulimia nervosa 142
Bullet 46

Buprenorphin 47, 51, 270
Bupropion 59, 246, 247
Buspiron 112, 117
γ-Butyrolakton 53
Butyrophenone 237

C

C 46
Cabergolin 90
Campral 267
Cannabinoide 52
Cannabis 46, 52
Capgras-Syndrom 67
Cappies 46
Carbamazepin 41, 103, 107, 253, 256
carbohydrate craving 96
carbohydrate-deficient transferrin (CDT) 34
Champix 60
Charakterneurose 153
Chlomipramin 125
Chloralderivate 258
Chloralhydrat 258
Chlorpromazin 236
Chlorprothixen 236
Chorea minor Sydenham 125
Chronic Fatigue Syndrome 137
Chvostek-Zeichen 113
Cialis 148, 275
Cipralex 246
Cipramil 246
Citalopram 246
Clinical Global Impression Scale (CGI) 304
Clomethiazol 41, 198, 258, 265
Clomipramin 245
Clonazepam 260
Clonidin 41
Clozapin 236, 237
Cluster-Kopfschmerz 253
Cocktail 46
Coke 46
Cold turkey 49
Computertomographie, kraniale (CCT) 12
Corpora mamillaria 43, 44
Crack 46, 54
Creutzfeldt-Jakob, neue Variante (nVCJD) 22

Cross-dressing 148
Crystal 46
Cymbalta 246
Cyproteron 274

D

D,L-Amphetaminsulfat 263
D/L-Methadon 47
D-Amphetamine 56
Dantrolen 74, 240
Debilität 165
debriefing 129
Decapeptyl 275
Decentan 237
Deep Brain Stimulation 126
Degeneration, kortikobasale 20
Delir 26, 39, 262
– anticholinerges 249, 250
– im Rahmen einer Demenz 26
– im Rahmen einer Enzephalitis 26
– toxisches 26
Delirium tremens 36, 39
Demenz 5, 12
– bei Chorea Huntington 16, 22
– bei Creutzfeldt-Jakob (CJD) 16, 22
– bei Encephalopathia pugilistica 16
– bei Hashimoto-Enzephalopathie 17
– bei M. Parkinson 22, 272
– bei Morbus Wilson 17
– bei multipler Sklerose 16
– bei Neurosyphilis/progressiver Paralyse 16
– frontotemporale 21
– – mit Motoneuronerkrankung 20
– – mit Parkinson-Symptomen 20
– kortikale 13
– Lewy-Körper-Demenz 23
– postenzephalitische 16
– posttraumatische 16
– präsenile 13
– semantische 20
– senile 13
– subkortikale 13
– vaskuläre 18, 272, 273
Demenz-Detektionstest (DemTect) 15
Denken, haftendes 28
Denkhemmung 92
Denkstörungen
– enechetische 28
– formale 64
– inhaltliche 64, 65
Denkverlangsamung 65
Denkzerfahrenheit 65
Depersonalisation 113
Depotneuroleptika 242
Depravation 32
Depression 5, 91, 244
Depression
– anankastische 96
– ängstlich-agierende 96
– bei organischer Grunderkrankung 26
– endogene 96
– gehemmt-apathische 96
– Häufigkeit 98
– larvierte 97
– neurotische 97, 223
– postschizophrene 72, 75
– psychotische Symptome 94
– reaktive 129
– saisonale 93
– Therapie 99
– therapieresistente 252
– Ursachen 98
– Verlauf 98
– wahnhafte 277
Derealisation 113
Dermatozoenwahn 11
Desensibilisierung, systematische 218
Desipramin 245
Deutung 224
Diacetylmorphin 47
Diagnostic and Statistical Manual of Mental Disorders (DSM-IV) 3
Diazepam 258, 260
Dihydroergotamin 273
Dihydroergotoxin 273
Diphenhydramin 258
Diphenylbutylpiperidine 237
Dirty drugs 234, 250
Distanzlosigkeit 20, 101
Distraneurin 41, 198, 265
Disulfiram 36, 269
Donepezil 272, 273

Dopamin 5, 30, 54, 265
Dopaminantagonisten 233
Dopaminbahnen, nigrostriatale 233
Dopamin-D2-Rezeptorantagonismus 80
Dopaminsynapse 234
Dopamin-Transporter-SPECT 24
Dope 46
Doppelgängerwahn 67
Dormicum 260
Dostinex 90
Downs 46
Down-Syndrom (Trisomie 21) 18, 165, 166
Doxylamin 258
Drogenabhängigkeit 45
Drogenpsychose 26
Drogenrausch 196
Duloxetin 133, 246
Durchgangssyndrom 26
Durchschlafstörungen 144
Dynamite 46
Dynorphine 30
Dysfunktion, erektile, Mittel zur Behandlung 275
Dyskalkulie 169
Dyskinesie, tardive 239
Dysmnesie 10
Dysmorphophobie 134
Dyspareunie 148
Dysphasie
– entwicklungsbedingte expressive 167
– entwicklungsbedingte rezeptive 167
Dysphorie 93
Dyssomnien 145
Dysthymia 108
Dysthymie 97, 244

E

Ebixa 273
Ebstein-Syndrom 254
Echolalie 14, 74, 170, 182
Echopraxie 74
Echopsychosen 128
Ecstasy (MDMA) 46, 57
Edronax 246
Effektstärken 210

Eifersuchtswahn, alkoholischer 36
Eilbetreuung **288**
Einschlafstörungen 144
Einsichtsfähigkeit 292
Einwilligung **290**
Einwilligungsvorbehalt 287
Ejaculatio praecox 148
Elektra-Konflikt 222
Elektrokonvulsionstherapie (EKT) 99, 126, **276**
– Erhaltungs-EKT 278
Elontril 246
Empathie 227
Enantone 275
Encephabol 273
Encephalitis lethargica 125
Encephalopathia pugilistica **16**
Endogen **6**
Endorphine 5, 30
Engelstrompete **59**
Enkopresis **185**
Entkatastrophisierung 219
Entspannungsverfahren, selbstangewendetes **228**
Entwicklung, paranoide 85
Entwicklungsstörungen, tiefgreifende **169**
Entziehungsanstalt, Unterbringung 296
Entzug, fraktionierter 262
Entzugsbehandlung 36
Entzugssyndrom 30
Enuresie **184**, 244
Enzyminduktion **240**
Enzyminhibition **240**
Episode
– amnestische **9**
– gemischte (depressiv-manische) 87
– gemischte (manisch-depressive) 105
– schizodepressive 87
– schizomanische 87
EPS 236
Erhaltungs-EKT 278
Erkrankungen, bipolare manisch-depressive 253
Erlebnisinhalte, emotionale, Verbalisierung 227
Erziehungsstil, elterlicher 111
Es 220
Escitalopram 117, 246
Esslust **20**
Essstörungen **138**

Ethylglukuronid **34**
Eve 46
Exelon 272
Exhibitionismus **149**, **150**
Exposition 119, 126
Expositionstherapie 218
expressed emotions (EE) 78
Exsikkose 17, 26
Eye Movement Desensitation and Reprocessing Therapy (EMDR) **229**

F

Facies alcoholica **33**
Fahrtüchtigkeit 291
Familienanamnese 301
Familientherapie, systemische **228**
Fassade 14
Fehlkonditionierung 110, 216
Fenetyllin 56
Fentanyl 47
Fetischismus **149**
Fevarin 246
Fibromyalgie 133
Fieberdelir 26
Fixierung 284, **286**
Flashbacks 57, 59, 127, 128
Flooding 218
Fluanxol 237
Fluctin 246
Fluorodeoxyglukose-PET (FDG-PET) 15
Fluoxetin 246
Flupentixol 236, 237
Fluphenazin 236
Flush 48
Fluspirilen 236, 237
Fluvoxamin 246
Folie à deux 76, **86**
Follow-up-Studie 209
Forensik 295
Fortral 47
Free Base 46
Free Base Speed 46
Fregoli-Syndrom 67
Fremdanamnese 302
Fremdgefährdung **284**
Freud 220
Freudsche Fehler 224
Frontalhirnsyndrom **28**

Frotteurismus **149**
Frühdyskinesien 238
Früherwachen 93, 95, 144
Fugue, dissoziative 135
Fünffingerregel 203
Funktionsstörungen, sexuelle, nichtorganische **148**
Fütterstörung im frühen Kindesalter **185**

G

GABA-Rezeptor 31
GABA-Rezeptor-Agonisten 53
GABA-Synapse 259
Galantamin 272, 273
GAMMA-Aminobuttersäure (GABA) 259
Gamma-Hydroxybuttersäure (GHB) 46, **53**
Ganja 46
Ganser-Syndrom 136
Gedächtnisstörungen **9**
Gedankenabreißen 64
Gedankenausbreitung 64
Gedankeneingebung 64, 71
Gedankenentzug 64
Gedankenlautwerden 64
Gedankenstopp 219
Gefühl der Gefühllosigkeit 70, 92
Gefühl des Gemachten 71
Gegenübertragung 225
Gerstmann-Syndrom **169**
Geruchshalluzinationen 69
Geschäftsfähigkeit **289**
Geschlechtsidentität
– Störungen der **148**
– – im Kindesalter **149**
Geschmackshalluzinationen 69
Gesprächstherapie, klientenzentrierte, nach Rogers **227**
Gewichtsverlust 93
Gift 46
Gilles-de-la-Tourette-Syndrom 125, **182**
Ginkgo biloba 273
Glucuronsäure 32
Glutamat 5
Goserelin 275
Grass 46
Größenwahn 66

H

H 46
Habituation 218
Halcion 260
Haldol 237
Halluzinationen 11, 68, 94
- akustische 68
- gustatorische 69
- hypnagoge 147
- olfaktorische 69
- optische 11, 26
- szenische 11
- taktile (haptische) 11, 69
Halluzinogen 46, 57
Halluzinose
- chronische taktile 11
- organische 7
Haloperidol 236, 237
Hamburg-Wechsler-Intelligenztest 304
Hamilton Depression Scale (HAMD) 304
Hasch 46
Haschisch 46
Heautoskopie 67
Hebephrenien 72
Heroin 31, 46, 47
Herzneurosen 113
Hirnatrophie 15, 21
HIV-Enzephalopathie 16
Hochpotent 235
Hog 46
Horrortrip 58
Horten 122
Hospital hopper 161
Hydergin 273
Hydroxyzin 117, 258
Hyperakusis 262
Hypermnesie 10
Hyperventilation 113
Hypnose 228
Hypnotherapie 228
Hypnotika 230
- Benzodiazepin-ähnliche 262
Hypomanie 102, 106
Hypothalamus-Hypophysen-Nebennierenrindenachse (HPA-Achse) 110
Hypothesen, psychoanalytische 111
Hypovitaminose 17
Hysterie 135

I

Ice 46
Ich 220
Ich-Störungen 65
Idee
- paranoide 11
- überwertige 68
Ideenflucht 65, 101
Identifikation 221
- projektive 222
Idiotie 165
Idiots savants 172
Illusionen 69
Imap 237
Imbezillität 165
Imipramin 117, 246
Immediatgedächtnis 10, 15, 43
Impulskontrollstörung 157
Infarkte, lakunäre 19
Inklusionen, intrazelluläre
- Tau-negative 21
- Ubiquitin-positive 21
Inkohärenz 65
Insidon 112
Insomnie, psychophysiologische 146
Intellektualisierung 222
Intelligenzminderung 164
Interessenverlust 92
International Classification of Disease, 10. Version (ICD-10) 1
Intervention, paradoxe 228
Intoxikationen 203
Intrusionen 127
Invega 236
Ixense 275

J

Jatrosom N 246
Jellinek-Einteilung 33
Johanniskraut-Extrakt 246
Junk 46

K

Kanner-Syndrom 169
Käse-Effekt 248, 250
Katalepsie 74, 147
Kataplexie 147
Katatonie 277
- febrile 74
- maligne 74
- perniziöse 74
Katecholaminhypothese 98
Katharsis 225
Kaufrausch 101
Kernneurose 153
Ketamin 57
Kick 48, 54
Kiff 46
Kleinheitswahn 94
Kleptomanie 163
Klinefelter-Syndrom 165
Knick in der Lebenslinie 77
Kodein 46, 47
Koenästhesien 69
Koka 46
Kokain 31, 46, 54
Kokainbase 46
Kokain-Delirium 55
Kokain-Käfer 55
Kokain-Paranoia 55
Kokaintierchen 11
Koks 46
Koma 8
Komorbidität 76
Konditionierung, operante 216
Konfabulation 9, 43
Konflikt 220
Konfrontation 218
Kongruenz 227
Konkordanzrate 98
Kontrollwahn 66
Kontrollzwang 122
Konversion 135
Konversionsstörungen 135
Koprolalie 182
Körperschemastörung 139
Korsakow-Syndrom 36, 42
Krampfanfälle, dissoziative 136
Krankengeschichte 301
Krankheitsanamnese, somatische 302
Krankheitsgewinn
- primärer 221
- sekundärer 135, 221

Krise, hypertensive 247
Kurzzeitgedächtnis **10**, **15**, **43**

L

Lachschlag **147**
Lady 46
Lamotrigin 107, 253, **257**
Landau-Kleffner-Syndrom **168**
Langzeitgedächtnis **10**, 15
Langzeitprophylaxe 255
Lanugo-Behaarung 139
Leberzirrhose 36
Leeregefühl 157
Leibhalluzinationen 69
Lemonade 46
Leptin 140
Lernbehinderung **164**
Lernen am Modell 217
Lerntheorien 216
Lese- und Rechtschreibstörung **168**
Leukenzephalopathie, Binswangers subkortikale arteriosklerotische **19**
Leuprorelin 275
Levitra 275
Levomepromazin 236, 237, 258
Levomethadon 51, 270
Lewy-Bodies 23
Lewy-Körper 23
Lewy-Körper-Demenz **23**, 272
Lexotanil 260
Libidoverlust 93
Lichttherapie 99, **281**
Liebeswahn 67
Line 46
Liquid Ecstasy 46
Lithium 99, 103, 107, 126, **253**
Lithium-Spiegel 255
L-Methadon 47
Lockerung, assoziative 65
Logoklonie **14**
Logorrhoe 101
Löschungsregister 216
Love Drug 46
Low-dose-dependency 261
L-Polamidon 270
Luminal 41
Lysergsäurediethylamid (LSD) 57, 58

M

M 46
Magersucht **138**
Magic Mushrooms 46, **59**
Magnanesches Zeichen 55
Magnetresonanztomographie (MRT) **12**
– funktionelle (f-MRT) 12
Magnetstimulation, repetitive transkranielle (rTMS) 99, **281**
Makropsie 69
Malignes neuroleptisches Syndrom (MNS) 238, **239**, 277
Manie
– Differenzialdiagnose 102
– fröhliche 102
– Häufigkeit 102
– rechtliche Aspekte 104
– reizbare 102
– Ursachen 102
– Verlauf 102
– verworrene 102
Manieriertheit 70
MAO$_\text{AI}$, reversibler 247
MAO-Hemmer 244
MAOI, irreversibler 247
MAO-Inhibitoren 246
Marihuana **52**
Maßnahmen
– freiheitsbeschränkende **284**
– sozialpsychiatrische **281**
Maßregelvollzug **295**
Mat 46
Material 46
Matti 46
mean corpuscular volume (MVC) **34**
Medikamentenintoxikationsdelir 26
Medikamentenentzugsdelir 26
Melperon 236
Memantine 272, 273
Meskalin 57
Messie-Syndrom **124**
Metaanalysen 210
Metamorphosie 69
Metasorgen 116
Methadon 270
Methamphetamin 56
Methylphenidat 179, 263
Mianserin 249

Midazolam 260
Mikropsie 69
Mild cognitive impairment 272
Mini-Mental-Status-Test (MMST) **15**, 304
Miosis 48, 49
Mirtazapin 244, 246, 247, 258
Missbrauch **29**
Mittel
– angstlösende **258**
– zur Triebdämpfung **274**
Moclobemid 112, 121
Modafinil 263
Modelllernen 111, 219
Montgomery-Åsberg Depression Rating Scale (MADRS) 304
Mood Stabilizer 82, 89, 230, **252**
Morbus Gaucher 165
Morbus Niemann-Pick 165
Morbus Parkinson 22
Morbus Pick 21
Morbus Tay-Sachs 165
Morgentief 92, 95
Morphin 31, 46, 47
Morpho 46
Motoneuronenerkrankung 21
Münchhausen-Syndrom **161**
Muskelrelaxation, progressive 229
Mutismus 74, 170
– elektiver **181**
Multiinfarktdemenz **19**
Myelinolyse, zentrale pontine **40**, 42

N

Nabilon **52**
Nähe/Distanz-Konflikt 157
Naloxon 51, 160, **268**
Naltrexon 36
Narcanti 51
Narkolepsie 147, 263
Natriummangel 42
NDRI 247
Nebenwirkung, anticholinerge 247
Negativismus **74**
Negativsymptomatik **63**, 236
Negativsymptome 235
Nekrophilie **149**

Nemexin 268
Neologismus 14, 65, 170
Nesteln 27
Neurasthenie 137
Neurocil 237
Neurofibromatose 165
Neuroleptika 82, 89, 103, 198, 230, **232**
– atypische 160, **236**
– typische **237**
Neurose 6
Neurotransmitter **5**
Nicergolin 273
Nichtigkeitswahn 94
Niedrigpotent 235
Nikotin 59
Nikotinabhängigkeit **59**
Nikotinentwöhnung 244
Nimodipin 273
Nimotop 273
Non-Benzodiazepin-Hypnotika 262
Nootrop 273
Noradrenalin 5, 54, 244, 265
Noradrenalin-Wiederaufnahmehemmer (NARI) 246
Normaldruckhydrozephalus 17
Notbetreuung 288
Notfall 288
Notfallsituationen 243
Nucleus accumbens 30
Nucleus basalis Meynert 23

O

Ödipale Phase 223
Ödipuskonflikt 222
Olanzapin 25, 236
Oligophrenie **164**
Opiatantagonist 141
Opiate, synthetische 31
Opioidabhängigkeit 47, 270
– Entzugssymptome 49
Opioidantagonist 268
Opioide 46
µ-Opioid-Rezeptoren 31, 268
Opipramol 112, 117, 133
Opium 31, 47
Orale Phase 223
Ordnungszwang 122
Oreiller Psychique **74**

Orgasmusstörungen 148
Orientierungsstörungen **8**
Ösophagusvarizen 36
Oxazepam 258

P

Päderastie **150**
Pädophilie **149**, 150
Palilalie 182
Palimpsest **9**
Palmarerythem 33
Panikattacke, Teufelskreis 110
Panikstörung **112**, 223, 244
Paragraph 1906 BGB 288
Paragraph 21 StGB **292**
Parakinese 70
Paramnesie **10**
Paranoia 76, 85
Paraphilien **149**
Parasomnien **145**
Parathymien 70
Parkinsonoid **239**
Paroxetin 117, 246
Pavor nocturnus 145
Pawlow 216
Peace Pills 46
Pentazocin 47
Peppers 46
Perazin 236
Perfusions-SPECT 15
Perphenazin 237
Perseveration **14**, 170
Persönlichkeit
– emotional instabile **157**
– querulatorische 154
– zwanghafte 124
Persönlichkeitsstörung **152**
– abhängige (asthenische) 153, **162**
– anankastische (zwanghafte) 153, **162**, 224
– ängstliche (vermeidende) 120, 153, **162**
– dissoziale (antisoziale) 153, **156**
– emotional instabile **161**
– – Borderline-Typ 153
– – impulsiver Typ 153
– expansive 154
– histrionische 153, **156**
– multiple 136

– narzisstische **155**
– organische **28**
– paranoide 153, **154**
– schizoide 153, **154**
– sensitive 154
– spezifische **153**
Pfötchenstellung 113
Pfropfschizophrenie 164
Phallische Phase 223
Phase
– anale 223
– ödipale 223
– orale 223
– phallische 223
Phasenprophylaktika 82, 107, **252**
Phenobarbital 41
Phenothiazine 237
Phenylketonurie 165
Phenzyklidin (PCP) 46, 57, **58**
Phobie
– soziale **120**, 244
– spezifische (isolierte) 111, **118**
Phospho-Tau-Protein **17**, 20, 24
Phospho-Tau-Werte **15**
Photophobie 262
Pica 164, **185**
Pimozid 236
Pink 46
Pipamperon 258
Piracetam 273
PISA-Syndrom 239
Placebo, psychologisches 209
Placeboeffekt 208
Plaques, senile **17**, 21
Plasmaspiegel 241
Polyneuropathie 36
Polytoxikomanie **60**, 157
Positive and Negative Symptoms Scale (PANSS) 304
Positivsymptomatik **63**
Positivsymptome 235
Positronen-Emissions-Tomographie (PET) 12
Pot 46
Power 46
Prädelir 36, 39
Präsenilin-1- oder -2-Gen **18**
Pregabalin 112, 117, 133
Preparedness-Theorie 216
Problemlösetraining 219
Progranulin-Gen 21
Projektion 221

Sachverzeichnis

Prolaktinerhöhung 238
Promethazin 236
Pseudodemenz **16**, 97
Psilocybin 57, 59
Psoriasis-Aktivierung 254
Psychiatrie, forensische 295
PsychKG **284**
Psychopathie 153
Psychopharmaka **230**
Psychose **62**
– schizoaffektive 277
– symbiotische **86**
Psychostimulanzien **263**
Psychosyndrom, hirnorganisches (HOPS) **7**
Psychosyndrome, akute organische **7**
Psychotherapie
– Dauer 226
– Deutung **224**
– interpersonelle (IPT) **228**
– Katharsis **225**
– Regression **224**
– tiefenpsychologisch orientierte 214
– Übertragung **225**
– Widerstand **225**
Psylocybin 46
Pyritinol 273
Pyromanie **163**

Q

Querulantenwahn 85
Quetiapin 236

R

Rabbit syndrome 239
Randomisierung 209
Rapid cycling 105, 188
Raptus 70, 74
Ratingskalen 209
Rationalisierung 222
Ratlosigkeit **10**
Rausch, pathologischer 36
Reagibilität, mangelnde 92, 95
Reaktionsbildung 222

Reaktionsverhinderung 126, 218
Realitätsprinzip 221
Rebound-anxiety 261
Reboxetin 246
Rechenstörung **169**
Rechtschreibstörung, isolierte **168**
Rededrang 101
Referenzvergleich 209
Reframing 228
Regression **224**
– zum Mittelwert 208
Reifungskrise, sexuelle 151
Reizdiskrimination 216
Remergil 246
Reminyl 272
Remotiv 246
Repetitive transkranielle Magnetstimulation (rTMS) **281**
Residualwahn 68
Residuum, schizophrenes **7**, **75**
Rett-Syndrom 165, **174**
reward system 30
Rhabdomyolyse 39
Risperdal 237
Risperdal Consta 242
Risperidon 25, 236, 237
Rivastigmin 272, 273
Rivotril 260
Rocks 46
Rogers 227
Rorschach-Test 304
Röteln 165
Roxane 46

S

Sadomasochismus 149
Schizophrenia simplex 72, **75**
Schizophrenie 5, **62**
– Compliance 82
– Definition 63
– Diagnostik 75
– Differenzialdiagnose 76
– Genetik 79
– Häufigkeit 79
– hebephrene 72
– katatone 72, **73**
– paranoide **72**
– paranoid-halluzinatorische **72**

– Psychotherapie 83
– rechtliche Aspekte 84
– sonstige 72
– Symptomatik 63
– Therapieresistenz 82
– undifferenzierte 72
– Ursachen 79
– Verlauf 77
Schlaf, zerhackter 144
Schlafentzug 99, **280**
Schlaflähmungen 147
Schlafmittel 230
Schlafstörungen **144**
– nichtorganische **145**
– zirkadiane 145
Schmack 46
Schnee 46
Schneider 67, 71
Schnüffelstoffe **60**
Schore 46
Schuldfähigkeit, verminderte **292**, 295
Schuldunfähigkeit **292,** 295
– Paragraph 20 StGB **292**
Schuldwahn 94
Schwachsinn 293
Scopolamin 59
Sedativa 230
Sedativa/Hypnotika **258**
Selbstgefährdung **284**
Selbstsicherheitstraining 219
Selbstverbalisierung 219
Selbstverletzungen **205**
Serdolect 237
Sermion 273
Seroquel 236
Serotonin 5, 54, 110, 244
Serotonin-Noradrenalin-Wiederaufnahmehemmer, selektive (SNRI) 112, 115, 117, 121, 132, 244, 246, 247
Serotoninsynapse 245
Serotoninsyndrom 250, **251**
Serotonin-Wiederaufnahmehemmer, selektive (SSRI) 112, 115, 117, 121, 125, 132, 141, 160, 244, 246, 247
Seroxat 246
Sertindol 237
Sertralin 246
Sexualdelinquenz 150
Sexualorientierung, Ich-dystone 151
Sexualpräferenz, multiple Störungen **149**

Sachverzeichnis

Sexualstörungen, Arzneimittel zur Behandlung **274**
Shit 46
Shore 46
Sicherungsverwahrung 296
Sildenafil 148, 275
Single Photon Emission Computed Tomography (SPECT) 12
Sleeper's Peanuts 46
Slow Sodium 42
Sniffen 60
Snow 46
Social Skills Training 121
Sodomie **149**
Solian 236
Somatisierung 222
Somatisierungsstörungen 95, **130**
Somnambulismus 145
Somnolenz **8**
Sonata 263
Sonderbegabungen 172
Sopor **8**
SORK-Verfahren **217**
Sozialverhalten, Störung **179**
Spaltung 221
Spätakathisie 239
Spätdyskinesien 236, **239**
Spätdystonie 239
Speed 46
Speedball 46
Speedpickel 56
Spider naevi **33**
Spiegel, therapeutischer 255
Spielen, pathologisches **163**
Spontanheilung 208
Sporttherapie **281**
Sprachstörung
– expressive **167**
– rezeptive **167**
Stammeln **186**
Stangyl 246
Status lacunaris **19**
Steele-Richardson-Olszewski-Syndrom **16**
Stehlen, pathologisches **163**
Stereotypien 70
Steuerungsfähigkeit 292
Stichprobenumfänge, optimale 209
Stilnox 263
Stimmen
– dialogische 68
– imperative 68
– kommentierende 68
Stimmenhören **68**, 71
Stimmungsstabilisatoren 230
Stimmungsstabilisierer 160
Stimulanzien **56**
Stimuluskontrolle 218
Stoff 46
Störung
– affektive **91**
– anankastische **122**
– Angst- und depressive gemischt **122**
– anhaltende affektive **108**
– artifizielle **161**
– bei Kindern und Jugendlichen
– – bipolare Störungen 188
– – Depressionen 186
– – generalisierte Angststörung 192
– – Panikstörungen, mit oder ohne Agoraphobie 191
– – Schizophrenie 189
– – soziale Angststörung 192
– – Zwangsstörungen 190
– bipolare **91**, 105
– bipolare affektive **105**
– – Therapie 107
– – Ursachen 107
– – Verlauf 106
– der Geschlechtsidentität 148
– – des Kindesalters **149**
– dissoziative **135**
– extrapyramidale (EPS) **238**
– extrapyramidalmotorische (EPS) 238
– hyperkinetische **175**
– hypochondrische 131, **134**
– krankhafte seelische 293
– leichte kognitive 272, 273
– multiple, Sexualpräferenz **149**
– organische **7**
– organische affektive 7
– organische dissoziative 7
– organische katatone 7
– organische wahnhafte 7
– pädosexuelle **150**
– psychotische, vorübergehende akute 86
– saisonale affektive 96
– schizoaffektive **87**
– schizophrene **84**
– Sozialverhalten **179**
– sexuelle **148**
– somatoforme **129**
– unipolare **91**, 105
– wahnhafte 85, 131
– – induzierte **86**
Stottern **186**
Strattera 179, **265**
Stress, akuter 111
Stressachse 110
Studien, klinische randomisierte 208
Stupor
– depressiver 94
– dissoziativer 135
Sublimation 222
Subutex 47, 270
Sucht 224
– Neurobiologie 30
Suchterkrankungen 5
Suggestibilität **27**, 39
Suizid **200**
– erweiterter **200**
Suizidalität **200**
Suizidversuch **200**
Sulpirid 236
Symboldenken 65
Symptomatik, zönästhetische 131
Symptome
– negative 64
– positive 64
Syndrom
– Alkoholentzugssyndrom 265
– Alkoholfetalsyndrom **37**
– Alkoholsyndrom, fetales 165
– Asperger-Syndrom **171**
– Belohnungssyndrom **30**
– Chronic Fatigue Syndrome **137**
– delirante **26**
– Down-Syndrom (Trisomie 21) **18**, 165, 166
– Entzugssyndrom 30
– Fregoli-Syndrom 67
– Frontalhirnsyndrom **28**
– Ganser-Syndrom 136
– Gerstmann-Syndrom **169**
– Gilles-de-la-Tourette-Syndrom 125, **182**
– Kanner-Syndrom **169**
– Klinefelter-Syndrom 165
– Korsakow-Syndrom 36, **42**
– Landau-Kleffner-Syndrom 168

- malignes neuroleptisches Syndrom (MNS) 238, **239**, 277
- metabolisches 238
- Münchhausen-Syndrom **161**
- PISA-Syndrom 239
- psychosomatisches, bei Depressionen **96**
- Rabbit syndrome 239
- Rett-Syndrom 165, **174**
- Serotoninsyndrom 250, **251**
- somatisches **95**
- suizidales **200**
- Ullrich-Turner-Syndrom 165
- Zieve-Syndrom 36

Synkope 118
System
- mikrosomale ethanoloxidierende 32
- triadisches **6**
- tuberoinfundibuläres 233

T

Tadalafil 148, 275
Tafil 260
Tagesschwankung 92
Tagonis 246
Tau-Fibrillen 21
Tau-Fibrillenbündel 17
Tau-Protein **15**, **17**, 20, 24
Tavor 260
TDP43 21
Tebonin 273
Teleangiektasien 33
Temgesic 47
Testierfähigkeit 289
Testpsychologie 304
Δ-9-Tetrahydrocannabinol (THC) **52**
Therapeutischer Spiegel 255
Therapie
- dialektisch-behaviorale (DBT) 159
- psychoanalytische (psychodynamische) **220**
- psychoanalytische 214
- tiefenpsychologisch orientierte 226

Thiamin 41
Thioxanthene 237
Tiaprid 184

Ticstörungen **182**
- chronische motorische oder vokale **182**

Tilidin 47
Tofranil 246
Token Economy 218
Tourette-Syndrom **182**
Training, autogenes 228
Tramadol 47
Trance- und Besessenheitszustände 135
Tranquilizer 230, **258**
Transsexualität **148**
Transvestitismus **149**
- fetischistischer **149**

Tranylcypromin 246, 247
Traumata, frühkindliche 111
Traumdeutung **224**
Trennungsangst **180**
Trevilor 246
Triazolam 260
Trichotillomanie **163**
Triebdämpfung, Mittel **274**
Triebwünsche, verpönte 221
Trimipramin 246, 258
Triptorelin 275
Trisomie 21 166
Trousseau-Zeichen 113
Tryptamine 59

U

Überflutung 218
Über-Ich 220
Übertragung **225**
Übertragungsanalyse 225
Übertragungsneurose 225
Uhr-Zeichentest **15**
Ullrich-Turner-Syndrom 165
Umattribuierung 219
Umkehr, pronominale 170
Umstrukturierung, kognitive 219
Ungeschehenmachen 222
Uppers 46
Uprima 275

V

Vaginismus 148
Valium 260
Valproinsäure 103, 107, 253, **257**
Vardenafil 275
Vareniclin 60
Venlafaxin 117, 133, 246
Veränderungen
- morphologische 80
- neurobiologische 80

Verarmungswahn 94
Verbalisierung emotionaler Erlebnisinhalte 227
Verbigerationen 70
Verbiteration 74
Verdrängung 221
Verfolgungswahn 66
Vergewaltigung 151
Verhaltenstherapie 112, 214, **216**
- kognitive (KVT) 216

Verkennung, illusionäre 69
Verschiebung 222
Versündigungswahn 94
Viagra 148, 275
Vigil 263
Visionen **11**
Vitalstörungen 93
Vitamin A 46
Vitamin B1 41
Vorsorgevollmacht 290
Voyeurismus **149**

W

Wachtherapie **280**
Wahn **65**, 67
- hypochondrischer 94, 131
- nihilistischer 94
- paranoider **66**
- parathymer **68**
- stimmungsinkongruenter **68**
- stimmungskongruenter **68**
- synthymer **68**
- systematisierter 67

Wahneinfall 67
Wahnstimmung 67

Sachverzeichnis

Wahnwahrnehmung 67, 71
Wahrnehmungsstörungen 68
Wake Ups 46
Wärme, emotionale 227
Warteliste 209
Waschzwang 122
Weckamine **56**
Wernicke-Enzephalopathie 40, 41, **43**
Wertschätzung, positive 227
Widerstand **225**
Widerstandsanalyse 225
Wirkungen, anticholinerge (vegetative) 238
Wochenbettdepression **90**
Wochenbettpsychose **90**

X

Ximovan 263

Y

Yale-Brown Obsessive-Compulsive Scale (Y-BOCS) 304
Young Mania Rating Scale (YMRS) 304

Z

Zählzwang 122
Zaleplon 263
Zauberpilze **59**
Zeitgitterstörungen 43
Zeldox 237
Zerebrale autosomal-dominant vererbte Amyloid-Angiopathie (CADASIL) **19**
Zieve-Syndrom 36

Ziprasidon 237
Zoladex 275
Zoloft 246
Zolpidem 258, 263
Zönästhesien 69
Zopiclon 258, 263
Z-Substanzen 53, 258, **262**
Zwangseinweisung 284
Zwangsgedanken 123
Zwangshandlungen 122
Zwangsrituale 122
Zwangsstörung 5, **122**, 223, 244
Zyban 59
Zyklothymia **108**
Zyklothymie 108
Zyprexa 236
Zytochrom-P-450-Interaktion 249
Zytochrom-P-450-System **240**
Zytomegalie 165

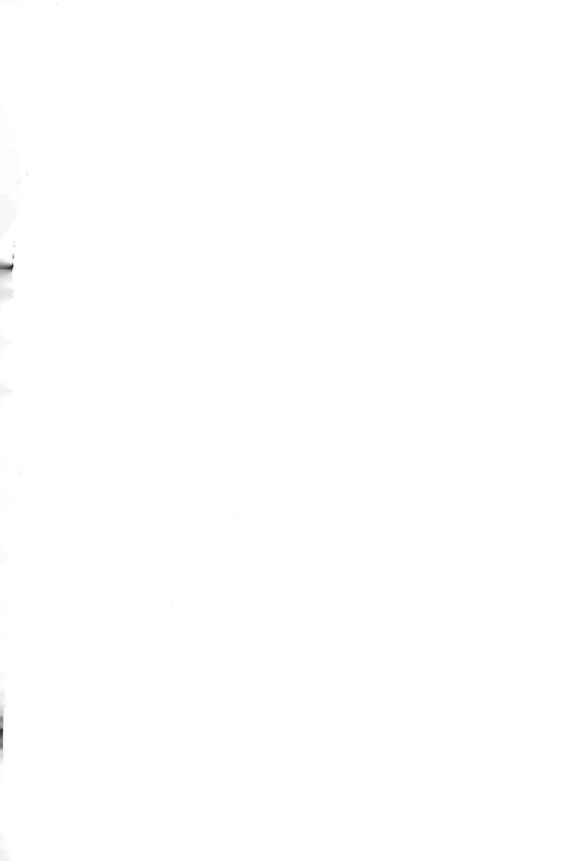